Ensayo médico-filosófico sobre las edades
de José de Llétor (1800-c.1870)

Topografía médica de Granada
de José Antonio Calisalvo (1796-1865)

Fernando Mª Girón Irueste
Miguel Guirao Piñeyro

Ensayo médico-filosófico sobre las edades
de José de Llétor (1800-c.1870)

Topografía médica de Granada
de José Antonio Calisalvo (1796-1865)

Granada 2025

CLÁSICOS DE LA MEDICINA GRANADINA

© Fernando Mª Girón Irueste y Miguel Guirao Piñeyro
© Jorge Fernández Parra y Armando Zuloaga Gómez, de los prólogos
© Universidad de Granada
ISBN: 978-84-338-7597-6
Depósito legal: Gr. 797-2025

Edita: Editorial Universidad de Granada
Campus Universitario de Cartuja
Colegio Máximo, s/n. 18001, Granada
Telf.: 958 243930-246220
www: editorial.ugr.es

Maquetación y diseño: Raquel L. Serrano / Atticus Ediciones
Diseño de cubierta: Tarma Estudio. Granada.
Imprime: Comercial Impresores. Motril. Granada.

Printed in Spain   *Impreso en España*

Índice

PRÓLOGO
ILMO. SR. D. JORGE FERNÁNDEZ PARRA
PRESIDENTE DEL COLEGIO OFICIAL DE MÉDICOS DE GRANADA

PRÓLOGO A LA SERIE CLÁSICOS DE LA MEDICINA GRANADINA

En el año 1894 se constituye el Colegio de Médicos de Granada como una necesidad para mejorar el ejercicio de la medicina, una fecha reciente si tenemos en consideración la historia de los médicos que ejercieron durante siglos en nuestra provincia. La facultad de medicina data de 1532. De igual forma en el año 1830 comienza la historia de la Real Academia de Medicina de Granada.

Siendo conscientes del enorme legado que nuestros antecesores han aportado a la salud de los granadinos, y al conocimiento, desde el Colegio de Médicos de Granada hemos querido contribuir a la investigación y la difusión de este importante tesoro histórico. Para ello contamos con la colaboración de Fernando Girón, Miguel Guirao, José González Domínguez, Andrés Cárdenas, Javier Castejón Casado y Francisco Ardoy. Junto a la Real Academia de Medicina de Andalucía Oriental, Ceuta y Melilla iniciamos con esta publicación esta nueva andadura.

En este libro, se presentan dos escritos que se conservan en la Real Academia de Medicina y Cirugía de Andalucía Oriental (RAMAO) de José de LLétor Castroverde (1800-1870) y de José Antonio Calisalvo Martínez (1796-1865). El primero trata sobre la influencia de la edad en las enfermedades y el segundo de la influencia del clima, de la demografía, de la economía... sobre la enfermedad y sus tratamientos.

Pero más allá de rescatar estos dos escritos y actualizarlos para su lectura, los autores de este libro, Fernando Girón y Miguel Guirao han realizado un excelente trabajo que al lector le será de gran interés y disfrute.

Si bien el objetivo de José de LLétor Castroverde y de José Antonio Calisalvo era conocer la influencia de la edad y la topografía sobre la enfermedad, no lo consiguen en su totalidad. Es posible que la juventud de ambos en el momento de la redacción de los escritos sea la explicación, que José de Llétor argumenta "por último, si entre mis honrados y respetados jueces se encuentran alguno que me repruebe el haber emprendido un trabajo tan difícil, le diré que mi trabajo es hecho en la segunda edad, y que esta misma debe servirme de escusa supuesto que el que escribe y piensa como joven, puede quizá un día pensar y escribir como un hombre maduro y formado".

Esta falta de concreción y datos, que los autores de esta recopilación ponen de manifiesto, lo compensan suficientemente con el trabajo de este libro.

La influencia del clima y del ambiente sobre la salud de las personas está centrando las preocupaciones actuales sobre salud. Sin embargo, esta preocupación no es nada nueva como podemos apreciar en el segundo escrito que entra dentro de un género de estudios médicos denominados topografías.

En opinión de los autores del libro, este segundo escrito deja muchos datos sin aportar. Y por este motivo, Fernando Girón y Miguel Guirao hacen una excelente recopilación de la situación de

Granada en aquellos años de mitad del siglo XIX. Aportan datos demográficos, descripción de calles y plazas de Granada, recopilan la alimentación de aquella época, así como las vestimentas, describen los medios de vida y las costumbres. Se centran en la importancia del agua o de la economía, y también hacen una revisión de las epidemias y de los recursos sanitarios. El trabajo riguroso nos aporta una visión de aquella Granada de 1839.

Tenemos por tanto un libro que recupera de los fondos de la Real Academia de Medicina de Andalucía Oriental, dos interesantes escritos que nos aportan una visión de la medicina del siglo XIX. Y contamos también una revisión histórica que nos permite conocer cómo se vivía, se enfermaba y se curaba en aquella Granada. Quiero mostrar mi agradecimiento al trabajo realizado por dichos autores, esperando que este sea el inicio de una iniciativa que pretende recuperar la memoria de la medicina en Granada.

PRÓLOGO
EXCMO. SR. D. ARMANDO ZULUAGA GÓMEZ
PRESIDENTE DE LA REAL ACADEMIA DE MEDICINA Y CIRUGÍA
DE ANDALUCÍA ORIENTAL, CEUTA Y MELILLA

LA INICIATIVA EMPRENDIDA POR EL ILUSTRE COLEGIO OFICIAL DE MÉDICOS DE Granada, en la persona de su Presidente Don Jorge Fernández Parra, para formar una comisión de Historia de la Medicina en esta ciudad o su provincia, es una propuesta plausible y merecedora de un reconocimiento, por lo que significa mantener viva la esencia de la palabra Historia, en el amplio sentido de la palabra.

Será una forma de dar contexto de uniformidad a los distintos relatos expuestos por los autores, que estoy seguro darán una información relevante, veraz y de interés, para consulta de los amantes de la cultura médica, de la verdad y la gratitud para quienes nos antecedieron.

La investigación histórico médica como disciplina científica rigurosa, pone a disposición del médico lector o del público interesado, datos relevantes de personajes , que por su interés deben ser conocidos. De alguna manera estos hechos, estimulan la sensibilidad del saber sobre pasajes históricos de épocas en donde se desarrollan estos acontecimientos.

Este objetivo es lo que pretenden los autores de este libro, los Drs. Fernando Girón Irueste y Miguel Guirao Piñeyro, que escudriñando cuidadosamente en los archivos de nuestra Real Academia de Medicina y Cirugía de Andalucía Oriental, encuentran, que entre las memorias manuscritas hay algunas "de incalculable valor" que deben ser conocidas, y donde vienen a dejar palmaria la evolución conceptual de la medicina de la época que investigan.

Para ello se fijan en dos médicos granadinos del siglo XIX, D. José Antonio Calisalvo Martínez (1796-1865), traductor de la Tesis doctoral titulada "Ensayo Médico Filosófico de las Edades", y cuyo autor D. José Llétor Castroverde (1800-1870), presentó en Montpellier en el año 1825, con un preámbulo que pretende interesar al lector de la obra.

El mismo Dr. Calisalvo Martínez escribe en 1839 la "Topografía Médica de Granada", en donde los autores del libro señalan que el trasfondo de ambos escritos es la "concepción vitalista del hombre".

Los autores analizan y razonan ambas publicaciones, poniendo énfasis en los argumentos comunes que tienen los trabajos, basados en "las fuerzas en equilibrio que rigen el funcionamiento del organismo".

En el libro se da información relevante de ambos personajes y el mundo o época en donde se desarrollan los escritos, tanto en el contexto histórico como en el sociocultural.

Lo hacen de forma que motivan al lector por el enfoque e importancia del texto, aportando citas históricas y bibliográficas que lo hacen atractivo y muy interesante para quien lo lee.

Es un trabajo con notable capacidad crítica, basado en evidencias de fuentes fiables, exactas y coherentes, gracias al esfuerzo que realizan los autores en la recuperación de datos históricos, mediante la investigación y el estudio.

En definitiva, narran y rescatan para la memoria del lector la biografía y obra de dos ilustres médicos granadinos del siglo XIX, con rigurosidad cronológica, dejando entrever las vicisitudes de una ciencia médica que va evolucionando gracias al conocimiento, la tecnología, la innovación y la investigación.

Como dice Laín Entralgo en su obra magna "Historia Universal de la Medicina", todo libro es un regalo del saber, y hace que la ciencia de un hombre llegue a los ojos y al oído de los demás".

Esto lo consiguen los Drs. Girón Irueste y Guirao Piñeyro gracias al cuidado, la diligencia y generosidad en la confección del libro, poniendo a nuestra disposición estas obras, que estoy seguro brillarán en los ojos y memoria del lector.

Esta es una tarea ineludible del historiador, hacer que su disciplina sea útil, sugestiva, seria y rigurosa, para todos aquellos que se encuentren atraídos en esta apasionante disciplina.

Como toda historia de la medicina contada con objetividad y atractivo a través de los testimonios de sus protagonistas, este libro nos permitirá conocer episodios pasados y su influencia a lo largo del tiempo.

La lectura de trabajos científicos del pasado conducen al "recuerdo de lo olvidado", y es un estímulo para grupos humanos, (pensadores, investigadores...), que invitan a la reflexión, toma de conciencia y sensibilidad, con voluntad de emulación, invención y creación de nuevos proyectos, significando con ello que no todo está agotado.

Justificación

EL ILUSTRE COLEGIO OFICIAL DE MÉDICOS DE GRANADA Y LA REAL ACADEMIA de Medicina y Cirugía de Andalucía Oriental, Ceuta y Melilla inician con este trabajo una labor de recuperación de obras médicas de granadinos que vivieron en tiempos pasados. Será una serie que lleva el título genérico de *Clásicos de medicina en Granada*. Para ello se ha constituido una comisión por parte del Colegio de Médicos.

Ofrecemos en este primer volumen de la colección dos escritos que tienen en común a José Antonio Calisalvo como autor o traductor. El primero, titulado *Ensayo médico-filosófico de las edades* fue la tesis doctoral de José de Llétor Castroverde, que data de 1825. Realizada en francés, fue traducida al castellano en 1837 por José Antonio Calisalvo, quien le adicionó una amplia *Introducción*. El segundo es la *Topografía médica de Granada*, de 1839, de la que también es autor el mismo Calisalvo.

Para empezar, podemos preguntarnos, ¿tiene algún sentido para la historia de la medicina granadina el recuperar hoy dos textos médicos de la primera mitad del siglo XIX? La respuesta no puede ser otra que, por supuesto. Antes de nada, debemos contestar a cuatro preguntas:

1. ¿Qué es la historia de la medicina?
2. ¿Cómo se construye la historiografía médica?
3. ¿Cuándo nace la historiografía médica?

4. ¿Es realmente útil al médico la historia de la medicina?

1. ¿Qué es la historia de la medicina?

Según pensamos, ante todo es una disciplina médica que pretende ponernos en contacto directo con el ya amplísimo pasado médico. Su estudio comprende la evolución de la salud y la enfermedad, como estados de la vida humana en cualquier época; la actividad dirigida a la lucha contra la enfermedad y a la promoción de la salud; el desarrollo de la enseñanza de la medicina y al cuidado de la profesión médica; el estudio de las instituciones médicas como puedan ser las escuelas, facultades y hospitales, etc.

Es casi seguro que nunca podremos conocer exactamente cómo fueron los hechos, son muchos siglos y muchas las situaciones, pero al menos lo podemos intentar por medio de la historiografía médica.

2. ¿Cómo se construye la historiografía médica?

La historiografía médica pretende darnos una visión de ese pasado, en concreto, es la reconstrucción de la historia de la medicina. Para ello, acotaremos una parcela del pasado médico y la estudiaremos recurriendo a todo lo que se ha trabajado ya sobre ella y que constituye la bibliografía secundaria, y para profundizar aún más, utilizamos las fuentes primarias, que son todos aquellos restos con carácter informativo de las que el historiador sabe sacar algo fundamental para el conocimiento del pasado. Estas fuentes suelen ser escritas, constituyendo textos médicos, o de otra índole, como testimonios orales, epigráficos o en forma de esculturas, pinturas o ilustraciones.

Hemos dicho que la historia de la medicina y su forma de acercamiento, la historiografía, debe ser llevada a cabo por médicos, puesto que es considerada como una disciplina que resultará fundamental en su formación, aunque también podrán servir sus enseñanzas a los historiadores sociales, generales o de otra índole.

3. ¿Cuándo nace la historiografía médica?

La historia de la medicina actual, como disciplina, y a nuestro modo de ver, nace como reacción al fenómeno de la obsolescencia de los textos médicos: en un momento determinado se hace necesario dividirlos en dos categorías. Una comprende aquellos trabajos actuales que son útiles para el ejercicio diario de la profesión, pues están al día y serán superados por otros; y otra, los que permanecen inmóviles y por ello ya solo serán útiles para el futuro historiador que quiera adentrarse en el pasado. Esto viene a suceder a mediados del siglo XIX. Hasta ese momento el valor de un escrito médico del siglo V a.C. era idéntico al de otro compuesto en la primera mitad del siglo XIX, pues la consideración general era que absolutamente todo lo acumulado resultaba válido para el médico.

No debe extrañarnos que la historiografía científica como tal nazca en Alemania en dicho tiempo. Antes hubo diversos acercamientos, pero son todos muy esporádicos y sin gran rigor. Si quisiésemos ejemplificar en una persona el nacimiento de la misma, deberíamos referirnos a Theodor Puschmann (1844-1899). Fue uno de los primeros profesores de historia de la medicina, quien, básicamente, incorporó el estudio de las fuentes en su lenguaje original, superando la visión bio-bibliográfica propia de lo se consideraba habitual en la historia de la medicina hasta el momento. Su escrito *Geschichte des Medicinischen Unterrichts (Historia de la medicina en sus principios)* contrasta grandemente con el libro de Antonio Hernández Morejón, *Historia bibliográfica de la medicina española*, pues ambos son dos muestras, una, producto de los estudios historiográficos y otra, la representación de una "historia de la medicina" tradicional.

A partir de ese momento, no solo interesarán las personas, y sus escritos, que también, sino muy especialmente las ideas que sostenían estos. El lugar de trabajo del historiador son los archivos y bibliotecas, como para el clínico lo son los laboratorios y la cabecera del enfermo. La historia de la medicina para Puschmann y sus seguidores, no es una ocupación de aficionados sino una disciplina médica fundamental para el médico en ejercicio. En España, la historiografía médica nace con Eduardo García del Real y Álvarez de Mijares (1870-1947) cuya labor fue continuada eficazmente por Pedro Laín Entralgo (1908-2001).

4. ¿Es realmente útil al médico la historia de la medicina?

Utilidad de la historia de la medicina. La utilidad de la historia de la medicina es, al menos, doble. En primer lugar, aporta un sentido crítico a los que practican a diario la medicina. Como vemos en sus distintos episodios, el médico de cada momento histórico estaba seguro de que había llegado al punto culminante en la materia. Y con esto se comprueba que no ha sido así, que se puede ir más lejos. Casi todo lo que tenemos ante nosotros no es más que una hipótesis temporal, susceptible de mejora.

Con respecto a lo indicado, pongamos como ejemplo a la teoría humoral, vigente durante veinte siglos, como componente íntimo de la materia, y responsable del enfermar; le sigue la teoría de la fibra, la del tejido y la de la célula. Hoy parece que ésta es insuficiente y son sus componentes los que enferman.

Y, en segundo lugar, el profesional comprueba que sabe más sobre una actividad diaria, por ejemplo, una técnica de exploración, si conoce qué buscaba el primero que la empleó y cómo se ha ido desarrollando en el tiempo. El uso del fonendoscopio, como sucesor del estetoscopio, permite conocer el alcance de una lesión con el fin de establecer un dato objetivo, empeño de los anatomoclínicos de cara a fijar el diagnóstico. En frase de uno de los iniciadores de la historiografía médica "esta no le era necesaria al médico para curar una herida o tratar una enfermedad con éxito, pero como profesión liberal, la medicina puede tener unos intereses que trasciendan el puro utilitarismo".

Así pues, podemos afirmar que los dos textos que ahora editamos y comentamos constituyen sendas fuentes para el mejor conocimiento de la medicina granadina de la primera mitad del siglo XIX. Se da la circunstancia de que esa parcela de la historiografía médica está poco estudiada. Por dos razones: la primera es que no parece que fuera una época de especial brillo, si la comparamos con la posterior: la "generación de sabios" granadinos en la que destacan con luz propia García Solá (1845-1922), Olóriz Aguilera (1855-1912), Ribera y Sanz (1852-1912) y Gómez Ocaña (1860-1919) entre otros. La segunda es la casi total ausencia de textos impresos compuestos por los médicos granadinos de ese tiempo; otra cosa son los que permanecen de manera inédita en los distintos fondos bibliográficos. Entre ellos están los dos que comentamos. En el futuro, otros textos de la época completarán este estudio. Esta es, en suma, la razón de este trabajo y de otros que podrán seguir a éste.

I. Europa, España y Granada
a principios del siglo XIX

ANTES DE ADENTRARNOS EN EL ESTUDIO DE LOS ESCRITOS QUE presentamos, vemos conveniente dar unas pinceladas sobre la época en la que se escribieron, y muy especialmente el entorno europeo, español y granadino.

En Europa, pasadas las convulsiones producidas por el ciclón napoleónico, que puso el continente patas arriba, casi todo vuelve a sus antiguos cauces, aunque las consecuencias de los tremendos cambios pervivirán durante décadas. En Francia pronto regresarán los borbones, en las figuras de Luis XVIII y Carlos X, que se continúan con Luis Felipe de Orleans, lo que significará una incipiente apertura. En el resto de Europa siguen vigentes los antiguos imperios, Rusia, Austria y Turquía, aunque las semillas revolucionarias ya han sido plantadas y harán eclosión antes de finalizar el medio siglo. Nuevas naciones, como Italia, irían surgiendo a partir de entonces. Lo mismo que en la futura Alemania, Gran Bretaña, gracias a las guerras napoleónicas, tiene un ejército, y le permitirán emprender el dominio de vastos territorios como puedan ser Australia o la India, hasta el momento más o menos ignorados.

El proceso de industrialización, comenzado en la Gran Bretaña en el siglo XVIII, se extiende por el resto de Europa conforme va avanzando el siglo. España llegará tarde al mismo, con las consecuencias previsibles. Ello permitirá la paulatina abolición de la esclavitud, una lacra social que pervivía desde los albores de la humanidad.

Los años veinte y treinta del siglo XIX son especialmente señalados en la historia de España. Corresponden, primero, al reinado de Fernando VII (antes, en 1812 se ha votado la primera constitución española); durante ese tiempo se sucede la época del absolutismo, de 1814 a 1820; el llamado "trienio liberal", de 1820 a 1823, tras la revolución de 1820 y la aceptación de la constitución por parte del rey. Se sigue la entrada en España de los denominados "Cien mil hijos de san Luis" una tropa enviada para perpetuar la política del rey, que lo logra y permaneció vigilante en España durante un tiempo. La persecución y emigración de españoles liberales a la Gran Bretaña y a Francia fue la nota dominante. Los que no se fueron, sufrieron los embates de la corona mediante el odio, la muerte o el destierro y esto hasta fallecimiento del monarca, que ocurrirá en 1833.

Despues, al comienzo de la minoría de edad de Isabel II, tutelada por su madre María Cristina de Borbón, comienza la I guerra carlista, que enfrentó a unos españoles que querían que nada cambiase en el gobierno de la nación y los que deseaban un importante cambio político hacia una mayor libertad. La derrota de los primeros, disimulada por el Convenio de Vergara, posibilitará de inmediato los gobiernos liberales, que irán alternando con los llamados conservadores.

En cuanto a la situación de muchos exiliados españoles en el extranjero, obligados a marchar por las disposiciones del gobierno de Fernando VII, caso de Llétor Castroverde, va a ir mejorando grandemente, pues en tiempos de la regente se van a dar varias amnistías parciales, que permitirán su regreso a la patria, con más o menos dificultades, a la patria. Los antiguos afrancesados se convierten en los liberales del momento.

España está arruinada, sin marina y con un ejército poco proclive a grandes gestas. La América española se separa de la metrópoli casi en su totalidad y la bancarrota consecuente asola a la Península. Del antiguo imperio solo quedan Santo Domingo, que se independiza a mediados del siglo, y Cuba, Puerto Rico, Las Marianas, Filipinas, etc. Nuestro país, prácticamente, deja de contar en el panorama internacional.

Granada vivirá, como el resto de España, una situación de gran inestabilidad social durante todos estos años. Muchos granadinos sufrieron depuraciones, pues bastaba haber pertenecido a la Milicia Nacional para caer en desgracia; persecuciones, destierros e incluso la muerte, como fue el caso de Mariana Pineda, en 1831, y otros muchos, en los estertores del absolutismo fernandino. La universidad fue cerrada temporalmente, y, tras la liquidación de los antiguos Reinos, en 1833, todo en Granada entrará en franca decadencia.

Mal comienzo tuvo la ciudad cuando apenas transcurría la primera década del siglo, ya que fue ocupada en 1810 por el ejército francés, en su intento de mantener en el trono a José Napoleón I, impuesto por su egregio hermano, cosa que a la postre no consiguió tras una cruenta guerra que tuvo su buena parte de contienda civil. Pero dejaron su impronta, incluso alguna buena, pues plantaron árboles, como los del Campillo; hicieron algunas obras necesarias, como la terminación del Teatro Principal y la construcción del llamado Puente Verde sobre el Genil; pero también expoliaron todo cuanto pudieron.

Y el caso es que una notable porción de la burguesía granadina aceptó gustosa acomodarse a sus dictados, confraternizar con el invasor asistiendo a los saraos organizados por ellos, dedicarles poemas o aplaudir comedias criticando a los guerrilleros, a los que se les califica de bandoleros, como fue el caso de uno, al parecer ficticio, apodado Calzones[1]. Ello significaría durante muchos años el

---

1. Antero Benito y Núñez. *Calzones en Alcolea, Tragicomedia,* [Granada], 1811. Antero Benito fue un canónigo de la catedral granadina, muy conocido por su afrancesamiento.

ser tachados de afrancesados y algunos de ellos obligados a emigrar. De todos modos, quedó en la ciudad un poso de luchas dialécticas de los liberales, herederos de aquellos, contra los conservadores, que no cesarían durante muchos años.

La ciudad de Granada, en una buena parte del periodo estudiado, continuaría siendo la capital del Reino del mismo nombre, pero, a partir de 1833, perdería tal condición, para serlo ya únicamente de la provincia homónima. Y eso, sin duda, redundaría en su paulatina decadencia.

En las páginas de los periódicos de la época vemos como se afirmaba repetidamente "que en Granada nunca pasaba nada". Y en el extranjero, parece que tampoco, a pesar de que pocos años atrás en Francia había habido una revolución; sus reyes habían sido guillotinados y Napoleón iniciaba por entonces su campaña de Italia. Luego conoceremos que los diarios españoles tenían la orden expresa del gobierno de Carlos IV de no mostrar nada de lo que sucediese en Francia, ni en otros lugares conflictivos del mundo, para evitar que se contaminasen, de forma pecaminosa, las ideas de los probos españoles. En el mismo sentido, se suprimen en las universidades españolas la cátedra de Derecho Público, Natural y de Gentes[2].

En ese tiempo había un importante artesanado. Si queremos conocer los oficios que existían en Granada en 1810, base de buena parte de su ancestral riqueza, bastará leer en la prensa qué gremios acudieron presurosamente a realizar el juramento de fidelidad al rey José Napoleón I en la catedral granadina: podemos contar hasta treinta. Solamente los relacionados con los tejidos eran diez: sastres, zurradores, tejedores de lienzo, listoneros de seda,

---

2. María del Carmen Calero Palacios; Inmaculada Arias de Saavedra; Cristina Viñes Millet. *Historia de la Universidad de Granada* ... 1997, p. 162.

cordoneros, torcedores de seda, tintoreros, pasamaneros, laneros, tejedores de medias, etc.

Otras industrias existentes, aparte de las derivadas de la seda, eran las del papel, cerámica y curtido de pieles; esta última motivará las constantes quejas de los granadinos, por lo poco saludables que resultaban sus olores en las instalaciones existentes justo en el centro de la ciudad. Pero la guerra contra los franceses, la independencia de las naciones sudamericanas, y la competencia con otras pujantes localidades europeas, terminaría por arruinar a muchas de ellas. En cambio, la producción de pólvora en la Real Fábrica de El Fargue, y la fábrica de salitre de El Triunfo, aumentarían enormemente su facturación en este tiempo. Sin embargo, a mediados de siglo XIX, solo restaban en la ciudad algunos pequeños obradores, muchos de ellos reducidos simplemente al entorno familiar.

En suma, la ciudad de Granada discurrirá a todo lo largo del siglo XIX en una tenue decadencia, en ocasiones poco apreciable. Pascual Madoz lo resumía así[3]:

> El vecindario disminuye, muchos de sus arrabales están despoblados, y sus casas ruinosas presentan un aspecto triste y desconsolador. La agricultura, que era el principal recurso de sus moradores, yace estacionaria por la imposibilidad de los transportes hacia los puntos marítimos. La industria de la seda [...] está poco menos que paralizada con atraso de las muchas familias que cifraban en ese ramo su fortuna y porvenir. El comercio, meramente pasivo, no atrae capitales que puedan atraer esas activas negociaciones que dan impulso y vida a las operaciones de giro y sirven a veces para reanimar la industria...

---

3. Pascual Madoz [e Ibañez]. *Diccionario geográfico-estadístico-histórico de España y sus posesiones de Ultramar...* 1848-1850, vol. VIII, p. 547.

Granada sufrió como pocas ciudades españolas los embates de las revoluciones y contrarrevoluciones que caracterizaron la primera mitad del siglo XIX. Tras la Guerra de la Independencia es objeto de las luchas de su tiempo. Afortunadamente, el carlismo no tuvo apenas importancia en la zona, pero los movimientos políticos en uno y otro sentido le afectaron sin duda.

II. La medicina europea en la primera mitad del siglo XIX

CREEMOS CONVENIENTE RESUMIR ALGUNAS NOCIONES SOBRE LA medicina de esta época, aunque sea de forma breve, ya que ello nos permitirá comprender mejor tanto el contenido, como algunos aspectos cruciales, de los escritos que presentamos *Estudio médico-filosófico de las Edades* y la *Topografía médica de Granada*, objeto ambos de este trabajo.

Como tendremos ocasión de verificar seguidamente, muchos médicos españoles de buena parte del siglo XIX seguían instalados en el vitalismo, una corriente mucho más propia del siglo anterior, por lo que deberemos comenzar este estudio por la medicina en la segunda mitad del siglo XVIII. Utilizamos para ello la visión ofrecida por Pedro Laín, quien se ocupó en su día de lo que denomina la *Medicina de La Ilustración* (1740-1800)[1]. En ella propone varios apartados: la anatomía comparada; el empirismo médico; la medicina sistemática, el vitalismo y las formas mágico-creenciales. A la vez, sabemos que se estaba produciendo en toda Europa un gran desarrollo de las ciencias básicas como son la Física, la Química y la Botánica, lo que redundará, sin duda, en un enorme progreso, lento pero continuado, en el campo médico.

---

1. Pedro Laín Entralgo. *Historia de la medicina moderna y contemporánea*, 2ª ed. ... 1963. pp. 302 y ss.

La anatomía macroscópica había alcanzado ya unos niveles muy importantes en los periodos anteriores, Renacimiento y Barroco, por lo que, a partir de entonces, será bastante menor su número efectivo de cultivadores. Como complemento, la anatomía comparada se fue desarrollando en este tiempo de una manera paulatina, pero firme, intentando explicar mejor la naturaleza del hombre: aunque nacida muchos siglos atrás con Aristóteles, alcanzará en este tiempo con el biólogo francés Georges Cuvier, y otros más, sus primeras expresiones científicas[2]. En España sabemos que hubo entonces algún tímido acercamiento al tema, pero parece que solo desde el campo de la medicina veterinaria. Un ejemplo de ello es la obra de Francisco de Rus García, que versa sobre la anatomía del caballo: *Guía veterinaria original, compendio de anatomía comparada* de 1791. En su momento veremos que José Antonio Calisalvo le dio en su escrito bastante importancia al estudio de la anatomía de los animales.

En cuanto al estudio de la patología humana, parece ser que primaba en ese tiempo el denominado *empirismo médico*. Y es llamado así porque en la clínica, es decir, en la actividad desarrollada por el médico junto al enfermo, lo único que tendría un valor real era la experiencia que los sentidos le proporcionaban. En cierta forma, en ese tiempo, aún se realizaban experimentos sin saber muy bien a dónde podían conducir. Un ejemplo de ello es la visión, fundamentalmente anatomo-patológica de Juan Bautista Morgagni, quien intentará basar el estudio de las enfermedades en la lesión anatómica que producen, puesta de manifiesto por medio de la necropsia, tras el fallecimiento del paciente: su obra *De sedibus, et causis morborum per anatomen indagatis,* marcaría todo un hito en

---

2. Véase, por ejemplo, Georges Cuvier. *Discours sur les révolutions de la surface du Globe, et sur les changemens qu'ellles ont produits dans le règne animal* par... 5e éd. ... 1828.

la historia de la medicina de la edad moderna[3]. En España no tuvo seguidores inmediatos, de hecho, aquí no se publicó entonces su obra, que conozcamos.

La llamada *medicina sistemática* fue una corriente propia exclusivamente de ese tiempo, pues no hubo nada parecido, ni lo habrá después, y tuvo sus máximos valedores en tres grandes clínicos: Hermann Boerhaave, Friedrich Hoffmann y Georg Ernst Stoll. Sus directrices les llevaron a ordenar de una manera bastante artificiosa y, sobre todo, completamente cerrada, los diferentes conceptos médicos que iban siendo proporcionados por el modo empírico. Se trata de un método que recuerda un tanto a otros sistemas que habían dominado en el período barroco: el de los *iatromecánicos*, o propulsores de la física médica y el de los *iatroquímicos* o firmes defensores de que los procesos orgánicos en los seres vivos no son otra cosa sino unas reacciones químicas.

Así, el pensamiento del primero de los grandes sistemáticos, Boerhaave[4], sostiene que el sustrato de la enfermedad puede estar en las partes sólidas, en las fibras y en los órganos; en las líquidas, los humores —recordemos que aún persiste la teoría humoral originada en Grecia, en el siglo V a.C.—; y las compuestas, que son una mezcla de ambas. Este autor, a juicio de Laín Entralgo, estableció también la historia clínica canónica, que es la que se viene utilizando desde entonces, sin solución de continuidad[5]. Juan Galisteo

---

3. Iovani Baptistae Morgagni ... *De sedibus, et causis morborum per anatomen indagatis*, libri quinque, dissectiones, et animadversiones, nunc primum editas complectuntur propemodum innumeras, medicis, chirurgis, anatomicis profuturas. ... 1761.

4. Hermanni Boerhaave. *Institutiones Medicae, pars I et II: patología, semeiotice, hygiene* ... editionem istam curavit, et auxit Joannes Baptista Soldevilla ... 1797.

5. Pedro Laín Entralgo. *La historia clínica, historia y teoría del relato patográfico.* 2ª ed..., pp. 226-31.

y Xiorro y Juan Bautista Soldevilla dieron a conocer en España las obras de Boerhaave y de Stoll, traduciendo algunas de ellas, pero parece que no escribieron más ampliamente sobre el tema[6].

El llamado *modo racional* abarcaba dos orientaciones: el mecanicismo y el vitalismo, y sabemos que muchos de los médicos ilustrados solían participar de ambas tendencias, pese a que eran doctrinas en cierto modo enfrentadas. El creciente progreso de la física y la química propició un nuevo mecanicismo, aunque era bastante distinto del establecido en el barroco. La máquina humana estará presente en el pensamiento de bastantes médicos de ese tiempo. Es el caso de Calisalvo. A la vez, la doctrina del vitalismo se fundamentó en la existencia de una *fuerza vital*, la conocida *Lebenskraft* de Albrech von Haller[7], algo que distingue esencialmente a los seres animados de los inanimados. *Grosso modo*, su acción, bien fuera por exceso o defecto, la *estenia* o la *astenia*, tendría siempre malas consecuencias para el organismo humano. Por ello, en consecuencia, había que disminuir o fomentar esa fuerza vital utilizando los procedimientos o los medicamentos adecuados.

Características del vitalismo: dada la importancia del tema, pues tanto Llétor como Calisalvo estarán adscritos a esta corriente, nos detendremos algo más en ella. Como se ha indicado, se basa en la existencia de un principio de vida que es el que produce, regula y modifica todas las acciones del ser viviente; es el origen de todas las acciones vitales; es algo material, pues participa de todas las propiedades de la materia y se gobierna por las mismas leyes; se acumula en determinadas acciones, y se combina con las sustancias orgánicas. Mantiene vivo al organismo, de aquí la necesidad de los estímulos; cuando este principio desaparece, el individuo muere.

---

6. Herman Boerhaave. *Aphorismos de cirugia...* comentados por Gerardo Van-Swieten; y traducidos al castellano con las notas de M. Luis por Don Juan Galisteo y Xiorro ... 2 vols. ... 1774.

7. Albertus Hallerus. *Disputationes ad morborum historiam et curationem facientes quas collegit edidit et recensuit...* 1757.

Además, hay una serie de fuerzas que hacen funcionar al organismo: las fuerzas activas, las radicales, las motrices y las sensitivas. También están la fuerza de cohesión y otras más[8]. Los estímulos son una de las bases del vitalismo, lo que lleva apareadas la sensibilidad e insensibilidad. Otros conceptos importantes son la contractilidad, la excitación, la irritabilidad y la simpatía. Según estos supuestos, en general, cada órgano del cuerpo poseía una *actividad vital* propia, que cooperaba al mantenimiento de la armonía general del individuo, y sus atributos eran la *sensibilidad*, la *contractilidad* y la *capacidad de recuperación*. Se mantienen firmes conceptos como los *temperamentos*, que permiten explicar los distintos comportamientos del ser vivo ante un mismo problema, y se les da menos importancia a los humores, base de una teoría humoral vigente durante tantos siglos.

La escuela vitalista con más preponderancia en Francia, y una de las cunas del movimiento, fue la de Montpellier, aunque no la única. En todas ellas perviven el hipocratismo y el animismo, como unas máximas generales procedentes de la medicina de tiempos anteriores. Como sabemos, a la corriente vitalista se adherirán la gran mayoría de los médicos granadinos que ejercen en la primera mitad del siglo XIX. Sus máximos valedores fueron Willian Cullen y John Brown. Traductores de Brown fueron Bartolomé Piñera y Siles y Joaquín Serrano Manzano, a principios del XIX[9]. De Cullen, Vicente Mitjavila y

8. Parece que se corresponden con las potencias o virtudes, elementos básicos en el denominado galenismo, conjunto de doctrinas subsiguientes a la obra de Galeno de Pérgamo (129-c. 201)

9. Guillermo Cullen. *Cartas críticas periódicas dedicadas a la Facultad de Medicina y a toda clase de gentes, carta primera en la que se da una idea general de todas las obras* de... con una imparcialidad crítica de su falso sistema... Bartolomé Piñera... [s.a.]; Juan Brown. *Elementos de medicina* del doctor... traducidos del latín al inglés con comentarios e ilustraciones por el mismo autor y del inglés al castellano por ... Joaquín Serrano Manzano... 1800.

Fisonell, que también tiene algunos escritos propios sobre el vitalismo[10].

Hay dos supuestos que consideramos verdaderamente importantes y que los partidarios del vitalismo afirmarán de un modo repetitivo: puesto que el hombre es un ser vivo, y su estudio es en extremo complejo, nunca podrá ser apreciado en el cadáver, porque este carece ya de vida. Por otro lado, se preguntaban, ¿es adecuado valorar a un ser vivo con las mismas armas que se usan para la Química, que estudia únicamente sustancias inertes? El caso es que el vitalista desconfía de todo lo expuesto y la consecuencia más inmediata es que dichas premisas enlentecerán la investigación médica. Por otra parte, renuncian al estudio de las causas de las enfermedades, algo que venía preocupando sobremanera a la mayoría de los autores médicos anteriores, para centrarse en otros conceptos.

En sus *formas creenciales* la medicina del siglo XVIII alcanzará unos extremos inimaginables con la propagación de las teorías del médico alemán Franz Antón Mesmer (1734-1815) y su visión de *magnetismo animal*. Miles de pacientes de las clases sociales más elevadas, las únicas que podían pagarlo, se someten gustosos a sus prácticas con la *piedra imán*, o se sumergían en las aguas de unos baños en los que supuestamente circulaba un *fluido magnético*. Mesmer abogaba sobre todo por una confianza ciega en el curador y sus métodos, entre los que estaban también el hipnotismo y la sugestión. En el fondo, se trataba de revestir de un lenguaje científico lo que era pura y simple superchería. De todos modos, no conocemos que tuviese una excesiva aceptación en la España de la época su famoso escrito titulado *Mémoire sur la découverte du magnetisme animal* de 1779. Al menos, no nos consta la existencia de ninguna traducción al castellano en ese tiempo.

---

10. Vicente Mitjavila y Fisonell. *Colección de fragmentos relativos á la proposición Browniana, que el frio debilita, recogidos é ilustrados ...* [s.a.]

En cambio, la medicina popular, más propia de la gente común, generalmente sin estudios, aunque también tendrá sus adeptos en las clases más privilegiadas, seguirá recurriendo a diario a las reliquias de los santos o al rezo de jaculatorias, así como a portar amuletos y talismanes; de hecho, encontraremos muchos adeptos que intentaban sanar problemas que la medicina oficial no lograba hacerlo. Del mismo modo, los curanderos se enseñorean del medio rural hispánico, de un modo especial, con la general aquiescencia de las clases desfavorecidas. De este modo consiguen que alguien supuestamente versado les atienda fuera de los hospitales, que son considerados como unos lugares tenebrosos, donde según la opinión general, allí casi siempre se iba únicamente a morir, cosa nada desencaminada.

Un género médico muy extendido, igualmente propio del XVIII, pero que tendrá continuación en siglos posteriores, fueron los llamados *manuales de medicina doméstica*, también conocidos bajo el apelativo de *la medicina sin médicos*. Se trata de unos primeros auxilios para actuar mientras llega el médico, o lo que es más frecuente, son conductas a seguir cuando no se dispone de un facultativo. En ellos aparecen en orden alfabético los nombres de las distintas enfermedades —también en su forma coloquial, para mejor conocimiento— y, lo más importante, los remedios a emplear de inmediato. Todos ellos van respaldados por ciertas autoridades médicas, de cuyos escritos se extraen los consejos.

El problema estaba en que los pacientes debían ser previamente diagnosticados por medio de los conocimientos de personas no profesionales del mundo sanitario, o el escrito apenas serviría para nada. Además, un pronunciamiento erróneo podría complicar las cosas. Valga como ejemplo esta obra: *Medicina doméstica, o Tratado completo sobre los medios de conservar la salud, precaver, y curar las enfermedades...* de Guillermo Buchan, aparecido en 1785. Sabemos a ciencia cierta que esta clase de obras no faltaban en ningún domicilio de las personas acomodadas, siendo las madres las que mayoritariamente consultaban y empleaban los consejos con sus familiares[11].

Pasemos ya a los inicios del siglo XIX. De nuevo recurrimos a Pedro Laín Entralgo, quien ha denominado a este periodo *Medicina del romanticismo* (1800-1850) [12], y que es realmente la época en la que estudian y ejercen como médicos José de Llétor y José Antonio Calisalvo. Pero antes, debemos indicar que en el campo de la filosofía conviven en esta etapa el idealismo alemán con el sensualismo francés (Georg Wilhelm Friedrich Hegel y Auguste Comte)[13]. Y esto tendrá una muy importante repercusión en el campo de la medicina. Exponemos a continuación las características de esta etapa, que enumeramos siguiendo la pauta del anterior periodo: anatomía, empirismo, racionalismo y modo creencial.

En cuanto a la anatomía descriptiva vemos que se alcanzan las últimas cotas, sobre todo en cuanto a Sistema Nervioso se refiere, pues del resto ya solo quedaban sin estudiar unos pequeños reductos que se irán completando en estas décadas. Se va abriendo paso la anatomía microscópica y un ejemplo de ello es la obra de Jacob Henle *Tratado completo de anatomía general, o historia de los tejidos y de la composición química del cuerpo humano*. En España debemos destacar como más utilizado el texto anatómico de Jaime Bonélls e Ignacio Lacaba que fue titulado *Curso completo de anatomía del*

11. François Vincent Raspail. *Manual de la salud ó Medicina y farmacia domésticas, que contiene los principios teóricos y prácticos necesarios para saber preparar y emplear cada uno los medicamentos, preservarse y conseguir la curación prontamente y con gasto de la mayor parte de las enfermedades curables y proporcionarse en las incurables ó crónicas un alivio casi equivalente a la salud,* escrito en francés por el célebre... 1849.

12. Pedro Laín Entralgo. *Historia de la medicina moderna y contemporánea...* pp. 468 y ss.

13. Georg Wilhelm Friedrich Hegel. *Vorlesungen über die Philosophie der Geschichte,* herausgegeben von Eduard Gans. 3. Aufl. ... 1848; Auguste Comte. *Cours de Philosophie positive...* 1830-1842.

cuerpo humano, de 1797. Fue casi sin dudar la mayor aportación a la anatomía de su tiempo hecha por científicos españoles. En cuanto al transformismo, doctrina que recogía el cambio de unos seres más elementales en otros más complejos, tuvo en ese tiempo como figura clave a Jean-Baptiste Lamarck (1744-1829) y su *Philosophie zoologique ou exposition des considérations relatives à l'histoire naturelle des animaux*. A partir de ahí, el evolucionismo tendrá abiertas sus puertas para siempre.

La *forma empírica* tuvo quizás un direccionamiento distinto del que había venido siguiendo en el pasado. Cuando se investiga ya no existen las dificultades que hemos visto con el vitalismo, y la idea final que se persigue es establecer unas conclusiones, o leyes, que sean válidas para el conjunto de la medicina. Un ejemplo de ello son los trabajos del francés François Magendie, resumidos en su escrito *Précis élémentaire de physiologie* de 1816, que es un texto modélico en su género. Por el contrario, sabemos que los médicos españoles que ponen por escrito casos clínicos resueltos por ellos, lo que quieren, casi de forma mayoritaria, es que sirvan de pautas a sus colegas y, de forma mucho más inusual, se atreverán a sentar una doctrina con ello. En España, Ramón Frau Armendariz fue el encargado de traducir su obra, que se editó en tres ocasiones, y debió seguir algún tiempo más en la misma línea, pues en el año 1838 le vemos dictando un *Curso de Fisiología* en el Ateneo de Madrid[14]. También contribuyó en la traducción Juan Trías, y realizó otras más, pero no sabemos que continuase con otros estudios sobre fisiología.

La *forma racional*, aun siendo heredera, en gran parte, del empirismo y vitalismo ilustrados del XVIII, nos da muestras de que se mantiene en ella un cierto *mecanicismo*, pues cada órgano del cuerpo es considerado un elemento aislado, dotado de sus

---

14. A. Gil Novales. Ramón Frau Armendariz. Extraído de MCNBiografías.

especiales características. Sin duda el *vitalismo* del siglo XVIII había decaído un tanto, pero en modo alguno desaparece, sobre todo en España. Insistimos en las obras de José de Llétor y José Antonio Calisalvo. Están también presentes algunas otras formas características de la época: el *racionalismo* y el *sensualismo* procedentes de las doctrinas filosóficas al uso, que configurarán las bases de las doctrinas médicas: por ello, por una parte, se afirma que nada que no pueda ser demostrado y comprobado por los sentidos del médico tendrá carta de naturaleza y, por otra, la entonces naciente estadística médica constituirá a partir de ahora la base fundamental sobre la que se construyan los paradigmas médicos.

A modo de ejemplo: en el campo concreto de la patología, prima en Francia la denominada por Pedro Laín como *corriente anatomoclínica*, dentro de la "medicina hospitalaria", llamada así por desarrollarse preferentemente en los hospitales. Es decir, aquella que basa el diagnóstico de la enfermedad en conseguir por todos los medios a su alcance objetivar la *lesión*. Esta tuvo su origen en la llamada Escuela de París, con Marie Xavier Bichat a la cabeza y en sus directrices se fundamentará la disciplina de la anatomía patológica, basada en un curso de igual título: *Anatomie pathologique*, *dernier cours* de Xavier Bichat.

En adelante, el veredicto proporcionado por los estudios anatomo-patológicos será algo absolutamente definitivo para fijar el diagnóstico de cualquier enfermedad. Podemos afirmar que ya nada será igual. También fue importante el *sensualismo* anatomoclínico ejercido, entre otros, por René Théophile Hyacinthe Laënnec (1781-1826), que es el introductor de la auscultación mediata por medio del estetoscopio[15]. Todo esto tendrá como consecuencia, dentro

---

15. René-Théophile Hyacinthe Laënnec. *De l´auscultation médiate ou Traité du diagnostic des maladies des poumons et du coeur, fondé principalement sur ce noüveau moyen d´exploration.* 1819.

del intento firmemente perseguido desde las etapas anteriores, de conseguir relacionar los datos obtenidos en la *clínica* por el médico, con las lesiones que encontrará posteriormente en la *necropsia*, lo que le permitirá en otra ocasión hacer un diagnóstico certero en el vivo.

La denominada *corriente* o *mentalidad anatomoclínica* constituye, como sostenemos, el modelo a seguir en Europa durante gran parte de la primera mitad del siglo XIX. Y sucede que muchos médicos españoles se adherirán a ella de una forma tardía y, en todo caso, abrazarán en su inmensa mayoría los supuestos propios de una cierta desviación de esta doctrina: la *medicina fisiológica*, cuyo principal propagador fue François Joseph Víctor Broussais (1772-1838) [16]. Para éste, la vida se sustentaba en la *irritación* (sin duda se trata de un resto de vitalismo ilustrado) y su defecto o, por el contrario, su exceso, condicionaba cualquier enfermedad, que empieza siempre en una *gastroenteritis*, desde donde se extiende al resto del organismo. En Madrid se publicaron casi de inmediato varios de sus principales escritos, tras ser traducidos del francés. Sirva de ejemplo este ilustrativo título: *Sobre las flegmasías gástricas llamadas fiebres continuas esenciales de los autores y sobre las flegmasías cutáneas agudas*, del que es autor.

Por otra parte, hay que hacer constar que la unidad elemental de la materia viva quedará establecida en este tiempo en la noción el *tejido*, concepto propagado, entre otros, por Xabier Bichat, como antes lo había sido *la fibra* en el Barroco y aun en La Ilustración. Lo veremos en los textos comentados. Como es conocido, la doctrina del tejido será sustituida, pero ya en la segunda mitad de ese siglo, por la teoría *celular*, gracias sobre todo a la labor de Rudolf Virchow.

---

16. François Joseph Víctor Broussais. *Examen des doctrines médicales et des systèmes de nosologie, precédé de propositions renfermant la substance de la médecine physiologique* ... 1829-1834.

Su conocidísimo escrito *Die Cellularpathologie* ... de 1859 marcará un antes y un después.

El *modelo creencial* de medicina, en su forma más sistemática, quizás no tuvo la importancia del pasado periodo; por ejemplo, el mesmerismo prácticamente habrá desaparecido. Pero en España encontraremos múltiples rastros de esta forma marginal, como son las novenas y jaculatorias a ciertos santos sanadores, destacando muy especialmente los foráneos, que aparecen antes y durante los episodios de la enfermedad del cólera morbo asiático, un problema que, como su nombre indica, surge así mismo en zonas muy alejadas a nuestro país. Sirva de ejemplo de este género la titulada *Novena del glorioso Caralampio, presbítero y mártir, abogado del cólera y todos los males contagiosos* ... de 1865.

Capítulo muy importante en nuestro país lo siguió constituyendo el *vitalismo*, aunque estamos en el siglo XIX, pues, como veremos, es el *leitmotiv* de las doctrinas de Llétor y de Calisalvo. Veamos: la hipertonía y su contraria, la atonía, juegan un papel esencial en la producción de la enfermedad y su tratamiento. Corresponde a la acción y reacción del organismo.

También hay que destacar en este tiempo la defensa cerrada que hicieron algunos médicos españoles de la llamada corriente homeopática, un movimiento terapéutico iniciado por Samuel Hahnemann (1755-1843) [17], que comienza en tiempos de La Ilustración y llega a nuestros días, pues aun hoy se siguen escribiendo obras que defienden a ultranza su utilidad. Sabemos que por entonces ya había revistas con ese contenido y también existía un comercio saneado de medicamentos homeopáticos. Y eso, aun cuando desde el principio la mayoría de los médicos habían probado que los "glóbulos" empleados en sus terapias carecían de acción alguna.

---

17. Samuel Hahnemann. *Des Maladies chroniques, de leur nature spéciale et de leur traitement homoeopathique* par... ouvrage traduit de l'allemand ... par le Docteur Bigel ... publié par le comte S. des Guidi... 1832.

Así mismo, fue importante la confianza ciega de muchísimas personas, de cualquier estrato social, en las prodigiosas virtudes de determinados objetos tenidos por curativos, pero sin que ello tuviese el menor fundamento científico. Como ejemplo ofrecemos el siguiente folleto, editado en Granada, titulado *Maravillosas virtudes de la piedra jaspe verde...* [18].

Tras observar los trágicos resultados de las epidemias sufridas por la humanidad en distintas épocas, irá cobrando mayor fuerza por entonces la noción de *contagio*, aunque siguen teniendo un origen incierto las enfermedades que hoy conocemos como infecto-contagiosas. Eran éstas las que predominaban, con mucho, en ese tiempo, puesto que la corta esperanza de vida no daba lugar a enfermedades degenerativas, u otras, como sucede con el cáncer. Y es que no se conoce aún la causa última de la mayoría de las enfermedades, pues la bacteriología está en sus inicios. Así, dos corrientes enfrentarán a los médicos españoles que se ocupan del tema, dividiéndolos en *contagionistas* y *anticontagionistas*.

El problema estaba en que los primeros, de una forma meramente empírica, sin casi ningún apoyo experimental, sostenían que la enfermedad pasaba de un individuo enfermo a otro sano, directamente o por medio de algún vector, como podía ser las ropas. Es decir, se pensaba que, si no había algún tipo de *contacto*, no podía haber enfermedad. Los segundos alegaban que no era necesario tal contacto, porque la enfermedad estaba en el aire que se respiraba y afectaba sin más a las personas. Y para explicar por qué unas personas enfermaban y otras no, recurrían a las diferentes naturalezas de los pacientes, un viejo concepto hipocrático. Unos y otros médicos aseguraban que la causa última de las epidemias siempre podría achacarse a un *aire epidémico* que se producía

---

18. Anónimo. *Maravillosas virtudes de la piedra jaspe verde, sacadas de varios autores, y confirmadas con muchas experiencias...* [c. 1770]

cuando coexistían una o varias condiciones especiales: conjunciones astrales, condiciones atmosféricas desfavorables, inundaciones, estancamiento del aire en callejones, zonas pantanosas próximas, o si la limpieza de las calles dejaba mucho que desear. Lo veremos en la *Topografía médica de Granada*.

Y es precisamente en este periodo cuando va a aparecer por primera vez en España una epidemia de cólera morbo, algo que sucederá en 1834, solo unos años antes de que Calisalvo realizase su escrito, aunque habrá otros brotes más en años sucesivos[19]. El siguiente título de un escrito de la época, tomado al azar, incluye mucho de lo que hemos expuesto. Es debido a Mariano Peset de la Raga y escrito en ese año de 1834: *Tratado médico-químico-físico de la influencia del aire atmosférico en la vida del hombre, con relación a su salud y enfermedades, y sobre los efectos gravemente dañosos, que produce el desarrollo epidémico-contagioso del cólera-morbo asiático...*

Todo esto es muestra de que los médicos se enfrentaron con un peligro, muy a menudo mortal también para ellos, que tenía un origen hasta el momento desconocido y del que no poseían ninguna experiencia anterior. Ello les hará adoptar una actitud expectante y su terapéutica solo podrá estar encaminada a combatir aquellos signos y síntomas que vayan apareciendo. Pero pronto se darán cuenta que se trata de algo que les desborda: no saben la causa, la mayoría lo siguen achacando a alteraciones atmosféricas, como venía siendo norma en otras epidemias, y aplican las sangrías y las medidas de aislamiento de ciudades que se venían usando contra la peste. Pero, evidentemente, estas no pueden surtir efecto pues, como sabemos, el vector del vibrión colérico es el agua de la bebida, que era consumida por todos sin adoptar precaución alguna, todo lo más, simplemente, que ésta no apareciese turbia a la vista.

---

19. Manuel de Góngora y Peña. *Modo de preservarse del cólera-morbo asiático y curarlo en sus primeros momentos...* 1834.

Casi todo de lo que acabamos de indicar sobre el gran progreso médico que ha ocurrido en ese tiempo, en general sucede en el extranjero, pero no es así en España. Nuestro país en ese tiempo es un claro consumidor de ciencia, y va sencillamente a remolque de otros en los que se produce, y aun así hay un grave inconveniente. Y es que en España está decretada la prohibición de importar libros del extranjero, sea cual sea su contenido. La razón es que el felón rey Fernando VII teme que las, según afirmaba, peligrosas ideas liberales puedan llegar a su reino. En él, su soberano se ha declarado, según indican sus propias palabras: "soy un rey absolutamente absoluto," en contra de lo que opinase la clase dirigente del país, que ha abrazado de forma mayoritaria la Constitución de Cádiz. Además, para mayor desdicha, se ha producido el masivo exilio a Francia o Inglaterra de las mentes hispanas más preclaras, que tardarán tiempo en volver, o no lo harán nunca, lo que dificultará enormemente poder llevar a cabo unas útiles tareas científicas.

El tratamiento farmacológico: en ese tiempo, la terapia empleada en la mayoría de las enfermedades conocidas, seguía estando basada en los *simples* que constituían la llamada *materia médica*, procedente fundamentalmente del reino vegetal, y algo menos del animal o mineral, contenida en un conjunto de ítems que sufriría ampliaciones sucesivas de la obra de Dioscórides titulada *Acerca de la materia medicinal y los venenos mortíferos*... Ya ha pasado el tiempo de los grandes compuestos como podría ser la *triaca*. Aunque pueda parecer obsoleto, aún se seguía practicando la extracción de sangre, generalmente utilizando sanguijuelas o ventosas con escarificación.

Es cierto que algunos médicos y botánicos renacentistas, barrocos e ilustrados seguirían la senda del escrito de Dioscórides, y basándose en el mismo, herborizaron por los campos de sus respectivos países, crearon jardines botánicos y fueron dando a la imprenta el resultado de sus trabajos; fue el caso, entre otros, de Leonhard Fuchs y su *De historia stirpium comentarii insignes*[20]. Pero no aportaron nada que fuese realmente importante. Seguramente tuvieron mucha más suerte las aportaciones que fueron llegando desde oriente y desde América, lo que supuso un enorme conjunto de medicamentos que, razonablemente, no habían sido recogidos por Dioscórides. Muchas expectativas se abrirían entonces, siglos XVI y XVII, con la aparición de las obras de españoles y portugueses como Nicolás Monardes, Cristóbal de Acosta, García de Orta, Francisco Hernández y Juan Fragoso.

Un medicamento realmente efectivo, procedente de América, fue la quina, chinchona o polvo de los jesuitas, que se emplearía con buenos resultados contra una infección que ahora sabemos era producida por la picadura del mosquito: el paludismo. En ese tiempo se conocía como tercianas[21]. En efecto, en 1632, la condesa de Chinchón (esposa del Virrey del Perú, Luis Jerónimo Fernández de Cabrera y Bobadilla), enfermó de malaria y se recuperó in extremis gracias al polvo de la corteza del árbol de la quina, proporcionada por un indio, según la tradición. A partir de ahí se daría a conocer la quinina en Europa, siendo los jesuitas sus máximos valedores.

También aparecerán a principios del siglo XIX algunos tratados españoles de botánica aplicada a la medicina, como sucede con el de José Ponce de León, *Sistema floro-sexual de Botánica* de 1814 y unos completos tratados de terapéutica de los que es un ejemplo los *Elementos de terapéutica y materia médica* de Ramón Capdevila de 1822, muy difundidos. Seguirán siendo muy importantes algunas

---

20. Leonharto Fuchs. *De historia stirpium comentarii insignes medico autore ... Adiecimus praeterea indicem vulgarium seu Gallicarum dictionum, nunquam antehac excusum...*1547.

21. Julián de Diego Martín Garcilaso de la Vega. *Instrucción curativa de las calenturas conocidas por Tercianas, ... sin quina ...* [s.a.]

antiguas novedades procedentes de Asia o Hispanoamérica, como la quinina[22].

A finales del siglo XVIII comenzaron a utilizarse las hojas de la *digital purpurea*, una planta conocida como "dedalera". Willian Withering fue un médico que vivía en el condado de Shropshire, en la Gran Bretaña. Un día oyó decir a una curandera del lugar que los enfermos de hidropesía mejoraban notablemente tomando una decocción de hojas de dicha planta. Esto venía siendo una tradición que se pasaba de unos a otros de forma oral. La planta ya había sido descrita por los botánicos renacentistas, aunque Dioscórides no la había mencionado, posiblemente dada su enorme toxicidad. Empezó de forma inmediata a usarlo con sus pacientes hidrópicos y se dio cuenta de que, solo en determinadas hidropesías el paciente mejoraba, mientras que, en otras, no tenía acción alguna. Pese a todo, el hecho de estudiar, aunque fuese solo empíricamente, el comportamiento de una droga sobre distintos enfermos, e ir anotando lo que sucedía, nos lleva a considerar al médico británico como uno de los primeros farmacólogos reales de la historia. Publicó su modo de actuación en 1785[23].

Por todo ello era muy importante para los médicos el fiel conocimiento de la botánica, ya que, durante mucho tiempo, fue su única arma. De todos modos, hay que dudar de la efectividad de dichos tratamientos. Pensamos que, salvo el caso de la quina y otros, la medicación usada era poco más o menos prácticamente inoperante. Es cierto que de algunos medicamentos vegetales sabemos hoy que son realmente efectivos, pues contienen principios activos útiles, pero nos tememos que, generalmente, para que actuasen debida-

22. José Celestino Mutis. *El arcano de la Quina, discurso que contiene la parte médica de las cuatro especies de quina oficinales, sus virtudes eminentes, y su legítima preparación*, obra póstuma del Doctor... 1828.

23. William Withering. *An account of the foxglove and some of its medical uses, with practical remarks on dropsy and other diseases* by... 1785.

mente, deberían administrarse en cantidades mucho mayores de las que solían emplearse.

Aquí debemos mencionar el caso del español Andrés José Ponce de León[24] y Molina, nacido en Uleila del Campo, Almería, en 1753, y que fallecerá en Granada sobre 1820. Estudió en la Universidad de Granada y se doctoró en la de Montpellier. En 1815 fue nombrado catedrático de *Fisiología Anímica y Botánica,* muy posiblemente por publicar un importante escrito titulado: *Sistema floro sexual de botánica,* impreso en Granada solo un año antes. Sin duda, esta obra constituyó una importante aportación española a la taxonomía vegetal. En dicho escrito, basado en los de Carl Linneo y otros botánicos extranjeros, se ocupa de clasificar las plantas en géneros (sobre 1.400) y especies (en torno a 14.000) que previamente ha encuadrado en cinco categorías. Además de las características organolépticas de cada uno de los vegetales descritos en la obra, y en el caso de tener aplicaciones médicas, cosa que sucede en la gran mayoría de ocasiones, las consideraciones sobre todo ello figuran en el escrito de una manera destacada

Por otra parte, en Europa, y desde principios del siglo XIX, comienzan a aparecer estudios aclarando los principios activos de aquellos medicamentos que se habían venido utilizando tradicionalmente. En esta tarea de síntesis brillan especialmente boticarios y químicos, aunque también algún médico. Así, Charles Louis Derosne aisló a partir del opio en 1803 la que sería conocida en su tiempo como *sal de Derosne,* es decir, *la narcotina*[25]. Y el también farmacéutico Friedrich Wilhelm Sertürner obtuvo un alcaloide de extraordinaria importancia, la *morfina,* que resultaría básico

---

24. Ese apellido, Ponce de León, se lo adjudicaba él gratuitamente, pues su padre era simplemente Ponce, según reza en su partida de nacimiento.

25. Charles Louis Derosne. Mémoire sur l'opium. *Annales de Chimie,* 1803: 45, p. 257.

para lograr mitigar el dolor[26]. Con ello se abría un extenso campo que llevará a diversos investigadores a aislar sucesivamente otros productos: Joseph Bienaimé Caventou (1795-1877) químico y farmacéutico, junto con Pierre-Joseph Pelletier (1788-1842), sobre 1820, aislaron la estricnina, la emetina, la quinina y la cafeína. Sin duda esta función de aclaramiento fue un enorme paso adelante en pro de una terapéutica realmente efectiva. Pero nada de esto sucede en España, que sepamos.

La balneoterapia: un poco a caballo entre la medicina racional, en gran medida, y algo también de la forma creencial, nos encontramos con el resurgimiento de la balneoterapia, en una clara decadencia desde el siglo XVI. Lo cierto es que muchos de los pacientes que acuden a los balnearios en la primera mitad del siglo XIX lo hacen movidos por una cierta confianza en unas aguas que, en algunas ocasiones, se ve recompensada por el éxito, sobre todo si se trataba de problemas reumáticos o, en todo caso, dermatológicos. Pero en la inmensa mayoría de las ocasiones, había multitud de enfermedades para las que las aguas termales apenas podían aportar alguna solución.

En todo caso, es posible que los pacientes mejorasen algo, gracias al reposo y al clima saludable que se respiraba en muchas de esas instalaciones, pero nada más. Hasta que la obligada estadística realizada por los directores de los centros no sea fidedigna, no habrá un cierto progreso, pues desde entonces el paciente acudirá a los lugares de baños que tienen una acreditada efectividad frente a sus padecimientos.

---

26. Friedrich Wilhelm Sertürner. Ueber das Morphium, eine falzfähige Grundlage, und die Mekonsäure, als Hauptbestandtheile des Opium. *Annalen der Physik*,1817.

III. Formación y ejercicio médico en España. Asistencia

Las últimas décadas del siglo XVIII y las primeras del XIX van a ser definitivas en el campo de la formación médica y quirúrgica en España. Todo comenzaría con la creación de los Reales Colegios de Cirugía de Cádiz, Barcelona y Madrid. Esto supondrá una modernización de los estudios quirúrgicos y, *a posteriori*, necesariamente de los médicos. Y es que para no quedarse absolutamente desfasadas, las facultades de medicina idearán nuevos planes de estudios, intentando salir de su proverbial atraso[1]. Para ello, lo primero que harán será incorporar disciplinas de tipo práctico, inexistentes entonces en los curricula de las distintas universidades. Y es que la enseñanza ofrecida hasta el momento era, sobre todo y mayoritariamente, teórica, basada casi de forma exclusiva en determinados textos, muchos todavía en latín, sin que existiese un componente práctico alguno. Las cuatro cátedras seguían siendo: *Prima*, donde se impartía Fisiología y Materia Médica; *Vísperas* en la que se explicaba Higiene y Patología, y *Aforismos* y *Cirugía de Guido*[2], que comprendían Anatomía, Obstetricia y Cirugía[3].

---

1. Fernando Girón Irueste, El plan de estudios de Miguel Tortosa y Agustín José García para la futura Escuela Especial de la Ciencia de Curar de la Universidad de Granada. Año 1822. *Actualidad Médica*, 2017:102 (801) 112-116.

2. Llamada de este modo en honor de Guy de Chauliac, un conocido autor francés del siglo XIV, quien dio un fuerte impulso a la Cirugía.

3. Así sucedía, al menos, en la Universidad de Granada: Francisco de Paula Montells y Nadal. *Historia del origen y fundación de la Universidad de Granada...* pp. 326-7.

Con el fin de cambiar el modelo tradicional se crearon las cátedras denominadas de *Medicina Práctica*, una por facultad, las únicas que tenían como base el estudio junto al enfermo. Fue algo muy novedoso, y exigió concertar las facultades con los grandes hospitales más próximos. Estas aparecieron en los años finales del siglo XVIII, en principio tan solo en Madrid y Barcelona y, posteriormente, se extendieron al resto de las universidades[4]. A la vez, en las primeras décadas del siglo XIX, se sucederán las supresiones de varias universidades, seguidas de su puesta en marcha posterior. Así se hizo en 1807, previo a la guerra de la Independencia y en 1830, reinando Fernando VII. Y no volverán a abrirse hasta después de su muerte, en 1834. En 1845, a resultas del denominado Plan Pidal para los estudios médicos, solo quedarían activas dos facultades de medicina, las de Madrid y Barcelona[5]; el resto pasarán a ser denominadas escuelas de medicina, con una categoría inferior. La situación, afortunadamente, cambiará catorce años más tarde, con la Ley Moyano o *Ley de Instrucción Pública de 17 de julio de 1857*, llamada así por ser promulgada por Claudio Moyano Samaniego, quien por entonces era ministro de Fomento, organismo del que dependían las universidades. En virtud de esta ley se restauran todas las antiguas facultades y, lo que es más provechoso aun, se unifican definitivamente los estudios de medicina y cirugía. Para ello, inicialmente, los tres colegios de cirugía existentes se transformaron en facultades de medicina.

La asistencia médica a las clases acomodadas y medias se continuó realizando en todo este tiempo, como ya venía sucediendo desde una época inmemorial, mediante la visita domiciliaria, a donde acudían uno o varios facultativos —cuando era más de

---

4. Miguel Tortosa. *Oración inaugural pronunciada en la Real e Imperial Universidad de Granada el día 31 de octubre de 1825, con motivo de la apertura de la Cátedra de Medicina Práctica*, por su catedrático... [1825].
5. *Gazeta de Madrid* de 11/10/1843.

uno se conocía como "consulta médica"— previo requerimiento del paciente o de un familiar. Y tanto si era un problema médico como quirúrgico, puesto que también se realizaban las intervenciones en las viviendas de los pacientes, si ello era imprescindible. El generalmente conocido como "médico de cabecera", pues aún tardarán un tiempo en aparecer las especialidades en España, —no lo harán hasta la segunda mitad del siglo XIX— se ocupaba de las parturientas, los niños, los adultos y los ancianos, todos por igual.

Los evidentes progresos de la Ciencia hacen que se confíe cada vez más en el médico, cosa que no sucedía en épocas anteriores, pues eran objeto de burla en múltiples ocasiones, y se crea entonces una nueva relación entre médicos y pacientes que sobrepasará en ocasiones el simple ejercicio de la medicina. Al médico, que se supone una persona de estudios y de experiencia, se le demandaba consejos de cualquier tipo, incluso en ámbitos personales, como la elección de profesiones por parte de los hijos; los problemas económicos de la familia, o de cualquier otra entidad. En alguna novela de Pérez Galdós aparece la figura de estos abnegados profesionales[6].

Sobre la asistencia en las pequeñas poblaciones, lo frecuente era que el médico recién licenciado fuese a un pueblo, con un escaso número de habitantes, donde hacia sus primeras armas. Luego marchaba a una población mayor, salvo excepciones, dejando el puesto a otro recién titulado. Era muy frecuente leer en las publicaciones médicas, pasado un cierto tiempo, reclamos de médicos para una determinada población, añadido de las condiciones económicas, casi siempre muy precarias: los ayuntamientos abonaban una cantidad para que el médico atendiese a los pobres.

Gran parte de la asistencia a los pobres en España seguirá corriendo a cargo de la Iglesia durante buena parte de este tiempo. En efecto, los hospitales, a los que solo acuden los más desfavorecidos,

---

6. Véase, por ejemplo, Benito Pérez Galdós. *La desheredada...* 1890.

fuese cual fuese su origen fundacional, permanecen en manos del clero: el director, el confesor, el administrador, así como los patrones, son siempre miembros de la iglesia. Suele haber un médico y un cirujano que acuden al mismo regularmente y se encargan de tratar a los pacientes. Y un enfermero y una enfermera, generalmente un matrimonio ya maduro, pero sin ninguna cualificación especial, pues esto último tardará mucho tiempo en producirse, se ocupan de la asistencia y vigilancia de los enfermos, separados en las distintas salas por sexos. Hasta la llegada de las desamortizaciones aquellos centros que tienen bienes logran subsistir con decoro; después, la mayoría de ellos cerrarán y los pocos que se mantienen, lo hacen a base de donaciones privadas o con la ayuda del Estado.

Un elemento que devendrá sumamente importante en este tiempo, y más aún en los posteriores, es el sistema de Beneficencia. Se trata de un proyecto de los gobernantes liberales que se aprobará en 1822, pero que será dejado sin valor por Fernando VII a continuación, y no se hará realidad hasta más de diez años después. Su importancia le viene dada porque se creará un grupo de profesionales que dedicarán una buena parte de su esfuerzo a la medicina pública, bien actuando como directores de los hospitales secularizados o como simples miembros de las plantillas de la Beneficencia.

Se crearon una beneficiencia de ámbito municipal y otra provincial para la asistencia a las clases menos pudientes. La primera con sus dos modalidades de atención domiciliaria y hospitalaria, y la segunda, que se ocupaba de los hospitales generales, uno por provincia. Pero, paradójicamente, en casi todo el tiempo de su aplicación, hasta bien entrado el siglo XX, el Estado destinó a ella muy pocos fondos, por lo que sabemos que se ofreció una peor atención que en los tiempos anteriores, cuando dependían de sus propios recursos. Como ejemplo, en los hospitales la comida es mala y escasa, por las continuas sustracciones llevadas a cabo por el personal subalterno, y las medicinas de sus boticas no son las que se precisaban y muchas de las que hay, han caducado en los estantes.

El cirujano, antaño considerado como un profesional de menor categoría, asciende socialmente e incluso pronto superará al estatus del médico. Y es que los Reales Colegios de Cirugía de Cádiz, Madrid y Barcelona, fundados en el siglo XVIII, consiguieron tener unos planes de estudio mucho más actualizados que los de las facultades de medicina. Así, estudian idiomas vivos, las ciencias básicas, y los alumnos adquieren una formación práctica impensable en las llamadas universidades literarias. Sus licenciados son titulados médicos-cirujanos y pueden ejercer ambas disciplinas, que continuarán separadas en España durante algún tiempo más, tanto en la docencia como en la asistencia. Para lo primero será precisa la aparición de la Ley Moyano, que empezará a surtir sus efectos a partir de 1857, como hemos visto[7]. Desde entonces los médicos somos licenciados, o doctores, en medicina y cirugía.

Los hospitales y las cárceles, por otra parte, servían como centro de investigación de las enfermedades. Así nos lo indicará el propio Calisalvo de una manera muy gráfica en su *Topografía médica de Granada*:

...aquí se observan la turbación, el trastorno, el desorden y el tumulto de las humanas funciones; aquí, para estar reunidas en un mismo lugar y en concurrencia exacta de iguales circunstancias, se comparan las dolencias duraderas ó cortas, sencillas ó complicadas, curables ó incurables; aquí se abarca la totalidad de sus fenómenos; se comprende la diferencia de sus caracteres; se conoce su grado de intención, y se sigue el curso de las modificaciones que reciben, ora en su forma, ora en su naturaleza; aquí se examinan las enfermedades, no porque se analizan muchas á la vez, sino porque se estudia cada una de ellas con frecuencia en diversos sujetos al mismo tiempo; aquí, en fin, se descomponen los males; se reducen sus fenómenos á su mayor sencillez; se separa unos de

7. *Ley de Instrucción Pública* de 17 de julio de 1857.

otros, se considera á su vez cada uno; se conocen las lesiones de los órganos; se ordenan en diferentes series; se manifiestan sus relaciones; se vuelve á componer el estado morboso; se atiende á su principio, aumento, estado, declinación y fin; se deducen las indicaciones curativas mas convenientes; se establecen los planes dietético, quirúrgico y farmacéutico, y se acerca el médico, armado de escarpelo, no al hombre, sino al ruinoso edificio donde moraba el hombre para hacer sus investigaciones anatómicas...

Evidentemente, el seguimiento de un paciente desde el inicio de su enfermedad hasta la realización de la autopsia, si esto se consideraba conveniente, era mucho más fácil en estas instituciones; en cambio, era más complicado si sucedía en la práctica privada.

Una cuestión procelosa era también el continuado ejercicio médico en este tiempo por parte de individuos que carecían de una cualificación adecuada. Y es que, como señalara Luis Sánchez Granjel[8], a mediados del siglo XIX todavía podríamos encontrar ejerciendo en España múltiples clases de profesionales sanitarios: médicos por un lado, y cirujanos por otro. Médicos-cirujanos, la clase profesional más alta, recién salida de los Colegios de Cirugía; doctores, licenciados o bachilleres en Medicina, exclusivamente, procedentes de las universidades; graduados en Cirugía; médicos-cirujanos habilitados; facultativos de segunda clase; cirujanos de primera y de segunda clase, cirujanos sangradores, barberos que efectuaban sangrías, etc. Todo un abigarrado conjunto de títulos con el que era muy difícil que pudieran discernir los sufridos pacientes, especialmente en el mundo rural, sobre las cualificaciones de quienes les estaban atendiendo.

Aprovechando esta confusa situación, se venía produciendo, además, un intrusismo generalizado en todo el país, que llegó a veces a extremos casi impensables, pues cada profesional intentaba

8. Luis Sánchez Granjel. *Historia de la medicina española...* 1962, p. 129.

saltar a un estatus superior, mejor remunerado, generalmente amparado en la ignorancia de la gente del pueblo donde se radicaban: cirujanos de la menor categoría que actuaban como médicos-cirujanos; boticarios que diagnosticaban y recetaban; albéitares (luego veterinarios) que se ocupaban de la cirugía en seres humanos; o incluso sacerdotes visitando y recetando a sus confiados feligreses, amparándose en que eran los únicos del lugar que sabían leer y escribir. Por supuesto, había toda suerte de curanderos, saludadores o santos, personas sin ninguna cualificación, pero con don de gentes, que se dedicaban a tratar enfermos a todo lo largo de la geografía hispana, y con una general aceptación[9].

Para salir al paso a esta singular situación, las Reales Academias de Medicina, creadas en 1830, proponía a la Junta Superior Facultativa, con sede en Madrid, un subdelegado de medicina y otro de cirugía, residentes en las cabezas de partido. Este nombramiento solía recaer en los facultativos con más antigüedad y prestigio. Su misión era verificar que el ejercicio del profesional se correspondía con el título que presentaba. En caso contrario, lo notificaba a la Academia, quien lo ponía en manos del juzgado para que este tomara las medidas oportunas. Estas solían consistir en una multa y una advertencia. Si se reincidía, la multa iba acompañada de destierro. Pero estas medidas raramente surtían su efecto: el encausado se declaraba insolvente, y volvía a empezar en otra localidad.

A modo de final de este apartado, debemos reiterar que la medicina española en este tiempo solo logró alcanzar unos niveles científicos muy modestos, alternando ordinariamente la pobreza conceptual con la machacona rutina del ejercicio médico. Por supuesto, no hubo verdaderas figuras médicas de talla universal, que configuraran una escuela, como había sucedido en París. Y es que hubiese sido deseable que, por ejemplo, los traductores de obras

---

9. Fernando Girón; Miguel Guirao. Un extraño caso de intrusismo médico en el Vélez Rubio de mediados del siglo XIX. *Revista Velezana*, 2015: (33) 30-37.

médicas, que hubo muchos, desarrollasen por su cuenta las teorías recibidas, pero no fue así. Tampoco es que los tiempos, como el reinado de Fernando VII, fuesen muy propicios para el desarrollo de la ciencia, como ya se ha indicado.

Constituyeron sendas excepciones a lo expuesto algunos profesores de los colegios de Cirugía de Cádiz, Madrid y Barcelona, cuyas aportaciones sí creemos importantes. Sus máximos representantes fueron Pedro Mª González, Francisco Salvá y Campillo, e Ignacio Mª Ruiz de Luzuriaga[10]. También hay que citar como grandes figuras a Juan Mosácula Cabrera y Francisco Carbonell y Bravo[11].

Otras personalidades en este tiempo, en el campo de la medicina, son Diego de Torres y Villarroel[12] y Gaspar Casal, quien con su escrito *Historia natural, y medica de el Principado de Asturias* de 1762, se afirma abrirá precisamente el camino de las topografías médicas, tema del que nos ocuparemos. En campo de la cirugía destacaremos a Francisco Canivel[13] y en botánica señalamos como trascendente la obra de Casimiro Gómez Ortega[14]. Además, encon-

---

10. Pedro María González. *Tratado de las enfermedades de la gente de mar en que se exponen sus causas, y los medios de precaverlas* ... 1805; Francisco Salvá. *Exposición de la enseñanza de medicina clínica en el Real Estudio erigido por S.M. baxo la direccion de la Real Academia Medico-Practica de Barcelona*: año MDCCCI... 1802; Ignacio Mª Ruiz de Luzuriaga. *Colección de las disertaciones físico-médicas insertas en el primer tomo de las memorias de la Real Academia Médica Matritense y escritas* ... 1796.

11. Juan Mosácula Cabrera. *Elementos de fisiología, especial ó humana...* 1830; *Elementos de Farmacia fundados en los principios de la clinica moderna,* ... 1802.

12. Diego de Torres Villarroel. *Tratados physicos, medicos y morales, vida natural y catholica, medicina segura para mantener menos enferma la organizacion de el cuerpo y assegurar al alma la eterna salud* ... 1751.

13. Francisco Canivell . *Tratado de vendages, y apositos para el uso de los Reales Colegios de cirugia...* Ayudante de Cirujano Mayor de la Real Armada ... 1785.

14. Casimiri Gomezii Ortegae ... *De Nova Quadam Stirpe , seu Cotyledonis Mucizoniae et Pistorniniae descriptio,* regiae medicinae academiae jussu et auspiciis edita... 1772.

tramos a Juan Manuel de Aréjula, con sus estudios sobre la fiebre amarilla[15] y Pedro Castelló y Ginestá, médico real y organizador de los estudios médicos[16].

En general, creemos que lo más notable hecho por los médicos españoles, fue en gran medida el elevado número de traducciones realizadas sobre las obras francesas, muy abundantemente distribuidas por Europa en ese tiempo. Ejemplo de ello, y en relación con la mentalidad anatomoclínica, ya mencionada, Javier Laso de la Vega, uno de los primeros seguidores de la misma, introdujo en España la auscultación como medio diagnóstico[17] y fue también autor de unas reglas para redactar las topografías médicas. De un autor desconocido procede la traducción de los cursos de anatomía patológica de Xabier Bichat[18]. Sobre la *medicina fisiológica*, ya indicada, deberemos decir que su principal adalid fue Manuel Hurtado de Mendoza, en principio traductor de Broussais[19]. Del brawnismo se ocuparon Joaquín Serrano Manzano y Vicente Mitjavila y Fisonell, como hemos visto.

15. Juan Manuel de Aréjula. *Breve descripción de la fiebre amarilla padecida en Cádiz y pueblos comarcanos en 1800, en Medinasidonia en 1801, en Málaga en 1803 y en esta misma plaza y varias otras del Reyno en 1804*. ... 1806.

16. Pedro Castelló. *Memoria sobre el arreglo de la ciencia de curar que presentó a la Dirección General de Estudios del Reino*... 1836.

17. José Mª López Piñero. Francisco Javier Laso de la Vega y la introducción de la auscultación en España. *Asclepio, Archivo Iberoamericano de Historia de la Medicina*, 1960: 11, 157-167.

18. Francois Gabriel Boifseau. *Anatomia patológica*, ultimo curso de Javier Bichat segun un manuscrito autógrafo de P. A. Beclard ...1829.

19. François Joseph Victor Broussais. *Tratado de fisiología aplicado a la patología*, traducción de M. Hurtado de Mendoza... 1827.

IV. Biografías de José de Llétor Castroverde y José Antonio Calisalvo Martínez

JOSÉ DE LLÉTOR CASTROVERDE

José de Llétor nació en 1800 en el barrio granadino de La Magdalena, según indica su partida de bautismo. De la familia sabemos por su expediente matrimonial que el padre se llamaba Gabriel y que había nacido en Guadahortuna. Fue un tiempo interventor de la contaduría del Real Hospicio de Granada. Su madre, María del Carmen Castroverde, era granadina. Tuvo, al menos, cuatro hermanas que acreditaron su formación como parteras ante las autoridades sanitarias de la época. Una de ellas, Concepción, ejerció en la Casa Cuna instalada en la calle Elvira, una entidad aparecida en la época destinada a disminuir el aborto o el infanticidio.

Tal como consta en el Archivo Universitario de Granada, en 1818 José comenzó a estudiar en su facultad de Medicina[1], pero, al parecer, se vio impelido a emigrar a Francia en 1823, al final del trienio constitucional, y comienzo de la etapa más absolutista del triste reinado de Fernando VII. Corresponde al tipo de científico español que, como apuntara López Piñero en su artículo "Las ciencias médicas en la España del siglo XIX", debieron su buena formación a

---

1. Archivo Universidad de Granada (AUG). Legajos 1590-1666 y 67; 1755-01.

Ensayo Médico-filosófico de las Edades

Tésis

Presentada i públicamente defendida en la Facultad de Medicina de
Montpellier el 2 de Diciembre de 1825

Por

Dn José de Llctor Castroverde, Doctor en Medicina

Traducida

Por Dn José Antº Calisalvo i Martínez, Profesor de Medicina, licenciado en Filosofía, Sócio correspondiente de la Academia Médico-
quirúrjica, Catedrático Substituto de Física Experimental i Química,
Benemérito de la Patria, &

Granada

Año de 1837.

sus estancias en el extranjero, no por propia y voluntaria elección, sino por otras razones: huir del país para salvar la vida[2].

En la portada de una de sus obras, escrita en 1832, afirma que es doctor en Medicina por Montpellier; que se estableció en París, con autorización para el ejercicio por parte del gobierno francés; que era miembro del Comité de Salud Pública de París; maestro en Filosofía por la Universidad de Granada y académico de varias sociedades médicas. En efecto, conocemos que se doctoró en medicina en 1825 en la universidad de Montpellier, en el sur de Francia, que en esa época era una de las cunas del vitalismo, como ya sabemos una de las corrientes médicas más propias del siglo XVIII y que sin duda constituyó el norte científico de Llétor.

Su memoria de tesis doctoral está escrita en francés, pero disponemos de una traducción castellana, que permanece aún manuscrita, conservada en Archivo de la Real Academia de Medicina y Cirugía de Andalucía Oriental y que fue realizada en 1834 por José Antonio Calisalvo Martínez. Se titula *Ensayo médico-filosófico sobre las edades*, y es uno de los objetos de este trabajo[3]. En ella José de Llétor se ocupa de establecer las cuatro edades del hombre y las enfermedades más frecuentes en la infancia, la adolescencia, la edad adulta y la vejez. Para cada una de ellas se especifica la fisiología, la moral, la patología y el tratamiento.

Antes de esa fecha, y sin duda a fin de sobrevivir en un país extraño, había traducido los *Elementos de patología general* de Auguste François Chomel, obra que se imprimió en Madrid en 1821. Posteriormente hay otra edición de 1834, traducción de la segunda edición

---

2. José Mª López Piñero. Las ciencias médicas en la España del siglo XIX, *Ayer*: 7, 193-240.

3. Archivo Real Academia de Medicina y Cirugía de Andalucía Oriental (RAMAO), Legajo M1, pieza 20.

francesa[4]. Otras traducciones suyas son: de Leopold Deslandes, el *Compendio de higiene pública...*[5], que aparecería simultáneamente en París y México en 1827. De Louis Martinet tradujo el *Compendio de clínica médica*[6], editado en Gerona en 1827, y que aparece bajo las iniciales J. Ll. Igualmente tradujo las *Nuevas demostraciones de los partos...* de Jacques-Pierre Maygrier, que vio la luz en México en 1828[7]. Debemos decir que las obras de esos médicos franceses tenían asegurada su venta, pues eran bien conocidos y el mercado médico hispano-americano estaba muy abierto a los autores galos.

José de Llétor es, así mismo, autor de un libro titulado *Cartas médico-quirúrgicas sobre los progresos del arte de curar en estos últimos tiempos...* Apareció en Madrid en 1830, aun cuando su autor residía en París, pues se indica en la portada que vende ejemplares en su domicilio de esa ciudad.

Sin embargo, a nuestro juicio, la actividad científica más importante emprendida por Llétor fue la publicación, en Madrid, entre 1832 y 1834, de una serie de escritos titulados *Repertorio médico extranjero; periódico mensual de Medicina, Cirujía, (sic) Veterinaria, Farmacia, Química y Botánica dedicado especialmente á los conocimientos útiles en la ciencia y el arte de curar, con arreglo a los descubrimientos modernos.* La idea que subyace en ellos es ir reuniendo las distintas novedades que iban apareciendo en Europa,

---

4. Auguste François Chomel. *Elementos de patología general* escritos en francés... traducidos al español, de la segunda edición aumentada y corregida por el autor, por José de Llétor Castroverde... 1834.

5. Leopold Deslandes. *Compendio de higiene pública y privada ó Tratado elemental de los conocimientos relativos á la conservación de la salud, y á la perfección física y moral de los hombres.* Traducido por José de Llétor... 1829-1830.

6. M. L. Martinet. *Compendio de clínica médica* por...traducido al español de la segunda edición francesa y aumentado con notas por D. J. Ll. C. ... 1827.

7. J. P. Maygrier. *Nuevas demostraciones de los partos*; obra compuesta de 80 estampas gravadas y un testo razonado para facilitar su esplicación por; traducido al español por José de Llétor Castroverde... 1828.

en las citadas materias y darlas a conocer en España. El proyecto ya había sido anunciado un año antes en un prospecto de siete páginas titulado: *Crónica médica de Europa, periódico trimestral de medicina, cirugía, veterinaria, farmacia, química y botánica* por Don José de Llétor Castroverde (1831)

Sin duda, estamos ante una labor absolutamente pionera en la historia de la Documentación Médica. El *Index Medicus Hispanus*, propugnado por José Pascual y Prats (1854-1931), aparecido en Gerona entre 1904 y 1906, pasa actualmente por ser el primer repertorio de bibliografía médica en español. Sin embargo, vemos que casi tres cuartos de siglo antes, José de Llétor realizó una publicación periódica mucho más ambiciosa, pues recogía las novedades científicas que iban apareciendo a nivel internacional.

Por otra parte, José Mª López Piñero (1933-2010), catedrático de Historia de la Medicina de la Universidad de Valencia y Mª Luz Terrada (1933), que lo fue de Documentación Médica, iniciaron en 1970 la publicación del denominado *Índice Médico Español*, que aún continúa publicándose. En el mismo se viene recogiendo la mayoría de la producción científica española en Biomedicina (Administración sanitaria, Farmacia clínica, Medicina experimental, Microbiología, Psiquiatría, Salud pública, etc.), sin duda, el sueño de Llétor hecho realidad.

Como se ha indicado, el trabajo de Llétor ofrece, entre otras cosas, una compilación de artículos de medicina práctica; de clínica quirúrgica; de terapéutica, etc., e incluye discusiones académicas y noticias varias, todo desde su propia óptica científica. La publicación llegó a los cinco volúmenes, de aproximadamente 400 páginas cada uno, y lleva los índices precisos para localizar las distintas materias. Finalmente apareció de forma semestral. Lamentablemente, la empresa no tuvo la continuidad deseable; recogía la información y la enviaba para su publicación en Madrid, y, seguramente, los medios de comunicación de que disponía eran muy rudimentarios, y el equipo encargado de la recopilación debió ser reducido. Por otra parte, el número de artículos que iban apareciendo sobre en las distintas áreas científicas iba aumentando de forma casi exponencial, lo que hizo inviable el proyecto, creemos. Sin embargo, no nos consta ninguna publicación española semejante en mucho tiempo.

Siguiendo con su biografía, en 1838 se le nombra comendador de la Real y Americana Orden de Isabel la Católica[8], instituida, precisamente, por Fernando VII. Y conocemos que en 1839 se encontraba en Cuba, como sabemos española hasta 1898, pues pronuncia la oración inaugural en el Real Colegio de Medicina de San Carlos de la ciudad de la Habana: *Discurso inaugural que, para la apertura solemne del primer Curso de Medicina Legal y de Jurisprudencia Médica...* Y es que en ese tiempo ocupaba la cátedra de Medicina Legal en dicha institución, de la que acabaría siendo su decano. La disciplina incluía, además, Bibliografía e Historia de la Medicina[9]. Según parece, en ella pudo verter sus conocimientos sobre publicaciones médicas, objeto de su malogrado proyecto.

Seguramente, no deseando perder el contacto con la sociedad médica de Granada, su cuna, envía a la Real Academia de Medicina y Cirugía, en 1840, una copia del discurso que había pronunciado en La Habana, por medio de José Antonio Calisalvo[10]. El objetivo es ser nombrado socio correspondiente de la Academia granadina. Los censores de la Academia encontraron apropiado el trabajo y le fue concedido el galardón en ese mismo año. Debió tener un cierto prestigio en su tiempo, pues Calisalvo lo cita en su trabajo sobre topografía como una de las glorias médicas granadinas, como tendremos ocasión de comprobar.

---

8. Archivo Histórico Nacional (AHN). ESTADO, 6320, Exp. 38.
9. Universidad de La Habana. Archivo Histórico. Expediente Administrativo, n°. 1.408.
10. Archivo RAMAO, Legajo O5, pieza 65.

En 1848, Llétor se casa por poderes con Louise Joanne Stele Marchand Gibert, a quien había conocido en París, y, según parece, dado palabra de matrimonio. Había nacido en 1795; era hija de un comisario de guerra francés, y fue bautizada en Tours. Tenemos constancia de que, por entonces, habitaba en Granada, en casa de los padres de José. Más tarde, fue feligresa de la parroquia de San Justo y Pastor, donde convivía con su suegra, Carmen Castroverde, ya viuda. Según pensamos, José de Llétor continuaría residiendo en La Habana, ejerciendo allí la docencia, a todas luces.

Que sepamos, siguió trabajando en temas médicos y parece que estaba bien relacionado científicamente: en 1857 publicó un artículo junto con otros dos conocidos médicos de la época: el gaditano José Benjumeda y Gens y el cubano Ángel José Cowley. En el mismo cuestionaban las doctrinas del científico alemán Alexander von Humboldt acerca de la fiebre amarilla, una terrible enfermedad endémica en el Caribe: *Memoria sobre la falsedad del descubrimiento del doctor Humboldt acerca de la inoculación preservativa de la fiebre amarilla*. El escrito apareció en dos números seguidos de la prestigiosa revista española El Siglo Médico[11].

En 1870 Llétor habría ya fallecido, pues consta que Luisa Marchand solicitó en ese tiempo la pensión de viuda que le correspondía por su marido catedrático.

---

11. José Benjumeda; Ángel José Cowley; José de Llétor Castroverde. Cuestión Humboldt. Memoria que sobre la falsedad del descubrimiento del doctor Humboldt acerca de la inoculación preservativa de la fiebre amarilla... *El Siglo Médico*. 1857: (161): 55-56; (162): 43-44. 1857.

Memoria

Que en la Academia de Medicina i Cirujía de Granada leerá

Don

José Antonio Calisalvo, Profesor i Subdelegado de Medicina,
Licenciado en Filosofía, Catedrático Sustituto de Física i Química, Benemérito de la Patria

Junio de
1839.

JOSÉ ANTONIO CALISALVO MARTÍNEZ

José Antonio Calisalvo nació en Granada el 1 de febrero de 1796. Su padre, José Calisalvo Manzano, ejercía de profesor sustituto de la cátedra de Cirugía de la Facultad de Medicina. Su madre se llamaba Rosa Josefa Martínez Cabrera y se casaron en 1791. Entre 1813 y 1816 cursó los estudios previos, matriculándose en Medicina en 1816; en 1820 acudió a Madrid, al Colegio de Cirugía de San Carlos, una de las tres instituciones médico-quirúrgicas más prestigiosas en la España del momento. En 1822 recibió el título que esta otorgaba de médico-cirujano y consta que hizo una memoria sobre la anquilosis[12]. Recordemos que, por entonces, y hasta la Ley Moyano de 1857, la medicina y la cirugía caminaban por derroteros distintos.

Como lo fuera su padre, fue nombrado catedrático sustituto de la facultad de medicina en 1824. En 1825, fue director de los baños de Ardales, o de Carratraca, en la provincia de Málaga. Sobre esto último diremos que los médicos de balneario habían surgido en 1816, respondiendo a la necesidad de darle un contenido científico a las tomas de aguas que tradicionalmente se venían utilizando en el país. Más tarde, ejerció como médico en la población de Valor, en la Alpujarra y seguidamente pasó a Granada, donde fue nombrado subdelegado de medicina de la capital. Tuvo al menos un hijo, también llamado José Antonio, que ingresó en Sanidad Militar en 1842[13].

Estos eran algunos de los textos vigentes en las facultades de medicina en el tiempo que José Antonio Calisalvo cursó su carrera:

---

12. AHN. UNIVERSIDADES, 1188, Exp.23
13. Instituto Luis de Salazar y Castro. Archivo General Militar de Segovia. Índice de expedientes personales...1959, vol. II, p. 126.

Anatomía: Martín Martínez. *Anatomía completa del Hombre, con todos los hallazgos, nuevas doctrinas y observaciones raras hasta el tiempo presente, y muchas advertencias necesarias para la cirugía...*

Obstetricia: Andrés Levret. *Tratado de partos, demostrado por principios de phisica y mecánica por...* traducido al castellano... Félix Galisteo y Xiorro...

Medicina interna: Francisco Solano de Luque. *Idioma de la naturaleza con el qual enseña al médico como ha de curar con acierto los morbos agudos: descubierto por...* en su libro, que dio a luz pública, intitulado *Lapis Lydos Apollinis* nuevamente compendiado, añadido e ilustrado ... D. Manuel Gutiérrez de los Ríos.

> *Las obras de Hippocrates más selectas* traducidas al castellano é ilustradas por el Dr. Andrés Piquer...

> Hermanni Boerhaave. *Opera omnia medica.* Editio novissima.

> H. D. Gaubio. *Institutiones pathologiae medicinalis*, Editio secunda

> Lorenzo Heister. *Fundamentos o instituciones médicas, breves y claras, en latín y en español compuestas por...* y las publica D. Andrés García Vázquez...

Toxicología: Joseph Jacobo Plenck. *Toxicologia seu Doctrina de venenis et antidotis...*

Cirugía: Juan de Gorter. *Cirugía expurgada...* traducida del latín al castellano... por Don Juan Galisteo y Xiorro...

> Ambrogio Bertrandi. *Trattato delle operazioni di chirurgia ...*

> Pierre Lassus. *Medicina operatoria ó Tratado elemental de las operaciones de cirugía...*

> Raphaël Bienvenu Sabatier. *De la médecine opératoire, ou Des opérations de chirurgie qui se pratiquent le plus fréquemment...*

Además de los textos ya indicados, recogemos los que eran más utilizados en la España del tiempo en el que Calisalvo estuvo ejerciendo su carrera. Como vemos, la mayoría corresponden a traducciones de autores franceses:

John Brown. *Elementos de medicina*...

Philipe Pinel. *Nosografía filosófica, ó Aplicación del método analítico a la medicina*...

Antonio Ballano. *Diccionario de medicina y cirugía o Biblioteca manual médico-quirúrgica.*

Auguste François Chomel. *Elementos de patología general*...

François-Joseph-Victor Broussais. *Principios fundamentales de la medicina fisiológica y examen de las doctrinas médicas y de los sistemas de nosología.*

Diccionario de ciencias médicas por una sociedad de los más célebres profesores de Europa.

J. B. G. Barbier. *Elementos de materia médica, arreglados a los principios fisiológicos*...

Antoine Laurent Jessé Bayle. *Manual de anatomía general o descripción general sucinta de los tejidos primitivos que componen los órganos del hombre*...

Jean-Nicolas Corvisart. *Essai sur les maladies et les lésions organiques du coeur et des gros vaisseaux*...

José Antonio Calisalvo debió de ejercer en Granada entre los años 1830 y 1865. Compuso una buena cantidad de obras, pero, salvo el escrito que aparece a continuación, el resto aún permanecen inéditos. Es este: *Retrato natural de Granada*, año 1849 por D. José Antonio Calisalvo... 1850.

Además, están aún en forma manuscrita las traducciones de los *Prorreticos* de Hipócrates (I y II). Una memoria sobre el primero fue presentada a la Real Academia Médico-Quirúrgica de Madrid en 1831 y de la que existe otro ejemplar en la Real Academia de Medicina y Cirugía de Andalucía Oriental. El segundo fue traducido en 1835[14] y enviado a esta entidad, lo que le valió ser nombrado académico correspondiente en ese mismo año. Según la clasificación de obras hipocráticas hecha por Pedro Laín, los *Prorreticos* corresponden a escritos de carácter patológico general y tienen carácter predictivo[15].

Otras obras:

— Introducción y traducción del *Ensayo médico filosófico de las edades*. Año1837[16], que constituye uno de los objetivos de este trabajo.

— *Topografía médica de Granada*. Año 1839[17]. También es objeto de este trabajo y una referencia a este escrito apareció en *Boletín de medicina, cirugía y farmacia*. De 20/3/1840.

— *Conocimientos e influencia de las condiciones locales en el curso de las enfermedades* fue su discurso de recepción en la Real Academia, hecho ocurrido en 1839. Se dio la circunstancia de que fue académico por oposición, no siendo catedrático, lo que resultaba algo inhabitual, pero el caso es que salió una plaza a concurso público y la obtuvo.

14. Archivo RAMAO, legajo M1, piezas 23 y 25.
15. Pedro Laín Entralgo. La medicina hipocrática. *Historia Universal de la medicina*. (Dir) Lain Entralgo. 7 vols... 1971. vol. II, p. 80.
16. Archivo RAMAO, legajo M1, pieza 20
17. Archivo RAMAO, legajo M1, pieza 34.

Junto con el académico José Pareja García escribió un texto: *Sobre las parálisis*, en 1840[18]. Y con el mismo autor, al año siguiente, compuso *El primer deber del médico es conservar la vida*[19].

En 1847 pronunció el preceptivo discurso de inauguración del curso de la Real Academia que tituló *La generación es un producto químico vital correspondiendo a la cristalización*[20].

En 1861 escribió unos *Apuntes sobre la rabia*, actualmente en paradero desconocido.

Perteneció al Instituto Médico Español, desde 1840 y fue socio de la Sociedad General de Socorros Mutuos, formada por médicos, cirujanos y farmacéuticos[21]

Destacó en el campo de la política local y fue síndico primero del Ayuntamiento de Granada[22]. Tenemos una alocución suya a los granadinos el 26 de agosto de 1843 que aparece recogida en el periódico el *Grito de Granada*[23].

En 1837 fue nombrado subdelegado de Medicina de Granada. En la Real Academia ocupó el puesto de académico bibliotecario y secretario de gobierno. En 1856 pidió ser baja, pasando académico jubilado[24], y falleció en 1865.

---

18. Archivo RAMAO, legajo M1, pieza 29.
19. Archivo RAMAO, legajo M1, pieza 61.
20. Archivo RAMAO, legajo M3, pieza 26.
21. *Boletin de Medicina, Cirugia y Farmacia*. 20/4/1840 y 10/6/1840.
22. *El Católico,* 13/10/1842.
23. *Gaceta de Madrid* de 3/9/1843.
24. Archivo RAMAO, legajo O25, pieza 3.

V. Transcripción del texto *Ensayo médico-filosófico de las edades*, precedido de un exordio del traductor, José Antonio Calisalvo

HEMOS ENCONTRADO OTRO ESTUDIO SOBRE LAS DISTINTAS EDADES, aunque no bajo el punto de vista que nos interesa, publicado en ese tiempo, concretamente en 1803. Se trata de *El hombre analizado en sus tres edades: compendio físico-moral en que se exponen las novedades que se observan en los tres diversos periodos de la vida, con otros generales productos accesorios a la misma materia* y que es obra del bachiller Joseph Bruno Lanzarot. Es muy posible que Llétor lo conociera y consultase, e incluso tomara una parte del título, la distribución de la obra y alguna idea procedente del mismo. De todos modos, no hemos encontrado párrafos comunes, y además su escrito se refiere a cuatro edades y no a tres, pues el primero omite la edad viril. Por otra parte, el contenido de la obra de este último tiene un carácter mucho más filosófico y sobre todo religioso que la de Llétor, en el que constantemente se apela a Dios y, lo que es más importante, no aparece en el escrito casi nada cercano a la medicina. En el apéndice 3 reproducimos el sumario de este escrito.

Lanzarot tiene otras dos obras, o es posible que sean de un hijo suyo, ya que están firmadas por José Lanzarot y Cortés, y no figura el segundo apellido en *El hombre analizado en sus tres edades*. Están tituladas *Conjeturas fisico médicas sobre la causa de la epidemia considerada hasta ahora como cólera-morbo; nueva teoría* de 1832 y *La sombra de Brown aparecida a Broussais; diálogo jocoso-serio entre estos dos grandes héroes de la medicina sobre la solidez de sus respectivas teorías*, de 1834.

EL TEXTO

El escrito que les vamos a mostrar a partir de ahora tiene dos partes y fue escrito en 1837, como ya se ha indicado. En la primera de ellas, Calisalvo Martínez muestra su erudición en un largo exordio que ocupa casi un tercio del total de la obra. La segunda es la traducción del francés al castellano de la tesis doctoral de Llétor Castroverde, que fue realizada en Montpellier en 1825. Y la versión es asimismo de Calisalvo. Según creemos, la razón del escrito responde al deseo de este último de pertenecer a la Real Academia, fundada pocos años antes, cosa que consiguió dos años después, en 1839. Nos hacemos varias preguntas al respecto: ¿qué relación existía entre Llétor y Calisalvo? ¿coincidieron en Madrid, por ejemplo? ¿o en Montpellier o en Beziers, que están a solo 70 kilómetros? ¿mandó Llétor a Calisalvo su tesis doctoral, con el ruego de traducirla y registrarla en la Real Academia? ¿con qué fin? Sabemos que en 1840 le envía su discurso de La Habana para que lo haga llegar a la Academia, por lo que debemos suponer mantenían una cierta amistad. De todos modos, Calisalvo citó a Llétor en su *Topografía Médica de Granada* entre las figuras médicas, dejando aparte otras muchas que quizás merecieron igualmente tal distinción.

DESCRIPCIÓN DEL MANUSCRITO

Ocupa un total de 65 páginas[1], inconstantemente numeradas cada cuatro páginas, escritas con letra de ordinario bastante clara, producto de una misma mano, aunque en ocasiones aparecen anotaciones con otra letra, añadiendo alguna palabra que sin duda faltaba. Estas anotaciones deben proceder de la revisión del escrito,

---

1. Archivo RAMAO, legajo M1, pieza 20.

quizás hecha por el propio autor, ya que es posible que encargase escribir el texto a un copista.

No tiene apenas tachones ni borrones que dificulten su lectura; pero si muchas abreviaturas, que generalmente son siempre las mismas, y que hemos desarrollado entre corchetes, siempre que nos ha sido posible. No tiene reglas fijas para ellas: el por, el para y el que, generalmente son abreviados, y también aquellas palabras que acaban en *ente*.

— En la transcripción que hemos realizado se ha respetado la grafía de la época, que tampoco sigue fielmente el escribano, pues en ocasiones una palabra está escrita de distinta manera en un mismo renglón. Las anomalías más frecuentes se dan en el uso inconstante de la conjunción copulativa i latina, en vez de la y griega, y la mayoría de las veces predomina la primera; la casi nula utilización de la letra x, sustituida por cs; y la ausencia generalizada en el uso de la letra h, al comienzo de la palabra y también en el interior de éstas; la hemos suplido entre corchetes. Y el uso de la b por la v y la g por la j. Esto, a veces, produce cierta confusión en la lectura. Con frecuencia nos encontramos con el fenómeno del seseo, cambiando la letra c por la s y del ceceo, cambiando la s por la c.

— Nos hemos permitido colocar un punto y aparte cuando hay un cambio de tema, pese a que el autor indicase otra cosa. También punto y coma en la mayoría de las ocasiones que aparecen dos puntos.

— Colocamos, así mismo, las palabras dudosas mediante corchetes. También respetamos la caprichosa distribución de algunas letras mayúsculas, que no responden a norma alguna, salvo la palabra Médico, que aparece siempre de esta manera.

— Los párrafos corresponden, siempre, a los establecidos por el autor.

— Se indica el número de la página del manuscrito, al finalizar cada una de ellas, situándolo entre corchetes.

Advertencia del Traductor.

La ciencia mas útil al hombre es la de su naturaleza; á sus derechos arregla el Legislador su código, modera su vigor y concede al Criminal que pueda reclamar su libertad, y el Médico sus observaciones, indicaciones i dictámenes; ¿sino es así?, por que los alimentos, v. g., propios de una edad, suelen no convenir á otra? En las épocas mas señaladas de la vida ¿, no se necesita mucha cautela para hacer su paso ménos sensible i ménos arriesgado? ¿No se observan distinciones entre un niño y un viejo, un emprendedor i un apático, un sábio y un ignorante? ¿La estimulabilidad es la misma en todos los individuos y en todos los tegidos de los mismos? ¿No varia segun la edad, naciendo de aqui la diferencia de la afectabilidad de los estímulos? ¿Analizando el ombre por un convencimiento de esclusion no venimos á saber que solo en el sistema de los nervios puede residir la sensibilidad, irradiándose á los demas sistemas, pues es bien cierto que en el cuerpo animado nada ai absolutamenteinsensible? ¿Pero en cada órgano no está la sensibilidad de tal manera modificada que no corresponde á los mismos estímulos? ¿El hombre no es compuesto de diferentes órganos que tienen un movimiento, una acción y una vida propia, que obran y sienten mas ó ménos en ciertos tiempos, y descansan en otros? La edad debe ser uno de los primeros objetos de la reflexion Médica y Jurídica; la edad es la primera que se debe consultar; i en fin, la edad es á la que se debe conceder (sin descatender el mérito)

— Hemos respetado como tales las palabras subrayadas.

— No hemos sabido interpretar unas líneas de puntos, tres o en ocasiones cuatro, colocados unos sobre otros formando dos filas.

La parte debida a Calisalvo abarca de la página 1 a la 16 y la traducción de la obra de Llétor de la 17 a la 65.

TRANSCRIPCIÓN

Ensayo Medico-filosofico de las Edades, tesis presentada i públicamente defendida en la Facultad de Medicina de Montpellier el 2 de diciembre de 1825 por D[o]n José de Llétor Castroverde, doctor en Medicina y traducida por D[o]n José Antonio Calisalvo i Martinez, Profesor de Medicina, Licenciado en Filosofia, socio Correspondiente de la Academia Medico Quirurjica, Catedratico Sustituto de Fisica Esperimental i Quimica, Benemérito de la Patria, etc. Granada año de 1837.

ADVERTENCIA DEL TRADUCTOR

La ciencia mas útil al hombre es la de su naturaleza; á sus derechos arregla el Legislador su código, modera su rigor y concede al Criminal que pueda reclamar su libertad y el Médico sus observaciones, indicaciones o dictámenes; si no es así ¿Por qué los alimentos v[erbi] gr[atia], propios de una edad, suelen no combenir á otra? En las épocas mas señaladas de la vida ¿no se necesita mucha cautela para hacer su paso menos sensible i menos arriesgado? ¿No se observan distinciones entre un niño y un viejo, un emprendedor y un apático, un sabio y un ignorante? ¿La estimulabilidad es la misma en todos los individuos y en todos los tegidos de los mismos? ¿no varia según la edad, naciendo aquí la diferencia de la afectabilidad de los estímulos? ¿Analizando el [h]ombre por su combencimiento de esclusión, no venimos á saber que solo en el sistema de los nervios puede recidir la sensibilidad irradiándose á los demás sistemas, pues es bien cierto que en el cuerpo animado nada [h]ai absolutamente insensible? ¿pero en cada órgano no está la sensibilidad de tal modo modificada que no corresponde á los mismos estímulos? ¿El hombre no se compone de diferentes órganos, que tienen un movimiento, una acción y una vida propia? ¿Que obran y sienten mas o menos en ciertos tiempos y descansan en otros? La edad debe ser uno de los primeros objetos de la reflexion Médica y Jurídica. La edad es la primera que se debe consultar i en fin la edad es la que se debe conceder sin desatender el merito, [2] privilegios que reclama el [h]ombre según las modificaciones de su naturaleza que son las que influyen poderosamente en su vida animal que simpatiza con la orgánica, de un modo que, aunque no se puede conocer, existe en la realidad.

El estudio mas digno del ser inteligente, racional, sociable e imbentor, es el [h]ombre mismo, el cual, desde que nace en la senda de los días, imprime el tiempo sus revoluciones por periodos en los que se presenta una mutación natural y evidente en las fuerzas del cuerpo, en las del espíritu, i [h]ace sus progresos; los que le conducen á su último termino: la estimulabilidad puesta en acción por los estímulos q[ue] se dividen en internos i externos, producen la vida, la cual comprende diferentes estados, á saber: la época antes del nacimiento, la infancia, la adolescencia, virilidad y senectud; luego la edad es la duración regular de su vida y las edades son las que constituyen su principio, aumento, estado i final.

Desde el primer momento en que el germen[2] de la concepción se desembuelve, queda el feto aislado en el claustro materno,

---

2. En modo alguno se debe tomar este término como se usa actualmente, un microrganismo productor de enfermedades, sino como una estructura en desarrollo.

circundado de un liquido que le preserva de los choques de los cuerpos duros i sigue el curso de su vida orgánica: se desarroya esta por que el principio de vida le dispone á la organizacion, se fomenta i perfecciona á expensas de los medios que le suministra su madre i no egerce por entonces mas que la acción de una mera vegetación; sus órganos adquieren las fuerzas necesarias para el egercicio de las funciones que [la] naturaleza le asignó y en este caso es impelido á ocupar otro lugar: se ve precisado á desamparar aquella benéfica morada; cede deja[r]se conducir i conspirando todo á un fin se efectua aquel tan grande e importante acto por el que la sociedad se aumenta: esta recibe [3] en su seno otro individuo, vence todos los escollos á que esta sujeto en los nueve meses que dura su vida oculta y pasa á disfrutar de la pública. El [h]ombre acaba de caracterizar su animalización i engrandeciendo el campo de su existencia, es conducido á otro estado diferente del anterior en el que sale intimida (sic) una necesidad que no puede contrarrestar inspirando, este es el primer acto de su vida positiva; esto es, inspirar, comenzar á vivir.

El que ha de ser [h]ombre se presenta por primera vez á la atención del curioso naturalista; no se encuentra en él mas que disposición; su vista torpe no ha percibido la modificación de los cuerpos i todo su tacto casi embotado no es bastante sensible; no parece que llegará á ser perfecto y en esta época es el menos [h]ábil y el mas estúpido de todos los animales i se cree que jamas podrá imitar al orador de Atenas[3], al conquistador del mundo[4], ni al sublime observador de la naturaleza[5]; el recién nacido presen-

---

3. Muy posiblemente, Demóstenes. Demóstenes (384-322 a. C.) fue uno de los oradores más relevantes de la historia y un importante político ateniense.

4. Posiblemente se refiere a Alejandro III de Macedonia (356- 323 a. C.) más conocido como Alejandro Magno o Alejandro el Grande, pero es cierto que también pudieron ser otros personajes.

5. Difícil de dilucidar, quizás Aristóteles.

ta muchos [h]umores, poquísimos solidos i estos mui endebles, flojos y casi sin acción; pero las leyes de la vida le imperan, pierde instantáneamente porque sin cesar se está consumiendo la estimulabilidad y sin cesar también la debe reponer y necesita reparar estas pérdidas; siente la necesidad y no esta dotado aun de los medios de satisfacerla por sí; mas la misma naturaleza le lleva por la senda de conseguirlo i asi es que acercado el pecho de un ser mas sensible i compasivo, su bienhechora, cuerpo extraño en un todo p[ar]a el, lo recive con gusto i asimila así el dulce liquido que estrae, el cual, por entonces es el mas proporcionado á lo fino i delicado de su mecanismo; repone su estimulabilidad: para algun tiempo, dilata su existencia, adquiere estensión su máquina, se robustece, perfecciona su organización, toma incremento su vida individual, al paso que robustece sus solidos, se dis[4]minuyen sus liquidos i el que solo podía estar en el regazo de su cuidadora madre, se reserva á salir de las mantillas que cubren su delicado cuerpo, se esfuerza por dirigirse por sus propios pies á los objetos que repetidas impresiones ha visto dispuestos á proporcionarle los placeres que solo pueden constituir su conservación i les es indispensable también para el usar de otros alimentos.

Como, desde el momento mismo en el que el [h]ombre sale á luz, principia á ser afectado por los obgetos externos, se [h]alla precisado por necesidad á distinguirlos por el dolor que le resulta de su confusión; los obgetos obran irremediablemente sobre sus sentidos; sus impresiones son frecuentes, los fija en su memoria; denota diferencias, las distingue i conoce, esta sometido al placer i dolor, que son sus primeros maestros: nada teme porque no conoce el peligro, sus esperiencias son cortas en numero i no han sido dirigidas por sábia mano; las sensaciones se multiplican en proporción á los obgetos que le impresionan, une muchas ideas particulares, forma ideas generales i raciosina, es decir, siente reflexiona, abstrae, compone, compara i se encuentra en la época de la educación i en la mas á propósito para egercitarse en todo lo que depende de la memoria; mas esta de tal manera organizado que aprende mas p[or] imitación que por enseñanza. El niño es intrépido i todo en el anuncia temeridad sin prevision, es casi imposible verle p[o]r algun tiempo ocupando el mismo lugar, sus órganos no conocen la resistencia y quieren encontrarla en el cansancio que dura pocos instantes, pues la gran movilidad de que estan dotados solamente encuentran la quietud en su disminución; los [h]umores poco solidos i estos mui blandos, y sin testura, forman sus sistemas, se adelanta su nutrición, se verifica esta, su maquina estiende proporcional[men]te su volumen [5] sus sistemas organicos no avandonan la propiedad de asimilar i ad[h]eridas moléculas análogas para su crecimiento porque la vida depende de la unión recíproca de los liquidos s[iempr]e. Los solidos i vice versa; pero los solidos son esclusivamente donde ella reside; las facultades del alma siguen los movimientos de su cuerpo, y guardando un orden constante i sucesivo, esta influye en el organismo, tanto como ella influye en aquella y si su vida es superabundante p[o]r que la reacción superará á la acción, pues siempre que un estimulante se pone en contacto con un tegido cualquiera, si el primero es muy activo, o el segundo muy irritable, se exalta la reacción orgánica, es decir, se hace la mas viva la irritabilidad, ¿quien negará que la vida se compone de fenómenos tanto mas numerosos, cuanto es mas complicada la organización y que todas las acciones que tienen por objeto la conservación del individuo son debidas al sistema ganglionico, y por consiguiente pertenecen al instinto i todas las que se dirigen á entablar relaciones con lo que le rodea son del dominio del sistema cerebral i pertenecen por lo tanto á la inteligencia? En las primeras edades de la vida, no solo se ocupa la naturaleza en la reposicion de lo perdido, sino también en juntar i acumular las materias para el desarrollo e incremento de los órganos: de este modo se estienden los solidos en todas las direcciones y se acumulan los liquidos, crece con velocidad todas sus funciones se ejercen con blandura y sus órganos están jelatinosos; es cierto que sus fuerzas se dirigen con rapidez i frecuencia del interior al exterior i al contrario, mas no egercen en él en igual grado, en el poltron son casi nulas, al paso que en el inclinado al juego son bastante activas como aquel su alma se haya en estado de apatía, cuando en este todo es energía y actividad, si no descansa sino cuando duerme, si no [h]ace vio[6] lentos ejercicios, asegurara una idiosincrásia robusta i una salud constante ¿quién ignora que la inacción entorpece los miembros, pone inertes los órganos, pierden parte de su actividad, se retardan las funciones, se disminuyen las secreciones, y se presentan los desordenes que son consiguientes á la debilidad?¿el egercicio moderado no debuelve á la fibra el tono perdido, reaviva las funciones, facilita la nutrición, ayuda á las secreciones i escreciones e impide las estancaciones?

Un jóven consulta solamente á sus deseos, variados estimulos le producen vivos movimientos que constituyen sus pasiones i no sigue mas objetos que los que su imaginación les presenta interesantes: la naturaleza guarda s[iempr]e proporción en sus variaciones, no se agolpa, asi el [h]ombre sube, llega i baja la escala del sentimiento i movimientos por grados insensibles, que le conducen sin percivirlo á nuevos estados que desconoce en cuanto los compara con los anteriores: sus sistemas ofrecen nuevas modificaciones que son las que caracterizan un nuevo orden de funciones que influyen despóticamente en él; su aspecto varia, [de] su sistema selular brota una porción de bello que cubre algunas partes del cutis i robustece el de otras, la glotis se dilata, su voz bronca y grave, se diferencia e aquella débil y delgada y principia á conocer que no se basta á si mismo. Se aumenta la solidez de toda la maquina, pierden su capacidad muchos vasos, se estrechan y condensan las laminas del tejido celular, estan mas frágiles los huesos, adquiere una pesadez específica mucho mayor la piel, los tendones, las glándulas conglobadas, las arterias y el mismo cerebro i se ponen algo mas rigidas aquellas partes que se han egercitado mas.

La naturaleza, ocupada siempre en la reproduccion de los seres, [h]a sometido á las mujeres á una [h]emorragia q[u]e sebreviene mensualmente [7] por las partes de la generación i en esta evacuación periódica se ha fijado la fecundidad, sin que sirva de regla el caso de la esposa de Gorjias[6], citado por [H]ipócrates, ni otros varios, de existir el embarazo sin manifestación de menstruo. Detengamos la vista, aunque se resienta el pudor, en los órganos de la propagación i se verá presentan un sistema complicado dellos, i de dos distintas estructuras, que el lenguaje distingue como secso masculino y femenino, el útero sensibiliza i modifica á la mujer, influye i simpatísa en su economía i particularmente en su sistema moral: en las edades de la inocencia, i del llanto, i en la del regocijo, i salud, o lo que es lo mismo en la edades de la influencias simpáticas, esto es, en la infancia y puericia, el varon solo tiene inclinación á la [h]embra, pero nunca traspasa los límites del decoro, aunque se le tache de intrépido, fuerte i atrevido, lijero i poco reflexivo; la niña tiene la misma inclinación al otro secso, mas tampoco traspasará los limites del decoro, aunque se confiere que es blanda, delicada, candida i que la parsimonia preside sus acciones; tienen en común el que los dos son curiosos, robustos, agiles, sanos, impacientes, aficionados al juego y pasatiempo, alegres, vanidosos, engreidos, voluntariosos, crédulos e inconstantes. Gozan de belleza y amor propio, sus dias son contentos i apacibles, la tranquilidad está de asiento en sus corazones, todos sus órganos [h]an adquirido dimensiones respectivas, como llevo d[ic]ho, y los de la generación se hallan circunscriptos aun; las diferencias de los secsos casi obscurecidas y encubiertas en los años anteriores, se patentizan, los órganos relativos de la procreación salen de su inercia, se aumentan, se desarrollan, caracterizan al [h]ombre y modifican la vida de la mujer: todo el aparato engendrador del varon manifiesta la fuerza

---

6. Gorgias (c. 460-380 a. C.) fue un filósofo griego.

i [8] la agresion y el de la [h]embra la sensibilidad y la blandura; disfrutan ambos de una sensibilidad extraordinaria i egercen una estensa i grande influencia. Principian á pronunciarse las pasiones y da su primer grito la pubertad, lo cual no principia en una misma edad en todos los [h]ombres pues el clima y la educación pueden retardar su periodo; se anticipan en los que viven bajo el ardiente ecuador i se retarda en los q[u]e [h]abitan en las zonas glaciales; los disolutos entran en ella con mas antelación que los de conducta arreglada, pero en el [h]ombre la impaciencia, la disipación, el orgullo, la reserva y el odio á la sujeccion, i el amor á la independencia son escesivas; el deseo de reproducirse es la pasión mas dominante; en la mujer se nota s[obr]e su rostro los caracteres de su atractivo seductor embuelto con el pudor; la modestia, la afectación, la conversación festiva i agradable, la tumefacción de las mamas, i de las partes genitales, con prurito agradable en ellas, la población del monte de Venus de espeso bello i la presentación de la menstruación.

El esqueleto de la [h]embra jeneralmente es mas pequeño, sus [h]uesos son mas blancos, mas aplanados, mas [h]úmedos, mas aceitosos, sus eminencias menos ásperas, sus suturas menos prolongadas, su sustancia menos compacta, la cavidad de la pelvis es mas ancha i mas encorvada, los cartílagos i todos los tejidos blandos, estensibles y menos elásticos, no adquieren aquella dureza que en el varon pasando al estado de solidos, por esta razón tiene las mujeres mas flexibilidad, blandura y movilidad en las articulaciones, las fibras muscular i tendinosa son mas blandas delgadas y palidas, los musculos son mas pequeños, menos vigorosos i rojos, su sistema vascular es mas delgado y blando, excepto en los vasos que se distribuyen en los órganos [9] de la generación, que son mas gruesos, los nervios son menos solidos i mas delicados, su sistema visceral difiere del [h]ombre, la masa cerebral es menos densa i menos voluminosa, los pulmones menos rojos y mas blandos, el corazón mas pequeño i menos fuerte, las entrañas del abdomen menos gruesas que en el varón, el tegido celular es mas mantecoso i flojo, es mas abundante en el pecho y la pelvis, donde forman aquellos contornos blandos que terminan con tanta gracia, á lo largo de los muslos y brazos, el tegido colector llena en todas las partes los intersticios de los [h]uesos i musculos, cubre toda la superficie del cuerpo en la que causa aquella fina delicadeza de las formas interiores que el cincel supo [h]acer en la Venus de Medicis i hacen desaparecer estas prominencias tan bien pronunciadas en el [H]ercules de Farnesio. La piel de la muger es mas fina, delicada i suave que la del [h]ombre, no se cubre de bello mas que al rededor de la bulba, en el pulvis (sic) y bajo de los brazos, la linfa mezclada con la sangre, produce en ella aquella especie de alabastro i todas aquellas gradaciones de azucena y rosa que son caracteristicas del secso femenino i el emblema de la [h] ermosura; su pelo generalmente es mas largo, espeso i fino, su estatura relativa es menor, los temperamentos son diferentes, d[e] manera que el que se llama temperamento sanguíneo pertenece mas bien al [h]ombre y el linfático al bello secso, la fisonomía de aquel es arrogante, seria i morena, la [h]embra tiene por carácter decidido la blandura de sus carnes, la delicadeza y redondez, la apatía y la inercia, los sistemas muscular y nervioso son diversos en cada uno, el primero domina en el varon, i lo [h]acen vigoroso, fuerte i enegico; el segundo predomina en la muger i es causa de su debilidad i movilidad i eccesiva sensibilidad: la vida del [h]ombre es activa, laboriosa i esterior; la de la mujer, apacible sedentaria e in[10]terior; en lo moral tiene mas suceptibilidad que aquel, i percibe con mas prontitud las ideas e impreciones [que] se suceden en su alma con mucha rapidez, sus afectos son vivos i delicados, más pasageros, ella piensa con mucha sagacidad, pero no reflec-siona con la exactitud q[u]e el [h]ombre, eccesiva [h]asta que se agota el conjunto de todas las funciones que resisten á la muerte; las partes genitales el varon son musculosas, i las de la [h]embra esponjosas, suaves delicadas i espansibles.

Llega el [h]ombre á la primavera de la vida, á aquella época en la que es llamado á otro destino, en el que se le cambian sus mirad[as] se le hace depositario de un sagrado dever, pues su máquina, completamente formada, no necesita para si todas las funciones que la naturaleza le dio: las acciones y reacciones se le equilibran i por lo mismo ha desaparecido aquella turgensia vital: no le parece suficiente para llenar el tiempo de sus deberes haber cumplido con la primera ley ([h]umana) sino se siente imperado por otra no menos importante que necesaria, es impelido por el iman preponente que le agita, i es llamado á la vida de la procreacción, para dar nueva existencia á la vida de la especie i engrandecerla, necesita de alguien que sea capaz de satisfacerle una nueva necesidad para él. La presencia de un mayor estimulo le hace conocer que goza de un sexto sentido, que la pasion mas poderosa de todas se le ha desenbuelto y siente un constante deseo de que esiste otro objeto que puede constituir su felicidad. En otro ser de diferente secso [h] alla la capacidad para satisfacer sus estimulos, en su amado objeto encuentra un placer el mas vivo, i este solo reúne toda la belleza que desea gosar; no le es difícil sacrificar toda su ecistencia p[ar]a complacer á este objeto seductor único fin de sus tiernos cari[11] ños ni la razón le acompaña, ni mucho menos atiende á los consejos que podían quizá moderar su arrebato, é impetuoso carácter, satisfa[g]a, esta nueva necesidad, cumple con ella, llena el código q[u]e se le impuso i continua cumpliendo con ambas leyes todo el tiempo, de su consistencia (sic) ¿quién negara que en esta época se siente el [h]ombre estimulado física i moralmente, mudado su ser físico, y relacionado con otro de un secso diverso? Se [h]ace sociable sin pretenderlo, se encuentra q[u]e es [h]ijo, esposo i padre i conoce que la protección de la sociedad empezó en el instante de su nacimiento.

Sensiblemente el vigor i la energía se determinan, las fuerzas de los órganos son mayores que en su adolescencia, la vida se [...] cree que no ha de morir porque ve que los estímulos aplicados en debida forma á sus tegidos estimulables, producen también el egercicio en debida forma de la estimulabilidad, o sea la sensibilidad, contractilidad e irritabilidad, dispuestas á ponerse en egercicio, no conoce el temor y se avanza con agigantados pasos en busca de lo que no tiene; el color pálido i los morados i tremulos labios de los moribundos no le impresionan: lleno de furor, intrepidez i venganza, prepara los dolores de la muerte, á los que se oponen á su interés, i solo compara la estension de su espada con los cuerpos de las victimas que ha sacrificado, mas furioso que león, mas iracundo que tigre i mas astuto que cocodrilo [h]olla sepultura, pisa las lapidas sepulcrales, mira i ve cadáveres yertos, sombras frías, estatuas en eterno sueño y levanta el solio de su felicidad sin ellas, pero retrocede lleno de [h]orror i de temor cuando cree que le espera igual suerte, conoce que su incremento va en razón inversa de la edad, p[o]r que [ha] proporción que se ha aumentado su densidad, se le ha prefijado el termino de su volum[e]n. Ya [12] distingue que sus fuerzas fícicas oponen demasiada resistencia, que sus líquidos disminuyen notablemente, ya ve que declina su circulo de acción, i se prepara á ver llegar la muerte, sin mucha conmoción; el termino de su ecsistencia reune en él sus esperiencias i conocimientos, forma bellos sistemas que impiden á la muerte egercer su poder sobre su memoria, y con el deseo de una gloria inmortal, dignamente tributada á su sabiduría, se contempla feliz: las pasiones casi apagadas o estinguidas, no producen sino estímulos muy cortos, comparados con aquellos ímpetus que le agitaban i que desconocen su madures y gravedad; ni el interés le mueve, ni la ignorancia le hace intrépido: se [h]ace literato, estudioso, da consejos repetidos i emplea las [h]oras, las noches i los días en promover las artes i las ciencias. Desatiende su propia conservación p[o]r conservar i dejar interesantes verdades á sus conciudadanos, mas la rigidez de sus fibras, la mayor solidez de sus órganos, deben producir los efectos necesarios del mecanismo á que constantemente obedece su máquina, la mas complicada, i p[o]r consecuencia la más espuesta á ser alterada en sus complicados resortes.

Desaparece el meridiano feliz de la vida, i le sucede la fría tarde de la vegez; entonces su maquina, ya debilitada, merece ser premiada con el descanso parece buelbe á su primer estado, observa la ley de conservación, mas esta es lenta i disminuida: la falta de líquidos, i estos mui viscosos que lubrifiquen los conductos y tubos que forman el total de su composición y las escesivas durezas i la inercia i resistencia que estos oponen á los primeros bosquejos y á su destrucción: la sobrada tensión, las lentas circulaciones, la disminución del calor, el entorpecimiento de las sensaciones, el aminora[13]miento de la reacción del principio interno, la permanencia de la acción de los cuerpos esternos, la desecación de su maquina, lo embotado de la sensibilidad de los órganos, la disminución sensible de sus facultades morales i ficicas, la languidez, la torpeza, la ineptitud á los movimientos, el poco reparo de las continuas pérdidas q[u]e hace, la menor actividad de los agentes internos i el no obrar de los estímulos, le avisan del inminente peligro al que al fin se ha de sugetar; conoce el defecto de la irregularidad de la estimulación i de las influencias simpáticas i de la inercia del principio que produce las sensaciones i los apetitos: estas ideas las borra alternativamente su memoria entorpecida, el pequeño influjo del sistema nervioso en su cerebro es limitado a tan solo recordarse con poca esactitud sus pasiones juveniles; se da la mano con el niño, y sus extravagancias las lleva ha[s]ta el extremo de mezclar ideas de muerte con la vida, la misma que no deja de amar ha[s] ta el momento de perderla pues anhela insensantemente en todos los instantes de su duración por su conservación, i felicidad se ha disminuido la reacción el principio interno, mientras la acción de los cuerpos esternos [h]a permanecido la misma. La vegez mide la lentitud en todas sus acciones i la imposibilidad de todos sus movi[mien]tos [h]ace q[u]e sus funciones sean pausadas, en fin, los pocos humores i muchos sólidos, rigidos, i sin movimiento, forman la máquina del Viejo, los males son las únicas partes organizadas del ser viviente i ellos son los que sienten los estímulos internos o esternos, p[er]o los líquidos, como no tienen ninguna especie de organización, no sienten, pero como partes constituyentes de la economia animal, gozan de una propiedad especial llamada vida de los líquidos.

Por último, entra en la senectud, i en ella se ve agoviado, [14] p[o]r la falta de energía i virtud de todos sus sistemas, i en la q[u]e se le pronuncia el golpe fatal que le amenaza, une su primera inspiración con su última espiración por medio de su vida: la naturaleza debe concluir su fin, [h]a dado solo una idea del poder de la creación mas no la de la eternidad en sus producciones: marca e imprime el sello de la descomposición de la materia que vio en el útero desarrollar i crecer para manifestar que su poder solam[en]se le estiende a hacer vivir por cierto tiempo a sus seres: el [h]ombre debe volver a la misma naturaleza lo que de ella ha recibido: desde la cueva que le ve nacer, ve también el término de su existencia; creció, sus fuerzas fueron pequeñas, i su pensamiento niño, después fue combatido p[o]r las pasiones de la juventud, posterior[men]te fue fuerte i sabio en su edad madura, y finalmente [h]a quedado débil i corrompido; nacio, vivió, muere, y se olvida de que vive; del gobierno paternal pasó al republicano, i [h]a caído en el despótico; la vida se debilitó i se adelantó insensiblemente al termino natural, porque ceso la proporción entre las acciones y reacciones; llegó pues el último termino de sus esfuerzos p[o]r el agotamiento de su estimulabilidad.

De lo d[ic]ho se deduce que en la primera edad (infancia) no puede vivir el [h]ombre sin el socorro continuo de quienes debe la ecsistencia, en la segunda (adolescencia) obra la naturaleza una especie de transformación, así en lo moral como en lo fícico i lo dispone a adquirir la facultad de reproducirse; la tercera edad (varonil) es la época verdadera de la propagación de la especie, sana, fuerte i vigorosa, i que asegura las preciosas cualidades q[u]e debe tener el individuo. En la cuarta (vegés) se puede decir q[u]e la naturaleza abandona el cuidado de su escistencia, cada paso que da, dis[15] minuye su vigor, acelera su caída; la decrepitud se acerca, i bien presto la destrucción no deja rastro alguno de su ecsistencia, pero la sociedad se contrista al perder un individuo que le [h]a sido útil, al ver disminuir la ecsistencia de la especie humana, al considerar se esconde para siempre en las bóvedas inmensas de la eternidad i observar el producto de la vida.

El principio de vida, produce, regula i modifica todas las acciones del viviente; es el origen de todas las acciones vitales; un nuevo orden de acciones requiere otro nuevo orden de funciones i facultades; estas dimanan de un principio propio, peculiar y destinado a producirlas; el principio de vida es material, participa de todas las propiedades de la materia en g[ene]ral i se gobierna p[o]r las mismas leyes, de aquí la necesidad de los estímulos, i su acción está determinada por las circunstancias de la máquina: dirige su acción a todas partes; la debilidad i robustes pruevan q[u]e aumenta i disminuye; pone en movim[ien]to los órganos; tiende a la organización, se acumula en determinada acciones, se combina con las sustancias organicas, i las desampara en otras, se aumenta, disminuye, disipa i desampara la máquina. No produce acciones uniformes, i del mismo o[rige]n; se disipa continuam[en] te i se repara sin cesar; es el origen de todos los movimientos del viviente ¿será el fluido eléctrico el principio vital? ¿sera este fluido sensibilico o aquel que corre por los nervios[7]?

El fluido eléctrico es un agente muy poderoso p[ar]a promover la vegetación i las funciones de los animales; acelera la vegetación, favorece el crecim[ien]to de las plantas i ayuda al brote de sus semillas. El principio de vida activa la organización i sus operaciones,

---

7. Parece que se refiere al conocido como *succus nerveus*, o líquido que se afirmaba circulaba por el interior de los nervios.

son en razón de los principios de este agente, en razón de su densidad i cantidad [16] i en razón de la perfección de la máquina.

El fluido eléctrico aumenta el principio de vida ó sobrecargándolo, mas de lo necesario lo sofoca; repone en determinadas ocasiones la falta del principio vital y es un remedio poderoso p[ar]a estimular i reanimar la acción de los sistemas nervioso i sanguíneo, cuando se le comunica con moderación. Cuando la electricidad es muy fuerte, destruye la movilidad i no se puede negar que aumenta las secreciones, reanima, promueve, disipa i destruye todas las funciones del [h]ombre. El fluido eléctrico desenvuelve, altera, modifica i destruye la vida ¿la energía o debilidad debe resultar de la mayor o menor cantidad de la máquina que contenga fluido eléctrico? Este entra, sale i camina con libertad, p[o]r los cuerpos.

Los metales occidados detienen i faborecen la acumulación del fluido eléctrico ¿i el gas ocsigeno i no otro, en su debida proporción, con el gas azoe no es el que es propio, i exclusivam[en]te, necesario p[ar]a la respiración, produciendo en la sangre una combustión, que es la fuente del calor animal? ¿la sangre del feto, no se vivifica primero por el semen, se[gundo] por su madre i cuando nace por la respiración? ¿el fluido ecléctrico no se haya esparcido por la naturaleza? ¿i no se combina y tiene mas afinidad en los cuerpos que tienen mas calórico[8] i con los que tienen mas ocsigeno? ¿no roba el ocsigeno de los cuerpos i se conbina con el? ¿el gas ocsigeno no es el cuerpo que tiene mas fluido ecléctrico combinado?

---

8. Sabemos que la existencia del *calórico* en los cuerpos venía siendo algo tradicional. La teoría explica el calor como un fluido hipotético que impregnaría la materia y sería responsable de su calor.

EL *ENSAYO MÉDICO-FILOSÓFICO DE LAS EDADES* DE JOSÉ DE LLÉTOR

Como se ha indicado, comienza en la página 17 del manuscito y llega a la 65. Llétor ha dividido el trabajo en cuatro partes muy desiguales, pues en el caso de las dos últimas son mucho más breves, lo que parece indicar una cierta prisa por acabar la tarea. Cada una de las partes, dedicadas a la infancia, adolescencia, edad madura y vejez, están, a su vez, divididas en otra serie de apartados, donde considera las distintas facetas:

Seccion primera. La infancia
Estado físico del infante.
Estado moral del infante
Enfermedades de la primera edad
Tratamiento de las enfermedades de los niños

Sección segunda. Adolescencia
De la edad de la pubertad considerada como medio medicinal
Estado físico de la Juventud
Estado moral del adolescente
Diferencias fisiológicas.
Enfermedades de la segunda edad

Sección tercera. De la virilidad.
Estado físico del adulto
Estado moral del adulto
Fisiología de la edad madura
Enfermedades de la edad adulta
Tratamiento de las enfermedades del adulto

Sección cuarta. De la vegez.
Estado fisico del viejo.
De la moral
Fisiología de la vegez
Enfermedades de la vegez
Tratamiento de las enfermedades de la vegez

TRANSCRIPCIÓN DEL ESCRITO

Los esfuerzos de los Filósofos de todos los tiempos para elevarse al origen de las cosas i de las causas primeras de todos los fenómenos [h]an sido [h]asta a[h]ora infructuosos ¿Quién podrá pues disimularse la incertidumbre de toda aserción cuando se cuestiona para establecer siem[pr]e las secretas operaciones del organismo, algunas verdades incontestables? Limitemos nuestras pretenciones en semejante materia i no nos ocupemos sino en buscar las causas que estén a nuestros alcances.

El furor de esplicarlo todo dice Leclerc[9] es la enfermedad más peligrosa del entendimiento [h]umano. En efecto este insaciable deseo que tenemos de buscar las causas primordiales con tanta obstinación, este furor que tenemos de esplicarlo todo, es el que nos des[en]camina y nos separa de la senda de la verdad; de aquí nacen las arriesgadas opiniones, las confusas opiniones y los mortales errores que son la inevitable consecuencia. Seamos pues mas prudentes que n[ues]tros antecesores, aprovechémonos de sus faltas, i confesemos nuestra ignorancia; porque ¿se nos podrá jamás dar una esplicacion satisfactoria del movimiento muscular, tal como nos lo ofrecen los sentidos? ¿se nos esplicará la razón p[o]r la que dos granos de opio escitan un sueño profundo? ¿se nos dirá como la quina detiene el acceso de una calentura intermitente? No, sin duda la naturaleza nos oculta ese como, ese porque[10], i la razon del mismo modo que la experiencia, descansan en las Causas secundarias. Sirvámonos pues de estas últimas i esto será más con tanto suceso como si las otras nos fueran conocidas. Que nos importa,

---

9. En la nota a pie de página se lee textualmente: *Histoire de l´ Home mal.* Entendemos que se refiere a *Histoire naturelle générale et particulière, servant de suite à l'histoire naturelle de l'homme...* de Georges Louis Leclerc, Conde de Buffon, de 1777. No se cita la página.
10. Subrayado en el original.

efectivamente, el pro[18]fundizar la esencia de esta partícula orgánica que nos [h]a formado ¿Qué tenemos de nuestros Padres?

Pero un punto mui esencial en la filosofía i [en la] medicina, un punto s[obr]e el que deben dirigir todas nuestras averiguaciones es el observar atentamente el curso de la naturaleza para llegar a conocerla i seguirla en las varias operaciones que puede emprender. Este punto es tan importante en la doctrina, cuyo objeto es el [h] ombre sano o enfermo, que fue también conocido desde el origen del arte de curar por los observadores de los primeros tiempos i que los sabios profesores de la nueva Cos[11]no cesan de inculcar a sus alumnos; pero aproximémonos a n[ues]tro tema.

Para llegar desde el nacimiento a la muerte natural pasa el [h] ombre diferentes periodos i mientras la duración de estos, está sujeto a evoluciones más o menos notables. Estas varias apariencias o estos periodos, señalados por los desenvolvimientos progresivos del cuerpo y p[o]r las especies de interrupción del acto mismo, de sus manifestaciones son conocidas con el nombre de edades.

El estudio de las edades [h]a llamado la atención de todos los buenos observadores, ora p[ar]a clasificar mas regularmente los fenómenos q[u]e pertenecen a cada una de ellas, ora para dividir las enfermedades según las épocas naturales de la vida, ora para establecer su tratam[ient]o, dirigiendo cuando sea posible el descubrimi[en]to orgánico i [h]aciendo nacer los [h]abitos útiles al [h]ombre en si mismo i en el cuerpo social, ora, en fin, para poder apreciar como es debido, las influencias relativas de estas mismas épocas del organismo.

Por último, cada uno ha tratado, á su modo, al [h]ombre i sus edades, Bajo el pincel del artista, el lienzo, el mármol, se [h] an anima[19]do, i el [h]ombre, atónito, se [h]a reconocido en los períodos de su vida.

---

11. Alude a Hipócrates de Cos, médico griego que vivió entre los siglos V y IV, a. C. y que es habitualmente considerado como el padre de la medicina.

En el [h]ermoso cuadro de las Sabinas[12], ¡que [h]ai mas admirable que la reunión de edades! Desde la tierna infancia [h]asta la vejez decrépita, el genio de David[13] parece haverlo reunido todo. Véase ese grupo salido de la paleta de Le Pautre[14], ese Eneas[15] i su familia; el lleva sobre sus robustos [h]ombros a su padre debilitado p[o]r los años, detrás de el, el pequeño Ascanio[16] se vuelve i sus inquietos ojos buscan a su juvenil Madre Creusa[17] ¿no están aquí reunidas las cuatro edades [h]uyendo de Troya, reducida a cenizas? En fin, [¿] el canto de la Grecia no tuvo el mismo objeto cuando, bajo la misma tienda, reúne al belicoso Aquiles[18], al Soberbio Agamenon[19], i al sabio Néstor[20]? Pero tengo necesidad de hacer notar q[u]e la forma i el colorido son para los unos, tanto como la moral i las acciones para los otros. Ninguno nos dirá justamente, por que su héroe tuvo tal porte, tal moral, o lo que tenga mas escelente el autor, considerando al [h]ombre vajo un solo punto de vista i olvidando todos los demás ¿pero se puede llamar botánico aquel

12. Se refiere al lienzo titulado el "Rapto de las sabinas" de Jacques-Louis David, pintado en 1799. Llétor pudo observarlo en el Museo del Louvre, en París, donde sin duda residió un tiempo antes de acudir a Montpellier para realizar su tesis.

13. Jacques-Louis David (1748-1825) fue un pintor francés de gran influencia en el estilo neoclásico.

14. Jean Le Pautre (1618-1682) fue un dibujante y grabador del barroco francés.

15. Eneas es un personaje de la mitología grecorromana, héroe de la guerra de Troya.

16. En la mitología griega y romana, Ascanio es el hijo de Eneas y Creúsa, miembros de la estirpe real de Troya y Dardania.

17. En la mitología griega, Creúsa es una hija de Príamo y Hécuba. Fue la primera esposa de Eneas, a quien dio un hijo: Ascanio

18. En la mitología griega, Aquiles fue uno de los principales protagonistas de la guerra de Troya y uno de los más grandes guerreros de la Ilíada de Homero.

19. Agamenón es uno de los héroes de la mitología griega cuyas aventuras se narran en la Ilíada de Homero.

20. Néstor es en la Ilíada y la Odisea el prototipo del anciano experimentado, prudente y comprensivo, cuyo consejo era decisivo.

que no conoce mas que la forma de los vegetales? ¿i lo es el que descuidando estas mismas formas, se ocupa aisladamente de las leyes de la vegetación? Pues si no quiere [h]ayarse esactado (sic) cuando se le pregunta porque el niño es fresco i dispuesto i el viejo seco i débil, es necesario confesar que debe ser a la vez anatómico, fisiólogo, Médico.

Los antiguos [h]abian reducido la vida [h]umana a cuatro periodos distintos que se sucedían los unos a los otros. El primero, la infancia, principia en la época en que solo la razón puede percibir un ente simple, el [h]ombre habiendo adquirido su crecimiento, necesita su expulsión de la matris, sigue creciendo por los principios de vida que elabora en su sistema, [h]asta el tiempo en que la superabundancia de estos atrae la segunda, que es la pubertad. En esta las fuerzas centradas habiendo [20] abierto los [...] vasculares para desembolver, [h]abiendo adquirido esta movilidad las fuerzas sensitivas que las [ha]ce suseptibles de la mas intima correspondencia con los objetos exteriores capaces de influir s[obr] e ellas todo el organismo disfruta de una actividad [h]asta entonces desconocida, por lo que el que llega a la edad de la pubertad es llevado a reproducir su semejante, uniéndose a un secso diferente. El tercer período es el de la madurez, tiempo en el que el pubero [h]abiendo experimentado todos los cambios necesarios para su desenbolvimiento, [h]a llegado al estado de perfección que sus órganos soportan. La trama fibrilar no recibe ya mas materia que la que se escapa de ella en las diversas acciones que esperimenta q[u]e es lo que llaman compensación i no adisión de materias: el [h]ombre en este termino es mirado como llegado a la madurez, denominación tomada de la economía vegetal i q[u]e significa que tanto física como moralmente, q[u]e debe dar frutos. Cuando cesa este periodo empieza el último, el de la decadencia, que conduce al [h]ombre incensantemente al sepulcro.

Omnes eodem cogimur, omnium
Versatur urna serius ocius
Sors exitura et nos in aeternum
Exsilium inpositura cymbae. (Horat[io])

Los diversos fenómenos que desembuelve este período tienen su primera causa en la fuerza de la co[h]esión, que en las últimas ramificaciones vasculares tiende constantemente a vencer la potencia impulsiva del corazón i en la disminución de esta. Así el [h]ombre es conducido en medio de los placeres i de las penas al termino fatal que nadie puede evitar; pero este modo de mirar las [borrón] edades es demasiado g[ener]al. El fisiólogo, mas esacto i severo, quiere mas precisión, admite algunas partes, muchas divisiones i subdivisiones, que [21] vamos a esponer.

De este modo, la infancia v[erbi] g[ratia] que es como [h]emos dicho ya, nuestra primera edad, se estiende desde el nacimiento [h] asta la pubertad, que llega en general á los trece años en las mugeres, o a los catorce o quince en los [h]ombres, en los climas templados. Este primer periodo de la vida [h]a sido dividido en dos partes.

— La primera infancia, _infantia_, comprende el intervalo de tiempo que separa el nacimiento de la segunda dentición, cuya salida se hace, mas ordinariamente a la edad de siete años.

— La segunda infancia, _pueritia_, empieza en esta época i concluye en la pubertad.

La duración de la primera infancia ha sido dividida en tres estadíos: el primero contiene los siete primeros meses de la vida, el segundo, que le sucede, caracterizado por la salida de los primeros dientes se estiende [h]asta los veinte i cuatro meses, época en la que se concluye esta operación de la naturaleza, el tercero, en fin, es el que termina la primera infancia.

La segunda infancia, que no ofrece mas que una sola época, es seguida de la adolecencia, que comprende la pubertad i la juventud.

La primera se estiende desde los trece años a los diez y siete, o diez i ocho, en cuya época empieza la segunda, que sigue [h]astas los veinte i uno o los veinte i tres años años de la mujer, o los veinticinco o treinta en el [h]ombre, tercera edad de la vida, en la que dá comienzo la virilidad.

La virilidad presenta tres épocas mui distintas. La primera o virilidad principiante, se estiende desde la terminación de la juventud, [h]asta los treinta i cinco años. El trabajo organico que se [h]abía es[22]tablecido en la anterior edad continua en este estadío, i los germenes [h]ereditarios pueden aun desembolverse mientras dura. Bajo este punto de vista, es una época dudosa, que tiene tanto de la juventud como de la virilidad. La segunda o virilidad confirmada, empieza a los treinta i cinco años i se prolonga h[as]ta los cincuenta en las mujeres i cincuenta i cinco en los [h]ombres. La tercera, por último, es la edad de retorno que sucede a la virilidad confirmada, i precede a la vejez, que llega a los sesenta años.

Esta decadencia de la vida ha sido tambien divida en tres épocas, la primera vejez, viridis cruda senectus, que empieza a los sesenta años, a cuya famosa época llamaban los antiguos gran climatérico, se extiende hasta los setenta años, mientras su duración el individuo conserva aun fuerzas i vigor. La segunda en la que los órganos principales principian a decaer i debilitarse, constituye el senium de los antiguos, en fin el [h]ombre es conducido por grados a la decrepitud, última época de la esistencia, que se termina por la muerte.

Linneo[21], a quien se debe tres disertaciones s[obr]e las edades[22] [h]a dividido en ellas lo que [h]a llamado metamorfosis [h]umana para los dos secsos, el numero de las épocas principales de la vida en doce i [h]a formado un cuadro comparativo mui ingenioso i

---

21. Carl Linneo (1707-1778) fue un científico, naturalista, botánico y zoólogo sueco, considerado el creador de la más conocida clasificación de los seres vivos.

22. El autor escribe en nota a pie de página: Véanse sus Aman. Acad. Tomo I, pag. 253, tomo 7º pág. 74 y 326.

con el que adornamos este trabajo, de estas épocas con las del año
i el dia, asi estas épocas son otras tantas estaciones, el autor [h]
a [h]echo esta especificación. 1º el tiempo en el que el [h]ombre
está reducido a la limitada vida del feto desde la concepción [h]
asta el nacimiento, 2º La infancia, desde el nacimi[en]to [h]asta
la segunda dentición 3º la puericia, de la segunda dentición [h]
asta la pubertad 4º tiempo de la pubertad manifiesta 5º juventud,
t[iemp]o [23] de la juventud perfecta 6º la edad adulta, periodo en
el que termina el crecimiento 7º la edad heroica, concecuencia de la
anterior 8º la edad madura 9º la edad de retorno, de decaimiento
sensible 10º la edad de reposo, preludio de la vegez 11º la vejez
12º en fin, la decrepitud.

Cuadro comparativo			
	Edades	*Tiempos del año*	*Partes del dia*
1º	Feto	Tiempos de [h]ielo	Tinieblas
2º	Ynfancia	Des[h]ielo	Rayar el dia
3º	Puericia	Germinacion	Aurora
4º	Adolescencia	Foliage	Sol naciente
5º	Juventud	Florescencia	[H]ora del desayuno
6º	Edad adulta	Madurez naciente	Antes de medio dia
7º	Edad [h]eroica	Tiempos de Frutos	Medio dia
8º	Madurez	Segazon	Tiempo de siesta
9º	Retorno	Diseminacion	Antes de ponerse el sol
10º	Juvilacion	Caida de las [h]ojas	Puesto ya el sol
11º	Vegez	Congelacion	Crepusculo
12º	Decrepitud	Solsticio de invierno	Noche

No nos estenderemos mas en la especificación de las diferentes
opiniones que [h]an dado s[obr]e la división de las edades, persua-
didos de que todas se confunden con la que presentamos.

Pero, por bien caracterizados que sean los diferentes periodos que dividen la duración total de la vida, es difícil, por no decir imposible, establecer de un modo conciso una línea de demarcación fija e imba[24]riable, que sirva para diferenciarles. La duración de estos periodos varía mucho. [H]ai individuos cuya infancia se prolonga mucho mas allá de los siete años, [h]ai otros en los que se anticipa la vejez, de donde se puede concluir que es imposible dar su parecer con certeza p[ar]a todos los temperamentos[23], i asegurar o afirmar que termina aquí tal periodo de la vida, i empieza allí otro cualquiera. La naturaleza es fiel en sus principios, tanto en esto como en otras cosas. Su modo de proceder es constante i uniforme; por grados insensibles para de un periodo de la vida a otro [...] los objetos mas opuestos, i parece acertar las épocas mas distantes. Demos una ojeada s[obr]e el [h]ombre; una buelta s[obr]e nosotros mismos i nos convenceremos que lentamente i sin percibirlo es como subimos i descendemos los escalones de la vida.

En efecto, si consideramos al [h]ombre en las varias épocas del Curso de su vida, veremos dejar por grados al adolescente los juguetes de la infancia; al adulto, resentido de serlo, querer aun ser joven, i al viejo atónito, buscar como disimular el curso q[u]e ha corrido. La transición es tan paulatinamente graduada, que sin advertirlo se pasa de una edad a otra; asi se resiente menos el [h]ombre de [h]aber llegado a una edad, que de [h]aber pasado la que se [h]alla mucho [mas] atrás. De este modo, a pesar nuestro i sin percibirlo, corren los años y las edades se suceden[24], por lo

---

23. Como buen hipocrático, para Llétor continua vigente la doctina de los temperamentos, que son cinco: equilibrado, bilioso, sanguíneo, flemático y melancólico. Tambien se admiten mezclas de dos de ellos.

24. El autor escribe en nota a pie de página: "Verdad terrible i consoladora, tan bien expresada por Horacio: Flora fugit. Y también por Boileau cuando dijo: démonos priesa porque el tiempo vuela/ i tras si nos arrastra/ pues el mismo momento en que pronuncia/ de un mucho se aparta".

que se dice mui filosoficam[en]te: no se arroja el ancora en el rio de la vida. [25]

Pero se nos dirá ¿Qué es lo que forma i caracteriza las edades sin el número de los años? Responderemos i no con conjeturas atrevidas que los periodos de la vida, llamados edades, son menos caracterizados por el número de los años que p[or] el predominio de los órganos, estas son verdades anatómicas y patológicas. En efecto, la observación que prueba que a cada edad corresponde una dirección particular de las fuerzas, esactitud en ciertas funciones i debilidad en otras, de donde resultan enfermedades propias a cada periodo de la vida. Mas que p[ar]a esta proporción no puede ser constestada i que sea de una evidencia tal que [h]iera la atención del observador menos cuidadoso, no es necesario multiplicar las épocas, por que tenemos como imposible que el Médico pueda distinguir un numero tan grande i dar a cada uno de ellas un carácter particular fisiólogico i moral sea lo que quiera M[iste]r Dignau[25].

La simple observación conduce pues a dividir la vida en cuatro grandes periodos, que son designados como ya [h]emos d[ich]o, con los nombres de infancia, adolescencia, edad adulta i vegez. Esta división, fundada en el predominio de los órganos, no es arbitraria, como la fijada en el número de los años, y para probar su exactitud y la solidez de los fundamentos en que descansa no tenemos mas que preguntar á la anatomía, á la fisiología, á la patología i á la terapéutica.

La primera, s[obr]e la que descansa el edificio Médico, nos [h]ará ver que son los caracteres ficicos de la organización los que constituyen n[uestra]s edades, o lo que es lo mismo, que [h]acer que el hombre sea infante, adolescente, adulto i viejo [26].

---

25. Autor no localizado.

26. Llétor, en nota a pie de página, escribe: esto es tan verdad que se encuentran viejos en todas las edades. ¿No vemos todos los días jóvenes disolutos

En la Fisiología[27] vemos predominar las funciones por lo mismo que un organismo o un sistema de órganos predomina en una edad, por su desembolvimi[en]to.

Si se ha reunido naturalmente la fisiología, á la anatomía, debe ligarse a esta la patología, que nos [h]ará ver que se manifiestan en tal edad tales enfermedades mas bien que otras.

Si consultamos, en fin, la terapéutica, veremos que un órgano que predomina p[o]r su desembolvimi[en]to sus funciones o sus enfermedades debe ser más fácilmente influido p[o]r los agentes curativos que a el se dirigen. Además, las dosis de estos medios no es la misma en el niño i en el adulto, que en el joven i el viejo.

También nos parece puede ser provada n[ues]tra división por las relaciones multiplicadas que encontramos en las revoluciones del año y las de la vida del [h]ombre. Efectivamente, si analizamos los fenómenos que ofrecen las cuatro estaciones del año, i las comparamos, lo que es fácil, con las cuatro edades de la vida, veremos que, en el primer tiempo del año parece despertarse la naturaleza, [h] ermosearse, colocarse i animarse de un color suave, todo se sonríe, se desenvuelve ¡Pero que debilidad en sus producciones nacientes, q[ue] delicadeza en su débil tejido! Entonces todo promete, mas todo pide protección i cultura. I bien, ¿no es esta la naturaleza en su cuna? ¿I el [h]ombre en su primavera? Si damos un paso, se nos presenta un nuevo espectáculo, i nos [h]allamos en una nueva temperatura. La fuerza [h]a sucedido a la debilidad, los colores se han avivado, i por todos lados una vida mas activa, un puerto mas

pasar de la edad del vigor a la triste vegez? ¿Qué [h]an [h]echo? [H]an agotado en poco tiempo los placeres que debían ser distribuidos en todo el curso de su vida y son viejos a los 30 años. Lo demuestra que en estos desgraciados el anatómico encuentra [alterados] los órganos, el fisiólogo la debilidad y falta de funciones i el Medico las enfermedades q[u]e son propios del Viejo. Tampoco se dirá que un niño es joven, por[que] ha llegado a la edad de 14 años, pero si [h]aya experimentado todos los fenómenos que caracterizan la pubertad.

27. Dice Filosogia.

seguro, inspiran i dan una esperanza mui cierta. Esta estación es la del vigor, del placer, es el verano la época mas brillante de la vida i del año, que perfecciona el órgano de la primavera. Perfeccionado por una facción de la deidad, viene en fin, el rico otoño, a cumplir las promesas de la primavera; esta [h]ija bienhechora del verano [26] da copiosas mieses, madurez i cosecha, ¡O[h]!, esta es la edad, el t[iem]po de la razón i de la reflesion; Adelantemos, ¡pero que! ¡Ya los yelos, las nieblas! Todo blalquea, todo se duerme, todo se muere, la [h]ojas caen el campo triste se desadorna i un inmenso luto viene a cubrirlo. A Dios (sic) placer, a Dios alegrías, los pálidos fastidios, la pereza insensible os agobian; mil males le reemplazan la salud; ¡así de mil! La [h]elada vejez empieza con el invierno de la naturaleza, que cierra el circulo del año.

Después de [h]aber presentado la definición de las edades, establecidos sus definiciones i en fin ecsaminado lo que las forma i caracteriza, vamos a [h]ablar sucesivamente de los cuatro periodos fundamentales que [h]emos asignado: formaremos cuatro grandes seciones, que subdividiremos en varios párrafos, i presentaremos al [h]ombre en el curso de su ecsistencia.

En la primavera, que será de la infancia, ecspondremos el carácter ficico i moral de esta edad, las funciones i las enfermedades que le son propias i el tratamiento que le combiene. Seguiremos el mismo orden [h]ablando de la adolescencia, de la edad adulta, i de la vegez, i con esta sola diferencia conoceremos las distinciones que distinguen los dos secsos en la época de la pubertad i las grandes revoluciones que se pueden causar.

Tal es el plan de la disertación que me he atrevido tomar a mi cargo, es vasto,i abrazar demasiadas cosas, es uno de los obstáculos que presenta. ¡Que atroz, a la indulgencia de los sabios que van a juzgarme! Pero antes de entrar en materia, es bueno observar que evitaré todo lo posible los pormenores, i q[u]e solo es de grandes pensamientos el ecsponer las diferentes p[arte]s que me [h]e propuesto i que acabo de indicar.

Seccion Primera

De la Infancia (1ª)

§ 1º

Desde el momento en que el infante se presenta en el teatro del mundo, todo parece concurrir á acrecentar el sentimiento de dolor ¿esperan...? Durante su mansion en el seno materno estaba sumergido en una atmosfera liquida, cuya suave superficie i calor invariable formaban el circulo siempre uniforme de sus relaciones esteriores. En un termino fijado p.ª la naturaleza, se rompen las barreras de su estrecha prision; i el niño ace su entrada precipitada en un nuevo mundo p.ª él; ¡Asi... cruel esperimento para la viva susceptibilidad que tiene al nacer, producida por el cambio tan repentino en su modo de ser! La nueva temperatura, la accion del aire, la luz..... producen en sus debiles organos impresiones nuevas, que son para ellos otras tantas causas de viva irritacion.

Es pues por sentimientos de dolor como empiezan las relaciones del recien nacido con lo que le rodea (2ª). Entonces, sea accion simpática

(1ª) A pesar de la etimologia de la infancia (infantia, privacion de palabras) sirve generalmente p.ª designar el periodo de la vida umana, q.e se estiende desde el nacimiento ta la llegada de los p.ros signos de la puvertad;

(2ª) Con razon se puede decir con Buffon, q.e el ombre no empieza á sentir q.e escrita, ¿...? toorm.to en medio de los q.e le allan, sin aber cometido otro delito, q.e el aber nacido;

Desde el momento que el infante se presenta ante el teatro del mundo, todo parece concurrir a acrecentar el sentimiento de dolor q[u]e ecsperimenta. Durante su mansión en el seno materno estaba sumergido en una atmosfera liquida, cuya suave superficie i calor invariable, formaban el circulo siempre uniforme de sus relaciones exteriores. En un término fijado, p[o]r la naturaleza, se rompen las barreras de la estrecha prisión, i el niño [h]ace su entrada precipitada en un nuevo mundo p[ar]a él. ¡Que cruel esperimento para la viva susceptibilidad que tiene al nacer; producida por el cambio tan repentino en su modo de ser! La nueva temperatura, la acción del aire, la luz, producen en sus débiles órganos impresiones nuevas, que son para ellos tantas causas de viva irritación.

Es pues por sentimiento de dolor como empiezan las relaciones del recién nacido con lo que le rodea[29]. Entonces sea acción simpática [27] directa de la piel con los músculos inspiradores i particular[en]te con el diafragma, sea reacción del sensorio o donde estas primeras impresiones van a reunirse con estos mismos órganos, los mas irritables de todo el sistema de que ellos [h]acen parte, el torax se dilata p[o]r su esfuerzo la respiracion se establece p[ar]a no cesar sino con la vida.

Los vasos i pulmones, desembueltos p[o]r la espansión comunicada al órgano respirador, abren nuevos caminos a la sangre que sale del corazón, i por un fenómeno misterioso para el fisiólogo,

---

28. El autor escribe en nota a pie de página: A pesar de la etimología de la infancia (infantia) privación de palabra sirve g[ene]ralmente para designar el periodo de la vida [h]umana que se estiende desde el nacimiento, hasta la llegada de los signos de la puvertad.

29. El autor escribe en nota a pie de página: Con razón se puede decir con Bufon (sic) que el [h]ombre no empieza a sentir q[u]e existe sino por tormentos en medio de los que se [h]alla, sin [h]aber cometido otro delito que el [h]aber nacido.

este liquido cambia su dirección primera, se dirige [h]acia los órganos cuya acción, comunicándoles nuevas propiedades, va servir de estimulante, que en todas partes desembolverá la energía que necesitan p[ar]a [h]acer vivir al individuo, con una vida propia, i defenderle de la influencia destructiva de todo lo que le rodea.

¿Esta evolución que se efectua entonces en el infante i que comun[men]te, no solamente en el establecimiento de nuevas funciones sino también en las modificaciones impresas en las que ya esistían, no necesitava, para ser escitada, de toda la vivacidad de los choques que ha experimentado por los objetos exteriores?

El cerebro, entregado a la inercia en el feto, reclama para avivarse la acción de estimulantes tanto mas activos cuanto las funciones que su influencia debe poner en movimiento se [h]acen mas prontamente indispensables al individuo desde el instante q[u]e [h]a nacido. Las impresiones de dolor que egerce la sensibilidad del recién nacido son pues necesarias p[ar]a que se establezca un nuevo orden de cosas que deben reinar en su economía; pero una vez comunicado el primer impulso al cerebro, se [h]ace un centro de acción, sus irradiaciones se [ha]cen sentir bien pronto en los demás órganos, la respiración estable[28]cida suministra una sangre impregnada de occigeno que anima todas las partes; i p[o]r una serie de la influencia recíproca las funciones que ejercen las unas s[obr]e las otras se sostienen mutuamente en esta actividad continua, en este grado de escitacion idónea a la conservación de la vida i al mantenimiento de la salud.

2º. Estado fícico del infante. El infante que acaba de nacer, es, bajo de todas relaciones, un ser imperfecto, sus [h]uesos son los que tienen la organización menos adelantada de todas las partes: algunos son enteram[en]te cartilaginosos: otros, formados de muchas piezas, las unas cartilaginosas, las otras poco osificadas, necesita entre si por medios poco solidos, parecen poco idóneos a llevar las funciones que le son asignadas particularmente. Las partes del esqueleto que [h]an adquirido mayor solidez son los huesecillos del oído, el laverinto, la caja del timpano, las clavículas, las costillas, etc.

Lo que mas llama la atención en el organismo ficico del infante es la escesiva dilatación de la caveza, comparativamente a las demás partes. El volumen del cerebro es el que comunica a esta caja [h] uesosa sus enormes dimensiones; todo el sistema nervioso, cuyo ultimo órgano es el centro, participa de este estado. Los órganos de los sentidos son notables p[o]r la perfección de su organización, limitados entonces a no transmitir sino impreciones q[u]e se confunden en el <u>sensorio</u> con las relativas a la sensibilidad de que [29] disfrutan todas las partes esteriores.

El tegido celular, muy abundante en el niño, disfruta de una vida muy activa: blando, esponjoso, entra en mui grandes proporciones en la composición de los órganos de que forman la base. El delicado cutis se estiende por las capas espesas de este tegido q[u]e las separa de los órganos adyacentes; una gordura[30] abundante llena las numerosas cerdillas, y esta da todas las formas, la redondez que todas las partes muestran i determina el aspecto característico de la infancia: de aquí la flexibilidad de movimientos, de aquí también su suceptibilidad p[ar]a contraer enfermedades.

Los vasos linfáticos, q[u]e tienen doble uso, de absorver i conducir a la masa de la sangre las sustancias con cuyo auxilio n[ues] tra maquina se sostiene, i se repara i los superfluos que resultan de la contínua destrucción de n[uestra]s partes, disfrutan en la primera edad de un desembolvimiento extraordinario.

En cuanto a los órganos, diremos que el [h]ígado es mucho mas voluminoso que en el del adulto, relativamente a la maza del cuerpo, el bazo es pequeño, el páncreas voluminoso i rojizo, el aparato urinario i en particular los riñones, son mui enérgicos, el corazón,

---

30. Entiéndase como grasa.

[h]a adquirido una gran influencia, i los pulmones se hayan enteramente desembueltos, el abdomen es la región mas considerable, mucho ti[emp]o después de la dilatasión de la caveza.

De todos los órganos del recién nacido, los menos desarrollados son los de la generación i el cerebro considerado como órgano del pensami[en]to. Pero si se mira este ultimo, bajo el aspecto de la energía que desembuelve, tanto en la percepción de los espacios exteriores, como su relación con los demás aparatos, se reconoce al instante en esta considerac[i]ón el desenbolvimi[en]to [30] [de] ellos, mas los progresos de la inteligencia son mucho mas lentos, pues pasado mucho ti[em]po es cuando el niño sabe distinguir los objetos que tienen coneccion directa con sus necesidades, es decir, con su alimento, cuando se ve nacer en el los primeros gérmenes de la curiosidad manifestada por los esfuerzos que [h]ace por querer conocer por el tacto todos los cuerpos que tiene [ante] su vista.

La grande susceptividad que tiene al nacer el infante i que no se emplea entonces, mas que en [h]acerlo sentir el dolor, esta poco t[iemp]o circunscripta á los limites estrechos de este destino primero, cuyo circulo se estiende á proporción que la percepción de las sensaciones dadas por los órganos de los sentidos se [h]ace mas perfecta. De la perfeccion mas o menos grandes de que esta facultad es suceptible de adquirir, depende también la energía mas o menos grande de que disfrutarán de ahora en adelante las demás facultades que componen el total del entendimiento. Esta vida pues tiene necesidad de una verdadera forma, de una verdadera educación, i el niño se establece paulatinamente relaciones racionales con los objetos q[u]e le rodean.

A la edad de siete meses empieza mas comúnmente el trabajo de la dentición, precedido de trastornos generales mas o menos terribles a la vida del infante[31], que turban el orden que se [h]abia

---

31. Se reitera aquí el conocido "riesgo" para el niño que supone la aparición de los dientes. Siendo, como es, un proceso fisiológico, no tendría sentido incidir

establecido entre las varias funciones, asaltan la debilidad cerebral i parecen [h]acer retrogradar el crecimi[en]to impreso en el estado anterior.

La duración de este penoso travajo esta interrumpido por intermiciones (sic) que dejan descansar a los órganos i les permiten reponerse, así a pesar de todas estas turbulencias, el trabajo de la osificación en los niños robustos continua ó á lo menos detiene poco sus progresos.

[31] El segundo año de la vida completa el travajo de la primera dentición i el infante se [h]alla entonces fuera de este periodo borrascoso que [h]acia mui vacilante su existencia[32].

Si examinamos al niño cuando nuevos dientes vienen a reemplazar [a] los primeros, veremos el tegido celular disminuir en su Masa total, a medida que los órganos, a los que sirve de atadura i envoltura aumentan de volumen; las flexibilidades de la primera edad desaparecen con la[s] [h]umedades que caracterizan la constitución[33]; el sistema de la sangre adquiere predominio s[obr]e el linfático; muchos vasos, que no contenían en el principio sino fluidos blancos, [pasan ahora a] admitir sangre en su interior; las glándulas de las ingles i del cuello[34] [pasan a] desembolverse; los [h]uesos alargarse, la sinovia, que entra en tan grande porción en su tegido, ceder al fosfato de cal que la nutrición deposita en ellos, sin embargo no es tan grande cantidad que no sea el elem[en]to que predomine, esta es la razón por que se consoliden aun esta edad los [hu]esos fracturados con facilidad.

---

en el peligro que suponía, pero estaba generalizado este concepto en muchos autores de la época.

32. Es frecuente encontrar en los certificados de defunción de ese tiempo los problemas de la dentición como causa de muerte infantil.

33. En la medicina galénica constaba que el niño tenía una constitución caliente y húmeda.

34. Seguramente se refiere a los ganglios linfáticos.

El cutis, aunque h[a] adquirido consistencia i densidad en su tegido, sigue recibiendo mucha sangre en sus numerosos vasos, lo que le da el color [h]ermoso que entonces tiene. El pulmón [h] a aumentado su volumen i energía se [h]a apoderado de la mayor parte del espacio que ocupaba en la cavidad pectoral i entonces desaparece la glandula timus.

Los musculos de la vida orgánica siguen una marcha lenta, pero uniforme, de los progresos de su desenvolvimiento; menos irritables tienen más fuerzas que en la edad precedente. El corazón, que hemos visto al nacer de un tamaño relativamente muy grande, creciendo con menos rapidez que los órganos que no le rodean no pierde sino in[32]sensiblemente el predominio de sus dimensiones, i el [h]igado no tiene ya el grado de desembolvimiento que le [h] acia tan desproporcionado á el de los distintos órganos, la digestión sigue si[empr]e disfrutando de las mas grande energía, las secreciones se [h]acen mas abundantes. Durante todo este periodo de la edad vemos pues dirigir la naturaleza todas sus energías [h]acia el crecimiento del cuerpo.

Los órganos de los sentidos gozando de una grande impresionabilidad, [h]acen progresos rapidos en la perfeccion de sus funciones, sobre todo en la acción que tiene mas relación con los fenómenos de la inteligencia, el ojo i el oído [h]an adquirido mucha energía; asi se [h]a visto en esta edad músicos que encantaban, tanto p[o]r la volubilidad de su egecución, como por la igualdad de sus sonidos, la [h]istoria no carece de ejemplos de pintores que [h]an [h]echo admirar en esta edad la esactitud de su vista.

Los caracteres propios de cada secso, en particular se manifiestan en fin poco a poco, no solamente en la conformación esterior del cuerpo, sino también en el cambio que esperimentan las primeras inclinaciones i el nuevo aspecto que toman las ideas, en una palabra, el individuo, [h]asta entonces concentrado, por decirlo así, en si mismo, empeza a sentir la necesidad de una vida mas espansiva, de la que no disfrutará, en toda su plenitud, sino mas adelante.

3º Estado moral del infante. Si miramos el estado moral del niño, veremos q[u]e sin alma [33] nos presenta como en el estado fícico modificaciones p[o]r el mismo orden de sucesión, i de desembolvimiento. Efectivamente, [h]allaremos los sentidos casi sin acción, en los primeros meses q[u]e siguen al nacimiento. La percepción es débil i [está] reducido el infante a una existencia casi automática. La viva susceptibilidad que disfruta el cerebro no está entonces puesta en egercicio, como lo [h]emos observado ya, sino por el sentimiento de las necesidades i de los dolores q[ue] experimenta, sentimientos tanto mas vivos, cuanto no percive otra sensación que pueda distraer i apartar su atención: mamar i dormir son las ocupaciones del infante, a proporción que se aleja del nacimiento, la ocupación del sensorio se desembuelve; empieza a ser conmovido, de un modo particular, por las impresiones que le transmiten el ojo i la boca. Demasiado confusas, demasiado fugaces, p[ar]a gravarse distintamente i ser retenidas, no dejan aun sino poco vestigio; pero el ejercicio [h]aciendo este órgano mas apto p[ar]a llenar sus funciones, hace q[u]e la percepción sea mas clara i la reacción mas energica. Ya las primeras ideas del niño se [h]an manifestado, la atención se desembuelve, sus llantos eran poco antes la sola espresion de sus necesidades, ahora el número de sus ideas, [h]abiendo aumentado, las componen su risa que se pinta en sus labios, u otro lenguage que traduce las sensaciones del bien estar que le procura el resultado de sus primeros juicios. Estos primeros sentimi[en]tos del bien le [h]acen desear otros nuevos, todo lo que le rodea, siendo nuevo para el, le produce este efecto, su curiosidad es estimulada cada vez mas. Sus manos impacientes están s[iemp]re en movimiento, para tocar o asir, pero sus sentidos estan todavía engañosos, sus pies no [h]an medido aun el espacio. De lejos distingue su Madre, llevado del gozo abre los brazos, los une pensando poseer, usar en vano, el objeto de sus inclinaciones.

Un poco mas grande, sostenido [i] animado, se aparta poco á poco [34] del suelo en que se estaba arrastrando, pero débil i vacilante en sus primeros ensayos, conoce su impotencia i todo lo que encuentra le sirve de apoyo. En adelante, mas egercitado, mas fuerte, todo socorro se le hace inútil, sin peligro puede echar a andar, marchar i correr. Contándose ya en la sociedad, observa, retiene los sonidos [h]ace entender, i el dulce nombre de Madre, es el primero que pronuncia. Es el mas fácil, sin duda, mas también porque la naturaleza [h]izo mas fácil el lenguaje del reconocmiento, esta memoria del corazón.

La primera edad es la de la felicidad. El infante no ve la vida que se les presenta, sino como un camino sembrado de flores, no prevee ninguno de los peligros i desgracias que le aguardan; el disgusto no [h]a arrugado su frente i borrado la nobleza de sus facciones; la desconfianza no ha detenido su marcha determinada ni suspendido su inquieta mirada con su vista fija i siniestra. Si algunas ligeras inquietudes vienen a turbar sus bellos días, son desechados también por él, no dejan ninguna memoria, se disipan con rapidez, con los objetos que las [h]an producido. En efecto, si los niños derraman lágrimas no son amargas, i el momento que los aflige es el momento que va a consolarlos.

En esta corta edad, emblema de la inocencia i de la virtud, es notable p[o]r su ligereza. La viva excitabilidad del cerebro, unido al pequeño numero de sensaciones, que [h]a percibido le hace suceptible de una gran fuerza de memoria,[35] por ella disfrutamos la facultad de recordar las impresiones que los objetos exteriores han excitado en nosotros, i de [h]aber transcurrido mucho tiempo; por [35] ella conservamos el recuerdo de los sucesos pasados i podemos transmitirlos de edad en edad en la que no [h]an sido testigos. Pero si es útil cultivar la memoria en la niñez, en otros términos,

---

35. El autor escribe en nota a pie de página: Justamente se [h]a comparado, con este motivo, el cerebro de un niño con la cera blanda, en la que se pinta los caracteres que imprimen profunda[men]te i son tanto mas distintos cuanto son menos numerosos.

el [h]acer provicion de materiales propios a ejercitar el juicio en los tiempos en que la memoria [h]abrá cedido el predominio a esta facultad, seria aun mas espuesto el exigir de los infantes una aplicacion demasiado ardua a los conocimientos compatibles con su edad[36]. Así, las ciencias que egercitan el juicio no son propias sino para fatigarlos, llamando al cerebro las fuerzas que en esta edad están concentradas en los órganos cuyo objeto es faborecer el crecimiento. El cerebro se debilita de este estado de violencia, que la debilidad de su organización no le permite aun soportar; así, cuando en esta (repite) edad se quiere nutrir el entendimiento no es sino a espensas del cuerpo o mas bien, este egercicio prematuro arruina el uno i el otro: la intención de la naturaleza es la de fortificar el cuerpo antes que el entendí[mien]to. Platón[37] estaba tan penetrado de esta verdad que quería se empezara la educación con juegos capaces de fortificar el cuerpo. Se lee también en la Medicina materna de Alfonso Leroy[38], que los [h]abitantes de Lansaco[39], conociendo los beneficios que debían a la sabiduría de Anaxágoras[40] le preguntaron de que modo querría que se [h]onrase su memoria i contestó " que vuestros [h]ijos jueguen con libertad el dia que yo muera". [35]

---

36. El autor escribe en nota a pie de página: Van Swieten ha visto los estudios precoces i forzados volver los niños de la mas grande esperanza, epilépticos, estúpidos o cortar bien presto el [h]ilo de su vida. Esta aserción esta confirmada por las observaciónes de todos los días.

37. Platón (c. 427-347 a. C.) fue un filósofo griego seguidor de Sócrates y maestro de Aristóteles.

38. Alphonse Vincent Louis Leroy (1746-1816). Médico francés. Autor del libro *Des pertes de sang pendant la grossesse, lors et a la suite de l´accouchement: des fausses couches et de toutes les hémorragies*. No sabemos si el autor se refiere realmente a este escrito.

39. Sin duda, Lampsaco, una colonia griega de Mileto, donde parece ser que murió Anaxágoras.

40. Anaxágoras (500 - 428 a. C.) fue un conocido filósofo griego presocrático.

Todo lo que tiende a la imitación, gusta al niño, i le parece fácil;[41] esta tendencia a imitar es, según todos los fisiólogos, el atributo p[rincip]al de la infancia. Por supuesto que el niño es un arrendajo[42] que imita todos los gestos, todas las maneras de los que le rodean, le es fácil recibir con semejantes posiciones, cuanto llame la atención mas vigilante de su educación moral. En efecto, la perseverancia en las direcciones q[ue] le [h]an sido impresas en sus modos de ser, constituirá en adelante sus [h]abitos o sus costumbres que buenas o malas, [h]arán o un hombre de bien o un vicioso; así el Padre virtuoso, celoso de fomentar en el corazón de su [h]ijo los principios de sabiduria que profesa, apartará con cuidado de él todos los ejemplos que pudieran destruir, el fruto de sus lecciones.

No se deberá poner a la vista del niño, sino acciones [h]onestas, en las q[ue] reine la dulzura i la moderación, tal como se desearía que los practicase en lo venidero, p[o]r q[u]e de esta primera educación depende la facilidad o la desgracia de la vida. Es la que [h] ace las cualidades sociales mas propias para obtener la estimación de aquellas con que se tiene que vivir, es, en una palabra, la que puede ser en principio la riqueza de las naciones, de la gloria de los reyes, el nervio de la felicidad de los imperios: spes gentis et robur.

El niño no esta esento de pasiones; pero estan espuestas a una grande esaltacion, a pesar de la viva sensibilidad que caracteriza esta edad. Son ligeras, su carácter disfruta de la grande movilidad de ficción i moral de que está dotado el infante; no son suceptibles de tomar los aspectos sombríos que las edades mas cercanas de la vejez le comunican, [36] así todas las que le son propias de este

---

41. El autor escribe en nota a pie de página: ¿No se pudiera conseguir la actividad de la facultad imitativa en los niños, con los rapidos progresos que [h] acen [h]oi dia en las escuelas por el método de la enseñanza mutua?

42. El arrendajo euroasiático (*Garrulus glandarius*) es una especie de ave paseriforme de la familia de los córvidos.

t[iemp]o feliz tienen mas relación con las pasiones lentas que con las vivas. Esento de todos los artificios inventados p[o]r la ambición, se entrega a la confianza, i su corazón, no conociendo el Amor, se presta enteramente a la amistad: es el tiempo de las uniones mas verdaderas.

Entre las pasiones que afectan la primera edad, pondríamos los zelos en primer grado. [H]e visto, dice San Agustin[43], un niño zeloso, no sabia articular una palabra i miraba ya a otro infante, que mamaba con él, con rostro pálido i ojos irritados. J.J. Rouseau[44] lo ha supuesto cruel p[o]r instinto, por que destroza i arranca sin piedad los miembros a un pajarillo que se le pone en las manos. Esta acción, para ser mirada como cruel, supone la reflexión, mas el niño, en esta edad no reflexiona, ignora que siguiendo el instinto que le impele a conocer, atormenta a una victima inocente.

[H]ai aun otras pasiones familiares a esta edad, tales son el miedo, la cólera, etc., que conmueven vivamente el centro frénico, mas su acción es pasagera i no [h]ace mas que avivar la acción de los movimientos vitales i establecer, de un modo mas regular las corrientes de las oscilaciones del centro a la circunferencia.

4º. Fisiología. Entre las principales funciones vitales del infante, la nutrición ocupa sin contradicción el primer lugar. El joven, sin duda, crece viciblemente, cada dia toman incremento sus dimensiones, i si [h]ai algunos cuya taya paresca estacionaria, no dejan, sin embargo, de participar del beneficio de la naturaleza [37] i ganan en un sentido lo que no adquieren en otro, su peso especifico es mucho mas considerable.

---

43. Agustín de Hipona, conocido como San Agustín (354-430), fue un escritor, teólogo y filósofo cristiano, nombrado doctor de la Iglesia.
44. Jean-Jacques Rousseau (1712- 1778), polígrafo suizo francófono, fue escritor, pedagogo, filósofo, músico, botánico y naturalista.

Excita sin duda la admiración el alto grado de energía que disfruta en esta edad la facultad digestiva, pero esta actividad de la nutrición no debe admirarnos, supuesto que encontramos en ella las cuatro condiciones necesarias a su perfecto egercicio. La primera es aquella cuya influencia sobre todas las funciones de la economía parece creencial, i general la acción del sistema nervioso, sin la cual los órganos pierden en breve la facultad de crecer i repararse. La segunda, cuyo ejercicio no es menos necesario para el desembolvimiento de los fenómenos nutritivos, la [h]ayariamos en la actividad del sistema vascular. En cuanto a la tercera, consiste en la fuerza absorvente de los vasos linfáticos que debe obrar sin interrupción, pero con una energía moderada, de manera que no falte ni por esceso, ni por defecto. En fin, una condición necesaria e indispensable es la libertad del tegido celular que le permite abrirse enteramente a la introducción del fluido nutritivo, de otro modo, la marcha del fluido seria detenida i su aplicación a las moléculas de los órganos no podría efectuarse. Por esta razón el cuerpo animal privado del alimento cuando el tegido celular esta demasiado reducido, cae en el marasmo; [h]ai dos especies de atrofia cuya causa depende de una condensación mui grande de este tegido (Bordeu, Dumas)[45]. En fin, no [h]ay que admirarse que el niño coma mucho mas que el adulto, proporcionalmente, supuesto que le falta los materiales de su nutrición, además de los de su crecimiento, tan rápido entonces, así, se soporta mas difícilmente la dieta en esta época, que en las otras edades. Cuya observación no se le escapó a [H]ipócrates[46]. [38]

---

45. Théophile de Bordeu (1722-1776) fue un médico francés, uno de los mas fieles representantes del vitalismo. Dumas, autor no localizado.

46. El autor escribe en nota a pie de página: Senes facillince jejiminun fermit, secunda estate concitente, minime adolescente, omniun minime pueri, ex his auteur qui inter ipsos sunt alacriores. (sect. 1, aph. 13)

Si nos ocupamos actualmente en el estudio del sueño, considerado en la primera edad, veremos que es mui ventajoso, por que suspende en primer lugar el ejercicio de la sensibilidad, cuya acción demasiado continuada, podría agotarla, o enervarla, además que aumenta la energía de la nutrición, faborece la acción de absorver, sostiene, aumenta las fuerzas i provee también el pronto crecimiento del individuo[47].

5°. Enfermedades de la primera edad. Si cada edad tiene su constitución propia i si imprime a las fuerzas de la economía las determinaciones diferentes, cada edad debe tener sus enfermedades particulares en las que la naturaleza afectara los diversos modos en sus esfuerzos de reacción, las tendencias varias, para las Crisis, de aquí las modificaciones que tiene que [h]acer el medico, que no debe perder jamas de vista los recursos de la naturaleza en cada uno de los periódos de la vida.

Entre las enfermedades propias de la infancia encontramos las convulciones, la epilepsia, la eclampsia, el estrabismo, el trismus, el tétanos, el baile de San Vito, el [h]idrocefalo, interno o externo, la [h]idrorraquitis u osteomalacia, desviación vertebral, jivosidad, obstrucción de los ganglios linfáticos del cuello, del pecho, del abdomen, tumores blancos, lombrices, oftalmías, coriza, aftas, croup, coqueluche, fluxiones del pecho, asfigias, ictericia, obstrucción el tejido celular o escirrosarcia, erisipela, escoriaciones en el cutis, manchas rojas en el rostro, pustulas lactoginosas, farinaceas,

---

47. El autor escribe en nota a pie de página: Voy. Hipp. sect 2, aph 15-Conj de regim -Gal. Oper. Aristot. Lib. 9 cap. 1°- [G.] Mercurial de morb pueri lib. 2° cap. Se trata del *De morbis puerorum tractatus locupletissimi variaq[ue] doctrina referti, non solùm Medicis, verumetiam Philosophis magnopere vtiles* ex ore excellentissimi Hieronymi Mercurialis, Foroliuiensis Medici clarissimi diligenter excepti, atque in libros tres digesti; opera Iohannis Chrosczieyoioskij ... 1588.

tiñas, [39] viruelas, sarampión, escarlatina, [h]ernia congeniales o congenitales[48], etc.

Las enfermedades de la infancia son numerosas porque en esta edad todos los órganos disfrutan de un aumento de actividad nutritiva, que la causa mas ligera, llega fácilmente al grado de sobreactividad morbifica. Si la vida del infante está espuesta a numerosos desordenes, si el [h]ombre, en sus primeros años, esta sin cesar en peligro de perder la vida, no es que por entonces sea mas débil que lo será después, al contrario, p[o]r que su vitalidad es entonces excesiva i sus órganos interiores están sumam[en]te dispuestos a las concentraciones.

El diagnostico de las enfermedades de la infancia, presenta dificultades incontestables, pues, los niños, no teniendo medios p[ar]a manifestar lo que quieren o no poderlo [h]acer sino con poca esactutud, el ojo i el tacto del Medico necesitan de la mas grande precisión para distinguir la naturaleza de sus enfermedades p[o]r los síntomas exteriores. Con indicios mudos es como tiene el Médico que formar el Diagnóstico, deberá pues para [h]acer desaparecer en cuanto le sea posible las dificultades que le presentan las afecciones a esta edad, registrar detenidamente el pecho, i puede en este caso, mejor que en otro, [h]acer uso del estetoscopo[49], en una palabra, examinar si todas las partes del cuerpo están regularmente conformes i reconocer las que están doloridas a la presión. Se conoce, por ejemplo, cuan ventajoso es saber que existe un vivo dolor en el abdomen cuando [h]ai accid[en]tes cerebrales, para decidir si estos son primitivos o simpáticos. Los gritos que dan los infantes cuando

---

48. Léase, congénitas.

49. El estetoscopio, al menos una forma rudimentaria del mismo, fue usado por primera vez por el médico René Laënnec en 1816, al querer oir los sonidos del tórax de una paciente en la que no era prudente usar de la auscultación inmediata, es decir, aplicando el oído al pecho.

se les oprime el epigastrio, unido a la separación de las cubiertas i mantas, el acostarse de lado i s[obr]e el vientre etc., pueden dar preciosos datos en esta consideración. La misma presión del citado epigastrio, puede ser mui útil en los niños que [40] están en un profundo estado de coma: determina los rechinos de dientes, los movimientos de las extremidades, indicando entonces la existencia de la inflamación de la mucosa gástro-intestinal que no [h]abía dado a conocer ningún signo.

Las enfermedades de la caveza en los infantes, no son por menor oscuras que las del sistema digestivo, i es fácil equivocar unas con otras, con grande detrimento de los pacientes. Los continuos movimientos de la cabeza, el quitarse los gorros u otras vestiduras que se las cubre, el calor en la frente, la separación de las junturas, anuncian lo que no puede la palabra: pero cuando se [h]a conocido que esta afectada la caveza, cuan difícil no es (repetido) i aveces imposible el distinguir el asiento preciso del mal. Sin embargo, parece no deberíamos usar de este lenguaje oidas las bellas investigaciones del profesor Lallemand, s[ob]re las enfermedades del encéfalo[50].

6. Tratamiento de las enfermedades de los niños. En la mayor parte de las enfermedades de la infancia, siendo de naturaleza inlamatoria, se usan los remedios de la clase de emolientes[51], de los antiflogísticos[52], de los calmantes, etc.

---

50. Claude François Lallemand fue un médico francés de los siglos XVIII y XIX, que ejerció en Montpellier. Hay una traducción castellana de dicha obra, realizada en la época: C. F. Lallemand. *Investigaciones anatómico-patológicas sobre el encéfalo y sus dependencias* por; traducidas y presentadas á la Sociedad Médico-Quirúrgica de Cádiz por Francisco Javier Laso. 1824-1826.

51. Un emoliente es una sustancia usada como medicamento para ablandar una dureza, tumor o inflamación, suavizando y protegiendo la piel o las mucosas.

52. Todo medicamento que sirve para combatir la inflamación.

Los métodos rebulsivos i derivativos se aplicarán s[obr]e todo con ventaja, particularmente en los tegumentos comunes, que consisten en lociones, baños, fricciones, en el uso de los epipásticos, sanguijuelas, etc.

Es necesario, en g[ener]al, en pequeño el número de estos insectos acuáticos[53] i dejar correr las picaduras m[uch]o tiempo. La sangría con lanceta conviene poco al infante, sin embargo, no se debe descuidar el recurrir a ella cuando tiene cinco o seis años i esta afectado de una inflamación considerable, [ha]ciendola necesaria la replesión súbita de [41] de los basos, especialm[ent]e cuando el pulmón o cualquier órgano esencial a la vida está amenazado.

Los baños templados deben usarse frecuentem[en]te, en el tratam[ien]to de las enfermedades de los infantes, [h]acen cesar la sequedad i el ardor de la piel, que determina la mas ligera irritación gástrica, pero es necesario tener cuidado en no darlos a una temperatura mui elevada, en razón de la constante predisposición de la caveza a afectarse simpáticam[en]te.

Se [ha] querido borrar, p[o]r decirlo así, los evacuantes de la Terapeutica, sin embargo, como esta decisión no ha sido bien fundada, no se les [h]a desechado de la materia medica i todos los días se declaran los sucesos constantes a su fabor. Si se creyera a ciertos Médicos, no se debiera igualmente [h]acer uso en las enfermedades de esta edad de los tónicos ni de los estimulantes; pero que medios contraponer a las enfermedades del sistema linfático, sino de estos mismos agentes de q[u]e [h]ablamos.

Para remediar la constipación[54], síntoma frecuente en las enfermedades de la infancia, se [h]allara desde luego recursos en suero, enemas emolientes, aguamiel, i purgantes ligeros.

---

53. Aquí se equivoca Llétor, porque las sanguijuelas no son insectos, sino gusanos.
54. Entiéndase, estreñimiento.

La presencia de lombrices en el canal intestinal, debe ser combatida con el muriato de mercurio dulce[55], musgo de corcega[56], el aceite de ricino, etc. etc.

El Médico no debe perder jamas de vista q[u]e el principio vital, estando dotado de mas fuerza i teniendo mas energía en los prim[ero]s periodos de la Vida, debe, según mi parecer, egercer casi s[iempr]e una medicina espectante, que deje al ciego empirismo la necia i ridícula vanidad de abrumar con un farrago de medicam[en] tos, la mayor parte inútiles, sino perjudiciales, que se contente con ayudar los esfuerzos medicatrices de la naturaleza que encuentra entonces [42] suficientes recursos en si misma para desembarazarse de los estorbos que la oprimen. [Se sigue las iniciales de Jose Antonio Calisalvo] [43].

SECCIÓN SEGUNDA. ADOLESCENCIA. CONSIDERACIONES GENERALES

[H]asta aquí no [h]emos visto mas que un infante sin mas atributo y defensa que las lagrimas i la debilidad. A[h]ora se nos presenta la brillante juventud edad en la que la naturaleza moral i ficicamente desembuelven i estienden sus fuerzas, en la que el entendimiento se desarroya, i en la que las impresiones se harían mas profundas q[u]e nunca, si les acompañase la reflecion, la sola facultad que puede fijar nuestras ideas, establecer n[uestro] s sentimientos i [h]acer mas permanente su impresión. Entonces es cuando las pasiones empiezan a egercer su borrascoso imperio, entonces es cuando todos los objetos reinan con desembarazo en el alma: no se conmueve tan fácilmente como en la infancia, todos le afecta violentamente: al joven no abriga mas que arrojos i

---

55. Cloruro.
56. Conocido también como Sacarolado de coralina.

enagueramientos (sic), sus voluntades llevan la impresión de sus iras; creyendose animado de la fuerza de [H]ercules, desprecia todos los peligros i en un momento de furor, concive e intenta los proyectos mas gigantescos. Nuevo Aquiles, reclama con Calor la Efigenia [57] que se le [h]a prometido Nuevo Aquiles arde en cólera p[o]r las armas de Patroclo i no buelve de su furor sino después de [h]aber sacrificado un [H]ector a los manes lastimosos de su amigo. En fin, todas sus acciones, todos sus ademanes son indicios ciertos de la doble vida que le anima defundera esternamente, es pubero, i nuevas funciones, nuevo orden de cosas, se desembuelven en esta época viviente q[u]e causa la solución de muchas enfermedades, [h]asta entonces rebeldes a pesar de todos los medios. [44]

1. De la edad de la pubertad considerada como medio medicinal [58]. Las revoluciones, las mas de las veces dichosas, que señalan ciertos periodos de nuestra vida, no son en realidad mas que crisis, tanto mas violentas, cuanto las mutaciones, que tienen por objeto, deben ser mas profundas. En efecto, [¡] cuantos individuos no son deudores al restablecim[ien]to de la mas perfecta constitución a los sacudimientos que una pubertad borrascosa [h]a producido en su organización! la infancia no había sido mas que una larga enfermedad, una serie de languideces contra los que la misma naturaleza, ayudada del arte, no [h]abia podido desplegar mas que esfuerzos inútiles. La dichosa etapa de la pubertad manifiesta su aproximación p[o]r una reacción que vuelve al principio vital

---

57. Debería decir Ifigenia.

58. El autor escribe en nota a pie de página: esta proposición está fundada en los escritos del Padre de la Medicina (Hipocrates), en los de Bordeu, de Triller (*De morbis pubertate solutis*), no localizado; de Grimaud, etc. etc. Daniel Wilhelm Triller (1695-1782) fue un médico y escritor alemán, con una copiosísima obra escrita; Jean-Charles-Marguerite-Guillaume de Grimaud (1750-1789) fue un médico francés.

todos sus [...]; los órganos toman un pronto crecimiento, todo se anima, se egecutan con vigor todas las acciones i todas concurren a la efervescencia profunda q[u]e en breves instantes le oprime (sic) a la constitución entera modificaciones cuya naturaleza sola [h]a [h]echo todos los gastos [que] a la pubertad se deben, en este caso las crisis de las enfermedades de la infancia.

2. <u>Estado físico de la Juventud</u>[59]. En la primera edad de los seres, parece que la naturaleza [h]a confun[45]dido los sexos, pero las [...] de semejanza, la similitud aparente desaparece bien pronto con la ayuda de un ligero examen. En efecto, la niña se diferencia de n[uestr]o sexo por los caracteres suministrados a los organos de la generación, se nota aun por su ligera vivacidad, por su modo de [h] ablar, sus astucias, por el atractivo i gusto particular que la inclinan a un genero de egercicios i de entretenim[ien]tos diferentes de los nuestros. Estos cambios los necesita la naturaleza para [h]acerla capaz de llenar la mas grande i mas bella función de la vida. Mas examinemos sucesivamente al hombre i la mujer i diferenciaremos mejor los caracteres que les distinguen.

La primera diferencia que fácilmente comprende i admira, tanto el curioso viagero, como el tranquilo observador, es que la estatura de la Muger, es por lo comun mas pequeña en todos los pueblos, la piel es mas fina i mas blanca; el rostro presenta un ovalo mas regular, asi su fisonomía ofrece mas suavidad y delicadeza; sus miembros redondos impresionan por sus contornos modulosos, su gracia i su [h]ermosura. esto es lo que [...] van a expresarlo en pocas palabras:

---

59. El autor escribe en nota a pie de página: Aunque en esta disertacion no nos [h]emos propuesto mas q[u]e el estudio del [h]ombre, considerado en su estado ficico, moral, fisiológico i patológico, sin embargo, hemos creido indispensable el delinear aquí un cuadro comparativo de los estados ficico, fisiológico i patológico del [h]ombre y de la muger.

esta mitad del genero [h]umano. [...] comparada ficicamente con la otra es la superior en grado e inferior en fuerza. La redondez de las formas, la delicadeza de las facciones, la brillantez del color, son atributos distintivos. la fibra muscular es en ella menos tenaz i menos co[n]sistente, la espansibilidad del tegido celular, siendo mas considerable, le da, a la verdad, mas flexibilidad, pero menos vigor i fuerza.

Si se examina el pecho de una mujer, se percibe bien pronto q[u]e esta en parte diferentemente sostenido q[u]e el del [h]ombre, las clavículas [46] son cortas i casi derechas, el esternón es convejo y prominente, mas aun [h]acia la parte superior: el del hombre es mas plano i las clavículas son mas largas, i encorvadas en forma de S cursiva. Las espaldas de este son mucho mas anchas. De estas diferencias resulta que el pecho de la mujer es mas estrecho transversalmente i mas largo de adelante [h]acia trás, asi los pulmones gozan de toda libertad en esta estructura, pues ganan en un sentido lo que pierden en otro.

Los sistemas venoso i arterial ocupan un espacio mas grande en el [h]ombre, los dos ordenes de estos vasos, gozan en el, proporcionalmente, de mas fueza que los otros generos de vasos. Las venas son de un calibre mas estenso; sus túnicas asi como las arterias tienen mas consistencia i densidad. En el [h]ombre el [h]igado, tiene un volumen menos considerable que en la mujer, es suceptible de mayor desarroyo en ella i aparece, como muchos anatómicos lo [h]an sostenido, que crece en razón inversa del corazón. Los vasos lácteos disfrutan de un imperio muy dilatado en las mugeres i [h]acen presumir que el resto del sistema linfático ecsiste en ellas en el mismo estado de extensión dominante.

En fin, el esqueleto de la mujer es mas pequeño, mas delgado i mas débil, que el del [h]ombre, las protuberancias serosas son mas planas, el abdomen tiene mas anchura i amplitud, lo que [h]ace que los fémures estén mas apartados i presenten menos curvaduras. Todas estas diferencias, prescindiendo del desembolvim[ien]to de los órganos generadores, etc., confirman el plan de la naturaleza [h]a delineado y el destino q[u]e les [h]a dado.

3. Estado moral del adolescente. En el estudio del estado moral del adolescente encontraremos [47] también caracteres propios para confirmar la diferencia que existe entre los dos sexos. Efectivamente en la mujer es mas fácil de conocer la sensibilidad que en el [h]ombre; las sensaciones son mas vivas i menos durables; las funciones intelectuales son tal vez menos aptas p[ar]a egercitarlas por la naturaleza de su organización. Lo q[u]e no es constante, pues en realidad lo son menos por efecto de la educación, que las separa de los estudios abstractos i reflexivos. Los filósofos, dice Cabanis[60], que sin atender a la organisación ficica de la mujer, no atribuían sus pocos adelantos en las ciencias abstractas, sino al genero de vida que la sociedad les impone, se [h]an apoyado en algunos [h]echos raros, no pruevan mas que la naturaleza [h]á podido, en este caso como en otros, traspasar sus propios limites. Por otra parte, como nota muy juiciosam[ent]e J. J. Ruseau (sic), una vez que esta demostrado q[u]e el [h]ombre y la muger, no son ni deben ser constituidos lo mismo, ese carácter i temperamento es consigui[en]te no deben tener la misma educación.

Mas sensibles al exterior, espuestas a sensaciones mas circunscriptas, mas efímeras, las mugeres deben tener [una] imaginasion mas movible que profunda, las ideas mas fáciles i brillantes que solidas, prontas en el pensar, i raras veces disfrutan de una atención sostenida para abstraer i combinar, en fin de la potencia de meditar que imprime un carácter mas estenso á las diferentes operaciones del entendim[ien]to. Las mugeres se apasionan, se irritan i se

---

60. Pierre Jean Georges Cabanis (1757-1808) fue un médico y filósofo francés, considerado como padre del sensualismo.

enternecen con facilidad, pero estas impresiones son ligeras y se desvanecen con prontitud.

La debilidad es el patrimonio de la muger i esta debilidad [61][48] se la dio sin duda [la] naturaleza, para el temor a los peligros las detuviese en sus [h]ogares i le [h]iciese menos penosa la vida sedentaria que necesitan los ciudados de la maternidad. Las mujeres, dice Cabanis, conocen su debilidad, de aquí la necesidad de agradar i buscar un protector; de aquí su disimulación, sus modos de obrar, sus maneras, sus gracias. En cuanto a las pasiones, podemos decir que la compasion, la benevolencia, s[obr]e todo el amor[62]que experimentan, y escintándolas mas veces, cada una tiene, dice el elegante Romel[63], una boca p[ar]a sonreir, ojos tiernos i animados por la gracia, brazos mas [h]ermosos q[u]e temibles, un sonido de voz que no lleva al alma sino tiernas impresiones, no son [h]echas p[ar]a unirse a violentas i odiosas pasiones.

La muger no esta sin embargo esenta s[iem]pre del odio, de la venganza de los celos, tampoco de la cólera que existe en su sensibilidad fícica, i de la arrogancia que los obsequios i cortesías deben necesariamente sostener en ellas.

Es de notar que la sensibilidad mas viva de las jóvenes desembuelve en ellas las pasiones, con mas anticipación que en los jóvenes, cuando ambos no tienen la mas ligera idea. Pero esta viva

---

61. El autor escribe en nota a pie de página: La estrema debilidad de las mujeres hace que sean generalmente timidas, por lo que el temor produce en ellas tantos estragos i p[o]r q[u]e al menor peligro q[u]e las amenasa, caen desmayadas.

62. El autor escribe en nota a pie de página: "el amor, dijo Madama Staël, no es mas que un episodio en la vida del [h]ombre y es la [h]istoria entera en la vida de la mujer". Germaine Necker (1766- 1817), baronesa de Staël-Holstein, fue una escritora francesa.

63. Quizás quiso referirse a George Bryan Brummell, conocido como "Beau Brummell" (1778-1840), que fue un conocido dandi, árbitro de la moda en la Inglaterra de la Regencia y amigo del príncipe regente, que accedió al trono en 1820 como Jorge IV.

sensibilidad da a las pasiones de las mujeres un carácter fugaz, la inconstancia es su distintivo.

Para que el individuo piense en su conservación le dio la naturaleza al [h]ombre para que piense en la de la especie, le dio el amor. Es un deber que todo ser sensible está obligado a llenar, pero cuando esceden los limites prescritos por la sana razón, o es desnaturalizado por la triste pasión que profana lo que tiene de mas sagrado, en[49]tonces el [h]ombre es victima de todas las congojas, de todas las perplejidades, de un alma que delira i termina las mas veces en su primavera una vida que tubo principio bajo los auspicios mas felices. Recordemos la [h]istoria de Taso[64]. Nacido en el mas bello cielo de Italia, proscripto y desdichado desde la infancia, autor a los veinte i dos años del poema épico que [h]ace la gloria de su nación, en medio de las delicias de una celebridad precoz, fue acometido del amor mas violento i desgraciado para la [h]ermana del Duque de Ferrara, que residia en la costa. Esta excesiva pasión fue la causa de las mas [h]orrorosas persecuciones, envenenó los días consagrados a la Musas, ocasionó una muerte prematura, i quitó a las letras i a la Poesía, lo que, por decirlo de una vez, había producido en su cuarto lustro la obra inmortal de la Jerusalen destruida[65].

A esta pasión se unen los zelos, la ira, el amor de la gloria, el de las ciencias, el de las bellas artes, en fin, se encuentra ya en el joven otras pasiones, otros vicios, tanto mas irritantes, cuanto no debieran esistir en esta edad; el egoísmo, la doblez, la envidia ocupan demasiadas veces el lugar de la franqueza i del desinterés. Ya la ambicion atormenta al joven, i p[ar]a conseguir lo que desea se muestra dócil i humilde: toma los defectos de otras edades: es

---

64. Torquato Tasso (1544-1595) fue un poeta italiano de la época de la Contrarreforma.

65. En realidad, su titulo es *Jerusalén Liberada*

amigo del dinero, como el viejo: afecta la gravedad del adulto; creyéndose instruido decide, sin conocer que es pedante, no obstante, todos repien con Montaigne[66] el verso de Du Bellay[67]: sobre todo aborrezco un saber pedantesco. Y Boileau[68] dice adecuademente: Sus costumbres, su espíritu i placeres, Cada edad tiene, no los aceleres. [50] Disfrutemos pues de la nuestra, tan pefectamente dividida. [¿] De q[u]e sirve anticipar el porvenir? Seamos lo que somos: joven en una edad y adulto en otra. Las flores preceden s[iempr]e a los frutos i estos, ásperos al principio, no se buelven dulces sino con la edad: no sin razón, jamas [h]an sido queridos aquellos individuos, especie de [h]errmafroditas, que reúnen la dulzura de la infancia, la presencia de espíritu del adulto, i la sabiduría del Viejo: con razón se desconfía de ellos.

4ª Diferencias filosóficas (sic)[69]. Si consideramos al [h]ombre i a la muger bajo el aspecto fisiológico, encontraríamos que en esta la acción de la vida se distribuye con una rapidez tal q[u]e la digestión se egecuta con mucha mayor prontitud q[u]e en aquel p[o]r q[u]e la delicadeza de los órganos, no admite mas que alimentos proporcionados: las secreciones, siendo conformes a la digestión, aseguran una digestión mas pronta i mas exacta. La circulación de la sangre es mas activa, ora en razón de la acción, ora por la tenuidad de los vasos. De aquí la vivacidad, la actividad que preponderan al movim[ien]to circulatorio en el [h]ombre. Se [h]a observado muy bien que la mujer se asemeja al niño, cuya actividad es conocida: la respiración que es mucho mas activa tiene el mismo principio.

---

66. Michel Eyquem de Montaigne (1533-1592) fue un filósofo, escritor, humanista y moralista francés del Renacimiento.

67. Joachim du Bellay (1522-1560) fue un celebrado poeta francés del Renacimiento.

68. Nicolas Boileau (1636-1711) fue un poeta y crítico francés del periodo barroco.

69. Debiera decir *Fisiológicas*.

El [h]ombre no necesita dormir tanto como la muger, esta soporta menos la vigilia. Los órganos de los sentidos jusgan con mayor delicadeza tienen por mas actividad y mas espresion p[o]r la razón q[u]e dejamos expuesta [h]ablando de la acción de los vasos. La vista es mas perspicaz, el oído mas exacto, el olfato el gusto y el tacto, juzgan mejor de la naturaleza de los cuerpos p[o]r quienes son afectados, sin duda p[o]r que las ramificaciones nerviosas son mas tenues i quizás mas numerosas.

Consideramos la voz i el canto. La voz del [h]ombre es fuerte, llena, grave i [51] sonora, la de la mujer suave aguda i penetrante; esta diferencia consiste sin duda alguna en que la laringe es mas delgada en esta, la concavidad de este instrum[en]to músico esta estrechada p[o]r el mismo cuello, el cual es mas tenue i cubierto de mucosidad, la que tapiza casi s[iem]pre la membrana interna. Asi es que las mujeres que disfrutan el temperam[en]to del [h]ombre tienen mala voz, por este órgano debe tener en la mujer mucha mas movilidad i flexibilidad. ¿Quién es el que no [h]a admirado la [h]ermosa variedad del canto melodioso del bello sexo? Tambien se diferencia en la formación de la palabra, p[o]r la facilidad que disfruta la muger, [h]abla con mas limpieza i agilidad; expresa sus ideas mas fácilmente i de un modo mas sensible. ¡Qué no le fuera dado también callar como hablar! sus encantadores acentos nos arrebatarían mejor si las oyéramos menos veces, o si fueran mas reflexivas.

En fin, la menstruación establece una diferencia completa entre los dos sexos.

5º. Enfermedades de la segunda edad. Las mismas enfermedades acometen á los dos sexos en la infancia; consecuencia de la conformidad de organización. En la época de la pubertad, tanto en estado enfermo, como en el sano, el [h]ombre i la muger se diferencian i toman distintos giros, i de consiguiente tienen cada uno enfermedades particulares.

En general, en razón de la debilidad de su constitución, son mas frecuentem[en]te acometidas de enfermedades q[u]e los [h]ombres, pero es necesario conocer que el numero de causas de afecciones en ellas, depende de las funciones particulares q[u]e les están destinadas. La menstruación, el embarazo, el parto, el dar de mamar, son p[ar]a ellas el principio de un gran número de enfermedades, que no pueden padecer los [h]ombres. [52]

Una enfermedad particular del bello sexo i que hace en él los mas grandes estragos, es la retardación que suele experimentar el flujo menstruo, por supresión, disminución etc. etc. [H]ai además otras enfermedades propias de la mujer, i son todos los accidentes de la preñez, la leucorrea, las úlceras al útero.... La grande influencia deste órgano s[obr]e los nervios, los [h]ace sensibles y delicados, i pone [a] todo el sistema en un estado de movilidad o sensibilidad, que son las causas de una muchedumbre de afecciones, que se design[a]n con el nombre de vapores uter[in]icos. Entonces es cuando se ve reinar la Epilepsia, la catalepcia, la enagenacion mental, etc. ¿Estaria de mas el observar si alguna de estas enfermedades puede también atacarnos et viceversa?

Los [h]ombres tienen, como las mujeres, sus enfermedades particulares, así [H]ipocrates [h]abía observado que la gota, la calvicie, las almorranas, etc. eran afecciones propias de nuestro secso. Por otra parte, la sangre acumulada en la parte superior del [h]ombre le [pre]dispone a las [h]emorragias nasales, [h]emoptisis, etc. En efecto, lo que es el aparato de la menstruación en la muger, los son p[ar]a el joven el sistema vascular arterial del corazón y el aparato pulmonar; así está espuesto en su enégica actividad á los peligros que resultan de los esfuerzos o de la violencia. Al [h]ombre, pr[incip]almente a los sujetos ardientes i coléricos, sobrevienen los aneurismas del corazón, de la aorta, de los grandes vasos, las fluxiones del pecho, los vomitos de sangre, las anginas, el frenesí, la apoplegia, la epilepsis idiopática, la [h]idrofobia espóntanea, la mania furiosa, etc, le afectan con mas frecuencia q[u]e a las mugeres.

Esta superabundancia de sangre en las regiones superiores del cuerpo, [h]ace, que siempre tomen las enfermedades un carácter mas grave i violento, q[u]e las afecciones febriles interesen mucho mas el sistema biliar, i q[u]e sean mas ardientes i mas agudas en los [h]ombres que en las mugeres i mucho mas en los solteros, según dice Baglivio[70]. [53]

Por último, entre las enfermedades comunes a los dos sexos, citaremos la tisis pulmonar, cuyas numerosas victimas, atestiguan desgraciadam[en]te la imposibilidad demasiada de n[uestr]o arte.

6º Tratamiento de las enfermedades de la segunda edad. Según las numerosas diferencias que acabamos de examinar sucesivam[en]te es fácil juzgar las indicaciones y contraindicaciones que deben deducirse en el tratamiento, con todo, las indicaciones deben de ser modificadas por un sin numero de circunstancias tales como el temperamento, las estaciones, los climas, el género de vida, las costumbres, los alimentos, las profesiones. etc.

Si los sintomas de las enfermedades no son ve[h]ementes, no exijen el uso de remedios [h]eroicos i violentos. La debilidad natural de las mugeres, la delicadeza de sus órganos, el predominio de acción del sistema nervioso, son sin contradicción, los motivos p[ar]a evitar en ellas, cuanto sea posible, el uso de remedios capaces de escitar mui vivam[en]te esta acción del sistema nervioso, de causar una impresión mui viva en los órganos, o de disminuir considerablemente las fuerzas.

Sin embargo, los remedios activos estan muchas veces indicados p[o]r la naturaleza de los males que atacan a las mujeres, ora por la lentitud del curso de ellos, ora por la tendencia a degenerar en crónicos. El Médico debe saber que cuando lo exige el caso, [h]

---

70. Giorgio Baglivi (1668-1707) fue un médico y científico italiano del periodo barroco.

a de usar el régimen necesario p[ar]a prevenir los malos efectos, sea moderando convenientemente sus dosis, sea combinandos con otros remedios capaces de precaver o de corregir lo q[u]e su acción puede tener de peligrosa.

Además de las indicaciones generales, tomadas de las diferencias de ambos [54] sexos, [h]ai otras mas particulares i que no son menos importantes. Las mugeres soportan mas difícilmente que los [h]ombres la larga abstinencia; p[o]r consig[uien]te, se debe durante sus enfermedades, evitar en cuanto sea posible, una dieta demasiado severa i larga. Tanto en las mugeres como en los niños, es mas fácil promover el vómito que en los [h]ombres, i conviene ser mui circunspecto en las dosis de los eméticos.

Se sabe que los acci[dent]es nerviosos e [h]istericos, que se desembuelven tan frecuentemente en las mugeres, sobre todo durante el curso de sus enfermedades, se exasperan ordinariam[en] te con el uso de las bevidas, de los alim[en]tos o de los remedios dulces e incípid[o]s. P[o]r el contrario, las sustancias aromaticas i fétidas contribuyen las mas veces a calmar estos mismos síntomas. Circunstancia que debe tenerse pres[en]te en el tratam[ien]to de las enfermedades de las mujeres para [h]acer la eleccion, conbina[ci] on i preparacion de los alim[en]tos, bebidas i remedios.

En fin, entre las indicaciones particulares, sacadas de las diferencias de los sexos, son las mas notables las q[u]e se deducen de las modificaciones ocasionadas en las enfermedades de las mujeres, p[o]r el egercicio de las funciones particulares de su secso, como en efecto lo son la menstruación, el t[iem]po de gestación, el acto i desp[ué]s del parto, durante la lactancia, cuyos estados unen a las enfermedades del bello sexo las mas graves complicaciones, ecsige el mas exacto cuidado en el uso de los remedios activos.

Terminaremos, p[o]r último, estos preceptos generales, diciendo q[u]e todas las enfermedades comunm[en]te, indican un exceso de vida en esta edad, se debe las mas veces practicar la sangría, sean ge[ne]rales sean locales, pero seria mas ventajoso, a menos q[u]e en circunstancias particulares no se opusiesen, el [h]acer fluir la sangre arterial, p[o]r la venosa, parece ser mas a propósito a las otras edades siguientes. [55]

[H]emos visto al [h]ombre débil i delicado en la primera edad; en la juvenil, nos [h]a presentado un esceso de vida, un colmo de actividad; a[h]ora vamos a considerarlo en la edad de mas grande energía, en su mas alto grado de profusión, en efecto, el alma i el cuerpo poseen todas sus facultades; la vida parece estar distribuida de un modo mas igual, e uniforme, la igualdad de los movimientos vitales se manifiesta en la importancia de la acción i en las facciones que toman un aspecto de seriedad; el tiempo de las brillantes ilusiones [h]a pasado, la ilusión es reempalzada por el juicio, la ligereza por la circunspección, la fogosidad de las pasiones p[o]r la serenidad, la vivacidad por la reflexión, el desinteres p[o]r el espíritu del or[de]n, i del [t]alento, en fin, la generosidad p[o]r la ambición. Estos cambios notables se efectúan por grados, i presentan diferencias infinitas según los climas, el secso, la educación, el genero de vida i la naturaleza misma del govierno.

1º. Estado fícico del adulto. No existe en este (repite) estado la frescura, la [h]ermosura del colorido, ni la elegante composición que se admite en la adolescencia. [H]a pasado la florida edad, no somos ya la primavera de la vida, efectivamente el cutis mas compacto, mas consistente, principia a perder su color rosado, adorno de la juventud; ya se forman las arrugas, Su cara interna se carga de gordura; el pelo i la barba toman un color oscuro, p[o]r último, la totalidad del sistema, sea dermoides, sea piloso, ofrece un aspecto que caracteriza la tercera edad de la vida, la virilidad. [56]

Los musculos, cuya forma está mucho mas pronunciada, [h]an adquirido una consistencia mucho mayor, un calor i una energía de acción mas íntima.

En esta edad, las cavidades de los [h]uesos, sus apófisis están pronunciadas. En una palabra, el sistema [h]uesoso, por la graduada absorción del fosfato calcáreo, [h]a adquirido toda su perfección; entonces son menos flexibles los movimientos, de donde resultan los esguinces, las fracturas, etc.

Si examinamos el sistema vascular de sangre roja, veríamos q[u]e las arterias [h]an adquirido mas volumen, sus paredes mas densidad, mas dureza: las venas empiezan a predominar, p[o]r la capacidad de su calibre i la cantidad de sangre que contienen.

Los vasos ecsalantes i absorbentes tienen mayor capacidad.

El sistema nervioso cerebral se [h]a equilibrado con todos los demás; el nervioso orgánico posee entonces el mas alto grado de perfeccion, su desarrollo parece coincidir con la energía de las vísceras de la vida interna.

En fin, se establece un predominio notable en el [h]igado i todo el sistema venoso abdominal, de donde resultan el aumento de volumen de esta parte, las congestiones de ella, todas las enfermedades que dependen del estado pletórico de las visceras que contiene esta cavidad.

2°. <u>Estado moral del adulto</u>. En la primera edad [h]emos observado las funciones intelectuales limitarse a la memoria i ser las pasiones nulas o mui débiles; en la segunda concurrir la imaginación, al mismo fin con las fogosas pasiones, entonces el cerebro [h]a adquirido su energía. En esta época es cuando el [h]ombre es mas apto para las grandes acciones, que anuncia una grande energía, tanto en su moral como en su fícico, i que le hacen capaz de señorear la naturaleza y de resistir [57] animosamente todas las revoluciones.

Enardecidos por los fuegos que la perturbación de la juventud [h]a dejado en su imaginación, disfruta su inteligencia de todos sus [...] i somete a todos su poder. Su alma, animando entonces un cuerpo perfecto, cuyos órganos todos [h]an recibido un justo grado de desembolvimiento, en que la fuerza i la flexibilidad se encuentran reunidas, i que todo faborece los diversos movim[ien] tos, que le inquietan, emprenden las especulaciones sublimes, descubre las grandes verdades emprende, egecuta, [i] finaliza los mas penosos trabajos.

Entrando en la edad adulta, el [h]ombre que no tiene la fogosidad impetuosa de la juventud, marcha a un paso igual i refiriéndose a lo pasado, examina i juzga según su importancia, valiéndose de las ideas de las que se [h]a nutrido; el coloso de las vanas imaginaciones se desploma i entre sus restos, encuentra la realidad simple i sin ornamento. Se admira entonces de sus extravíos, i se dedica entonces a comparar su vida futura con la pasada, la razón se desembuelve, le manifiesta los deberes que ignoraba, aun le señala con el dedo las sociedades i le vitupera en secreto el no [h]aber contribuido a su fomento i a su felicidad. Entonces es cuando las inclinaciones particulares, tomando la superioridad debida, proceden a verificar el punto que en lo venidero deberá se el movil de sus acciones. Las borracosas pasiones [h]an desaparecido con la primera juventud, pero los intereses de una familia, el amor de las riquezas, inflaman en él la insaciable sed del oro; no atiende a nada, ni respeta nada, muchas veces la amistad, la tierna amistad, pierde sus [...] i se ve despedazada por la garra cruel de la ambicion. Este deseo de llagar a la fortuna i a los amores.

Viritis aetas inservit honori[71]

Es casi siempre un deseo penoso, marcha con inquietud i te-mor, afecciones funestas, a la libre circulación del movim[ien]to vital. Del mismo modo q[u]e un veneno [58] lento i sutil consume

---

71. Parece que esta frase pertenece a las *Satiras* de Horacio.

la cruel ambicion al ser que devora, arruinando sordamente su vida i abrevia la duración de n[uestr]os días. Que se me da, decía Younes[72], q[u]e el [h]ombre sea el mas robusto y mas sano, si esta pasión lo reducirá bien presto a una sombra pálida i descarnada. Nada detiene nada asombra, á el ambicioso, los obstáculos q[u]e se le oponen no [h]acen mas que [estimular] la vivacidad de sus deseos. Mas, p[ar]a obtener los resultados de alguna importancia, es necesario la disimulación; es preciso la constancia i estas cualidades no faltan jamas, a los atormentados de la ambicion. Los ambisiosos [h]an enriquecido la [...] con su vida fecunda, en grandes virtudes o en grandes crímenes, [h]an sido el [h]orror o la admiración del universo; i su existencia las mas veces de corta dura[cio]n, [h]a sido casi siempre, marcada por el sello de la gloria o del [h]orror. Ojeando los anales de los pueblos antiguos, i modernos, vemos los Alejandros[73], los Cesares[74], los Brutos[75], los Mahometes[76], los Carlos 12[77], los Cronweles[78], figuras en el Teatro de la ambición, i deber a ella sola el sumo poder q[u]e disfrutaran i la reputación que se [h]an adquirido en la posteridad.

---

72. Personaje no localizado.

73. Se refiere a Alejandro Magno.

74. El autor escribe en nota a pie de página: este ser inflamado sin reposo/ combatir, emprender, vencer procura/Quiere vengarse nada temeroso/ I acometer sin limites el jura/infatigable, activo i velicoso/ I terrible también subió a la altura/Tal es Cesar: los Dioses no pudieron/contentarlo, por mas que concedieron/ Phars de Sue, personaje del que nada sabemos.

75. Marco Junio Bruto (85-42 a. C.) fue un político y militar romano de la etapa final de la República. Participó en la conspiración que condujo al asesinato de Julio César.

76. Mahoma (570-632) fue el fundador del islam.

77. Carlos XII de Suecia (1682-1718), también llamado Carolus Rex y el Alejandro del Norte.

78. Oliver Cromwell (1599-1658) fue un líder político y militar inglés. Hizo decapitar al rey Carlos I y convirtió temporalmente a Inglaterra en una república.

La envidia, los zelos, el odio, etc, íntimamente unidos, juran ocuparse mutuamente en la edad viril. [59]

3°. Fis[i]ología de la edad madura. Las fuerzas sensitivas disminuyeron considerablemente en el adulto i esta disminución de la sensibilidad parece coincidir con el desembolvimiento del sistema matecoso (sic) mientras que las fuerzas motrices estan, por lo contrario, mui activas en la virilidad; testigo el [H]ercules de Farsio[79], del que la fabulosa antiguedad nos [h]ace relación de sus hazañas; testigos todos los [h]ombres robustos que que se ilustraran en t[eim]pos pasados en los juegos olímpicos i en los gimnasios. Sin embargo, esta energía de las fuerzas motrices, no es g[ene]ral p[ar]a todos los que [h]an llegado a la virilidad. Los favoritos de las musas no participan de esta ventaja corporal. En una palabra, se puede decir que las fuerzas vitales tienden todas, en la tercera edad, a la cavidad abdominal.

4ª. Enfermedades de la edad adulta. Las enfermedades que se pueden considerar como consecuencia de la edad madura, son en general, las afecciones biliosas, las flecmasias internas del sistema digestivo, las fiebres biliosas inflamatorias, las [h]epatitis, etc. Se ve tambien en esta edad manifestarse los reumatismos, la gota, la nefritis.... [H]ipocrates dice que, pasada la adolescencia, se está predispuesto al asma, pleuritis, pneumonitis, letargo, frenesí, fiebres ardientes, diarreas crónicas, cólera morbo, disentería, lienterias i almorranas[80].

5°. Tratamiento de las enfermedades del adulto. Por lo que acabamos de decir se deduce que los eméticos, los purgantes [58] los tónicos etc. son los agentes terapéuticos que se pueden emplear,

---

79. Debiera decir Farnesio.
80. El autor escribe en nota a pie de página: Aph. 30, sect. 3.

con mejor suceso. La plétora venosa, característica de esta edad, exige demasiadas veces las sangrías ge[nera]les, que sin embargo son, en muchísimos casos, menos necesarias que en el joven. Pero el Médico debe procurar el imitar la naturaleza, aplicando sanguijuelas en el perineo, o a la margen del ano. En el tratamiento de las enfermedades de las mugeres, después de la edad de retorno, o en la jubilación, deberán las sangrías, p[o]r el contrario, [h]acerse lejos de la matriz, con objeto de no llamar a este órgano, la vitalidad que la naturaleza le acaba de aniquilar. Entonces es cuando se debe insistir en los ecsutorios (sic) i en el cauterio actual, teniendo cuidado, s[ob]re todo, de observar las reglas [h]igiénicas. [60]

SECCIÓN CUARTA. DE LA VEGEZ

Todo cambia, todo se altera en la naturaleza, en fin, el hombre [h]a llegado á la cuarta edad, de la vida que todo lo destruye aun el amor, la gloria i todos los sentimientos espansivos del cuerpo. En efecto, todo lleva en ella la señal de la destructora edad.

1º Estado ficico del viejo. Habiendo llegado al fin de su curso, el [h]ombre va a presentarnos todos los caracteres que demuestran la verdad de este axioma. La naturaleza [h]a puesto termino á todo i [h]emos nacido p[ar]a morir. Efectivamente, el volumen del cuerpo disminuye progresivamente, el tegido celular se aplana, la piel se arruga, pr[incip]almente en la frente i en el rostro. El pelo i los cavellos encanecen, después se ponen blancos i caen, los dientes se menean i abandonan sus alveolos. Los absoventes i los ecsalantes nutritivos, se ponen lánguidos, los de descomposición predominan; los miembros se secan, sus formas se [h]acen toscas i angulares, la aspereza, la inflexibilidad, la estenuacion se manifiestan en todo el cuerpo, con señales evientes; por ultimo, todos los organos del viejo, no presentan mas que rigidez, sequedad, dureza i tanto como se adelanta el termino de la vida, tanto el endurecimi[en]to de las partes se manifiesta i se debilitan las funciones.

2º Estado moral. Rica en ideas i comparaciones, escudriña la vegez en ella misma, i escoge con el tino de la experiencia, los materiales de la verdadera felicidad. Asi pues la sabiduría debiera ser en esta edad el patrimonio del [h]ombre, si pasando la vista p[o]r todo el circulo que [h]a corrido se [h]ubiera aplicado a sacar justas consecuencias [61] de sus acciones, pero vemos también viejos tan locos como los jóvenes.

En g[ene]ral, el viejo sabe apreciar el grado de perfección de los objetos; el estado de las cualidades, el valor de las acciones, de las causas, de los efectos, la estensión i la exactitud de las relaciones, la fuerza o el peso de las probavilidades. Profundiza las cosas, distingue cuidadosamente una idea de otras, i no se deja dominar de la apariencia. Sus juicios estan marcados con el sello de la prudencia i sabiduría; todo anuncia en él una próxima circunspección. Asi, la franqueza i la ingenuidad de la primera edad, son reemplazadas en la vegez p[o]r un espíritu encerrado i suspicaz, provisto de cuanto [h]a visto, i observado en el largo curso que [h]a corrido; puede sustraer muchas veces a sus semejantes de los mas grandes peligros, impedirles caer en los tendidos lazos p[o]r la superchería i malevolencia i detenerlos al borde del precipicio.

Entre las paciones dominantes de la vejez, se encuentran, la desconfianza, la ira, la inquietud, el aborrecimiento i la avaricia, que termina la mas de las veces en la tacañería.

3º. Fis[i]ología de la vegez. Las fuerzas activas desaparecen en la vegez, mientras q[u]e las fuerzas radicales se destruyen p[o]r grados. Las fuerzas motrices i sensitivas experimentan la misma alteración, que las fuerzas activas i radicales. Si atendemos a las funciones, veremos que todas estén desordenadas, la digestión, por ejemplo, ¿no se encuentra profundam[en]te alterada? Y no tiene esta función otras muchas bajo su dependencia [?]

4°. Enfermedades de la vegez. Entre las enfermedades que afectan al viejo, encontramos la adinamia esencial, la parálisis, las [h]idropesías atónicas, parciales o generales [62] los catarros de los riñones i vejiga, la incontinencia i retención de orina, las afecciones calculosas, la gangrena, las ulceras callosas, varicosas, escorbúticas, etc.

5° Tratamiento de las enfermedades de la vegez. Los medios terapéuticos que pueden emplearse contra las enfermedades que acabamos de citar, son los tónicos, los fortificantes, los purgantes, los diuréticos, los sudoríficos, etc. En una palabra, el Médico debe suministrar fuerzas á los enfermos, para que la enfermedad q[u]e padecen pueda recorrer todos sus periodos, y terminar felizmente.

De todo lo d[ich]o anteriorm[en]te debemos concluir que [h]ai enfermedades particulares a cada edad[81], en la primera llevan su accion s[iemp]re el sistema nervioso, el cerebro i la caveza; en la segunda, s[iemp]re el sistema arterial, los pulmones i el pecho; en la tercera, s[iemp]re el sistema venoso, el [h]igado i el abdomen, en fin, en la cuarta, s[iemp]re el sistema seroso, los órganos urinarios, i la región de la pelvis.

La edad del individuo determina pues el sitio de las enfermedades, i esto es tan cierto que una misma causa, obrando en las cuatro edades de la vida, produce las mas veces cuatro enfermedades diferentes. Por ejemplo, no es raro ver desembolverse las convulsiones, los ataques de eclampsia en el niño, la epneumonitis (sic), la tisis pulmonal en el joven, una afectación en el [h]igado, un reumatismo, p[o]r ultimo, la gota, i el catarro crónico en el viejo, a

81. El autor escribe en nota a pie de página: Sin embargo, observaremos que entre las enfermedades propias de cada edad [h]ai alguna que pueden afectar al [h]ombre en cualquier edad.

consecuencia de la acción del frío, la supresión de un flujo natural, o de una erupción.

La edad ejerce una grande influencia [sob]re los síntomas que acompañan [63] a las enfermedades, i también [sob]re su duración. M[onsieur] Roucher[82] pretende que las fiebres intermitentes, son acompañadas de síntomas pituitosos, inflamatorios, biliosos, según la edad de los enfermos. M[onsieur] el profesor Pinel[83], igualmente [h]a observado que las viruelas discretas se asocian a las combulsiones en la infancia, i a los sudores en la edad viril, que cuando son confluentes, p[o]r el contrario, ocasionan la diarrea en los primeros i la salivación en los segundos[84].

Muchos autores, entre los cuales citaremos a Selle[85] i Pinel, [h]an notado también que una fiebre adinámica se declara en un viejo con mas grande postración de fuerzas, que un adulto, i se ve algunas veces, en medio del estado de languidez i abatim[ien]to, en el principio de la enfermedad, sobresalir una ligera apariencia inflamatoria.

[He]mos d[ich]o que la edad influye en el curso i actividad de las enfermedades. Efectivamente, [¿] existe una flegmasía [distinta] en el joven o en un viejo? La diferencia es total. ¡Que rapidez en el primero! ¡Que lentitud en el segundo!

82. El autor escribe en nota a pie de página: Med. Clinic. t. 1. p. 129. Se trata del *Traité de mèdecine clinique sur les principales maladies des armées: qui ont régné dans les hôpitaux de Montpellier pendant les dernières guerres, dans les années ...* de Roucher, 1793.

83. Philippe Pinel (1745-1826) fue un médico francés que se dedicó, entre otras cosas, a la clasificación de enfermedades y al estudio y tratamiento de los problemas mentales.

84. El autor escribe en nota a pie de página: Nosog. Phil. tomo 1, p. 32. Se trata de Philip Pinel y su *Nosographie philosophique, ou, La méthode de l'analyse appliquée à la médecine* par ...1803.

85. Christian Gottlieb Selle (1748-1800) fue un médico alemán.

La edad puede servir igualmente p[ar]a declarar, en algunos casos, la verdadera naturaleza de una enfermedad. Así, leemos en la Medicina practica de Zacuto Lusitano[86], que este Medico consiguió curar una joven de una epilepsia revelde a todos los tratamientos, usando los antiflogísticos bien combinados. Manifiesta que solo la edad de la paciente le determinó á emplear este método curativo, aun que el carácter inflamatorio de la afeccion no se declaraba a sus ojos, mas q[u]e con síntomas ligeros i casi nulos.

El pronostico necesita también modificac[ion]es de la edad. Facilmente se concibe que el pronóstico de una [h]emorragia, una fractura t[ambié]n, es mas funesta en la vegez que en la adolescencia.

[64] Tambien se sabe que la acción de los órganos q[u]e sirven de conducto para descargar a la naturaleza, i p[o]r los que se evacuan las sustancias que han sufrido una suficiente cocción[87], está las mas veces determinado p[o]r las circunstancias de la edad. Por ejemplo. Una fiebre inflamatoria se termina en el joven por una [h]emorragia nasal, i en la edad viril, p[o]r un flujo [h]emorroidal. En la infancia, se terminan frecuentem[en]te las enfermedades por escresiones i sudores, i en la edad viril por flujos de vientre.

La información si[guien]te de Saimolovits[88] prueba que las crisis varian, según las edades. Este medico observó en la peste de Moscow que los depósitos críticos tenían lugar en las glándulas de la cabeza en los niños, en las de los sobacos en los jóvenes, i p[o]r último se manifestaban en las ingles en la edad un poco avanzada.

---

86. El autor escribe en nota a pie de página: Prax. med. admirand. obs. p. 21. Hace referencia a Zacuti lusitani medici et philosophi praestantissimi *Operum tomus secundus in quo praxis historiarum… accessit praxis medica admiranda…* 1649. Abraham Zacuto fue un medico judío portugués del siglo XVI.

87. Se refiere a las heces y a la orina.

88. La peste de Moscú tuvo lugar en 1770-72 y fue descrita por A. F. Shafonski, un medico militar ruso; se trata pues de una confusión de Llétor. No es la primera vez.

En consecuencia, cuando se trata [de] favorecer la evacuación de las materias criticas, o promover una crisis artificial, si el médico [h]a estudiado la influencia de las edades, la dirigirá a las partes superiores ó inferiores según la edad del sugeto, a menos que el [h] abito o alguna otra circunstancia, no menos imperiosa, se oponga a esta indicación.

En fin, la edad ejerce una poderosa influencia en la curación de las enfermedades. En efecto, todos saben que modifica la docis de los medicamentos, el tratamiento, i que se opone, algunas veces, a lo que se quiere establecer.

...Aquí termina el penoso travajo que me [h]abía propuesto. [¡] Ai de mí! Conosco lo que es mi disertación, i concibo mui bien, lo que debía saber, pero si los sabios que me van a juzgar se dignan apreciar las dificultades del objeto, me atrevo a esperar que su indulgencia será proporcionada a mi debil talento. Por último, si entre mis [h]onrrados i respetados [65v] jueces se encuentra alguno que me repruebe el haber emprendido un trabajo tan difícil, le diré que mi trabajo es [h]echo en la segunda edad, i que esta misma debe servirme de escusa supuesto que el que escribe i piensa como joven, puede quizá un dia pensar i escribir como [h]ombre maduro o formado.

Se sigue la firma de José Antonio Calisalvo.

Si acaso se encuentra alguno que me repruebe, el aber emprendido un travajo tan dificil, le diré que mi ensayo es echo en la segunda colada,
i que esta misma debe servirme de escusa supuesto que el que escrive i
piensa como joven, puede quizá un día pensar i escrivir como ombre
maduro ó formado.//

J. A.
Cabralvo.

VI. Breve introducción sobre las topografías médicas

LAS TOPOGRAFÍAS CONSTITUYEN UN GÉNERO DE LITERATURA MÉDICA con una amplia distribución geográfica, que aparecen a partir de mediados del siglo XVIII, según habitualmente se sostiene, hasta la primera mitad del siglo XX, alcanzando su momento de máxima expansión en el siglo XIX. En España es considerada como la primera topografía la *Historia Natural y médica de el Principado de Asturias*, de Gaspar Casal (1680-1759), publicada en 1762, poco después de la muerte de su autor. En ella se muestra la geografía del lugar, los ríos, los vientos, los temperamentos dominantes y un estudio geológico, porque todo ello se suponía que debía tener una gran influencia sobre las enfermedades más comunes del lugar y su tratamiento, y muy especialmente, sobre las endémicas y epidémicas.

En puridad, no es la primera topografía española, pues existe una obra publicada en la ciudad de México en 1618 y titulada *Sitio, naturaleza y propriedades de la ciudad de Mexico; aguas y vientos a que esta suieta, y tiempos del año; necessidad de su conocimiento para el exercicio de la medicina, su incertidumbre y dificultad sin el de la astrologia, assi para la curacion como para los prognosticos* de Diego de Cisneros y Girón, médico del virrey de Nueva España, Diego Fernández de Córdoba, marqués de Guadalcazar[1].

---

1. Debemos agradecer a Rafael Mª Girón Pascual las noticias sobre este personaje y su obra.

Tal y como afirmara en su día Laín Entralgo, la de Casal se desarrolla en una época dominada por el empirismo médico —que se continuará en el tiempo que el mismo califica de Medicina del Romanticismo (1800-1848)— en la cual se escribe esta topografía, muy conocida por contener la primera descripción de la pelagra, que su autor bautizó como "mal de la rosa", por las alteraciones cutáneas que provocaba[2].

En el otro extremo del recorrido de las topografías, es posible que muchas de ellas, especialmente las realizadas ya en el siglo XX, debieran su composición, más a las convocatorias de las reales academias de medicina, que deseaban completar el ámbito sobre el que tenían jurisdicción, que a sus primitivos fines: surtir efectos médicos prácticos entre los pacientes de la zona que abarcaban. Sobre todo, nos referimos a las compuestas en su segunda mitad, a partir de 1950, ya que los supuestos médicos que defendían habían dejado de tener validez.

El número de topografías españolas que conocemos puede acercarse a las 500, comprendiendo también poblaciones de las entonces denominadas posesiones españolas de Ultramar y algunas del Protectorado Español de Marruecos. Una gran parte de ellas se encuentra aún en forma manuscrita, en los archivos de las distintas Reales Academias de Medicina, como sucede con la de Andalucía Oriental con sede en Granada.

Según el *Diccionario de Ciencias Médicas*, aparecido en Madrid varios años antes de que Calisalvo confeccionase su escrito, esto es lo que él entiende por topografía médica[3]:

2. Pedro Laín Entralgo. *Historia de la medicina moderna y contemporánea...* p. 309.

3. *Diccionario de Ciencias Médicas*, 1821-26. p. 388.

... la descripción exacta y precisa de las localidades de cada país, y de las numerosas variedades que le distinguen, cualquiera que sea su naturaleza, aplicada al estudio, conocimiento y curación de las enfermedades...

Esto es lo que nos lo dice Calisalvo:

> Todas las enfermedades pueden desenvolverse en todas las localidades; pero ¿no es un acsioma que hai afecciones que pertenecen, por decirlo así, esclusivamente á un determinado lugar, i que se orijinan i se sostienen bajo la dependencia de causas locales? al enredamiento, enroscamiento ó aglutinación de los pelos, ó sea la plica polónica ó tricoma es familiar i peculiar de Polonia i de algunos pueblos del norte ¿no acomete esclusivamente en aquellos recintos i depende, sin duda alguna, de una causa permanente i constante?

Otra versión parecida del concepto es el de *geografía médica*, con un contenido prácticamente igual, aunque quizás más ampliado a toda una comarca o a una región.

A la pregunta que podamos formularnos de a qué razón o razones se debió tan extraordinario auge, habremos de contestar que, entre otras cosas, podrían ser las mismas por las que los médicos de esa época pretendieron recuperar las antiguas doctrinas hipocráticas. Estas últimas sostenían que era enorme la importancia del medio geográfico, con todas sus peculiaridades, así como las condiciones de vida de sus habitantes, a la hora de estudiar y tratar las enfermedades más frecuentes en una localidad concreta o, todo lo más, en su zona de influencia más inmediata.

Para Julián Casco Solís, uno de los más recientes estudiosos del tema de las topografías, la teoría de las constituciones de Thomas Sydenham (1624-1689); la nueva política sanitaria europea y el naturalismo terapéutico, fueron los tres grandes epígrafes que contribuyeron a diseñar el perfil definitivo de las topografías médicas en el siglo XVIII. También ha afirmado igualmente que constituyen *la aportación más valiosa y genuina de los médicos rurales españoles al progreso de las ciencias de la salud*[4].

Por una parte, no creemos que, por sí solas, las topografías pudiesen influir positivamente a mejorar el deplorable estado sanitario del país, y por otra, la realidad es que la mayoría de ellas permanecen aún inéditas. Además, muchas corresponden a importantes núcleos de población, y no exclusivamente al campo español, como es el caso de la que hoy nos ocupa. Como vemos, tampoco fueron siempre redactadas por los médicos rurales. En todo caso, habría que dejarlo en un cincuenta por ciento.

La mencionada teoría de las constituciones humanas, cuyo auge está en el *Corpus Hippocraticum*, siglos V a III, a. C., como decimos, tenía todavía una absoluta validez en la época que estudiamos, primera mitad del siglo XIX. Es más, había adquirido un fuerte desarrollo en este tiempo, pues era un sencillo medio de explicar por qué enfermaba un sujeto, o por qué no lo hacía, en un momento determinado, ante la presencia de enfermedades estacionales o epidémicas.

En efecto, un paciente de constitución sanguínea, supuestamente, en primavera, soplando un caliente viento del sur, se afirmaba que tendría muchas posibilidades de contraer una fiebre, puesto que se juntaban el abundante calor del individuo, el de la estación y el origen del viento, elementos suficientes para provocar la fiebre. Naturalmente, con la aparición de la disciplina de la Bacteriología, y la confirmación de la doctrina del contagio, las posibilidades de permanencia de esta teoría se fueron reduciendo de modo drástico, al quedar perfectamente explicado el origen y comportamiento de muchas enfermedades. Pero no era así en el tiempo que nos ocupa.

---

4. Julián Casco Solís. Las topografías médicas: revisión y cronología, *Asclepio*, 2001: LIII-1, 213-241, pp. 218 y 215.

El nacimiento y desarrollo posterior de la higiene pública en el siglo XVIII, abrió una serie de posibilidades importantes para prevenir las enfermedades: la obligación de revisar las conducciones de aguas negras; evitar la persistencia de charcas y desecar las zonas pantanosas; no dejar que las basuras se acumulasen en las calles y procurar que los individuos sanos se aislaran de aquellos que ya estaban enfermos, en caso de cualquier epidemia, fueron medidas usuales, y por supuesto, efectivas.

Si a ello sumamos las políticas de vacunaciones, en un principio solo en el caso de la viruela, tendremos una imagen real de ese tiempo[5]. Así pues, estimamos que, efectivamente, fue muy importante en este campo el cambio de la higiene privada a la pública. La sustitución de la higiene tradicional, la higiene privada, donde lo que primaba era el cuidado del individuo, por la pública, donde lo importante era la colectividad, es un hecho positivo a reseñar. La alta probabilidad de enfermar gravemente debido a que padeciese esa dolencia una persona próxima, o quizás muchas, por diversos motivos —supuesto que había ido ganando adeptos con el paso del tiempo— haría que se adoptasen las medidas que se considerasen importantes con el fin de evitar el contagio. Y estas medidas se verían cada vez como más eficaces conforme transcurriese el tiempo.

Por último, hablar de naturismo terapéutico creo que puede inducir a cierta confusión, ya que el uso de los elementos curativos que proporcionaba la naturaleza venía siendo habitual desde el comienzo de los tiempos. En el siglo XVIII y principios del XIX, era corriente, como sucediera en los siglos anteriores, acudir a los remedios vegetales para recibir sus benéficos influjos, dado que la síntesis farmacológica estaba aún en ciernes.

---

5. Véase, por ejemplo: Miguel José Cabanellas y Cladera. *Memoria sobre la vacuna, impresa para instrucción de los padres de familia de los reynos de Valencia y Murcia...* 1810.

Apenas existía entonces algo más que la posibilidad de analizar los componentes de algunas plantas, y estudiar posteriormente sus efectos terapéuticos en los animales, o acaso en el hombre. Ya que los medicamentos de síntesis no aparecerían realmente hasta el siglo XX, siendo pionera en esta materia la obra de Paul Ehrlich y su tratamiento contra la sífilis, hecho abundantemente comentado en nuestro país[6].

Para Francesc Bujosa, desaparecido hace solo unos años, las topografías médicas son unos textos que pretenden establecer cuáles eran las enfermedades más frecuentes en una determinada zona geográfica, e intentar fijar de algún modo a que se debía este predominio, con el fin de atajar el problema. También estamos de acuerdo con ello, pero parece que este fin no era el único, sino que las *topografías* tenían algunas otras misiones más. Igualmente indica que para ello perseguían, en líneas generales[7]:

> ...relacionar las características físicas del lugar, la composición del suelo, las aguas, los vientos predominantes, la flora y la fauna y las costumbres de sus habitantes lo que comían y bebían, el tipo de trabajo que realizaban, la vivienda que poseían, qué relación tenían con los animales, como enterraban á sus muertos, y qué diversiones preferían etc., con las enfermedades que más comúnmente observaban los médicos en esa zona.

Esta serie de elementos bien podrían constituir la base de la labor preventiva de la enfermedad, pero también pensamos que pretendían, a la vez, obtener una serie de datos que permitiesen relacionar unas enfermedades con otras, agrupándolas de alguna

---

6. Por ejemplo: Ángel Morales Fernández. *Memoria sobre la medicación antisifilítica con el "606" ó Salvarsán. Ensayos hechos en el hospital militar de Carabanchel...*1912.

7. http://francescbujosa.com/Francesc_Bujosa/topografia.html

manera, para conseguir con ello los mejores efectos terapéuticos basándose en las condiciones de los pacientes y en el medio en el que vivían. Máxime cuando los recursos de los que disponían eran muy poco eficientes.

Para Luis Arteaga las topografías médicas reflejan la existencia de zonas malsanas que actuaban como focos epidémicos, que producían el incremento de la morbilidad en las ciudades, e impulsaba a los médicos a fijar su atención en la influencia del medio ambiente y el contexto social en los procesos patológicos, tomando desde entonces el espacio y el medio geográfico como objeto de estudio. En suma, la medicina de las constituciones, la teoría miasmática, la doctrina telúrica, y lo que se ha llamado:[8]

> ...teoría social de la enfermedad, son algunas de las doctrinas científicas elaboradas por los médicos en los siglos XVIII y XIX, que hacen referencia al impacto del medio en la salud de la población. En su conjunto, estas doctrinas constituyen la base teórica del paradigma de las topografías médicas.

Según nuestro propio criterio, a todo lo anteriormente indicado, que sin duda resulta cierto, habría que añadir que los autores de las topografías pretendían, de inicio, establecer ciertos matices característicos, si es que acaso los había, que presentasen las enfermedades de la zona, para facilitar al diagnóstico y, sobre todo, al tratamiento de las mismas. De este modo nos lo indica el propio Calisalvo:

> Topografía Médica de ella, ó sea la descripción esacta i precisa de su localidad, i de las numerosas variedades que la distinguen, aplicada al estudio, conocimiento i curación de las enfermedades, en una palabra, su historia natural i médica...

---

8. Luis Arteaga. Miseria, miasmas y microbios. Las topografías médicas y el estudio del ambiente en el s. XIX. *Estudios de Geografía Crítica*, 1980: 5, 29.

Todo ello tenía una aplicación inmediata, que debía preceder al correcto ejercicio médico en la zona en cuestión, según nos dice Calisalvo:

> ... todo Médico ántes de dedicarse al ejercicio i práctica de su profesión debe conocer las condiciones locales bajo cuya influencia se orijinan i se modifican las afecciones.

Así, ante una misma enfermedad, cuyo diagnóstico, pronóstico y tratamiento estaba ya suficientemente prefijado, presuponían que ésta podría comportarse de una forma anómala, o por lo menos algo distinta, tanto en los signos y síntomas que mostraba, como en su reacción al tratamiento propuesto, dependiendo de las especiales condiciones climáticas del lugar en que residía el paciente. Pero esto no era lo único. Pensamos que también influían en ello los cultivos próximos, la disposición de las ciudades, las calles estrechas, las aglomeraciones de personas en lugares reducidos como cárceles, hospicios u hospitales, donde la convivencia se hacía más íntima. Al igual que la mayor o menor disposición de los habitantes de la zona para enfermar, según las propias constituciones del terreno.

Por otro lado, podría pensarse que los pacientes que habitaban en el ámbito estudiado habían sufrido algún tipo de proceso de transformación, o quizás mejor de adaptación al medio, por lo que podrían ser más resistentes a las enfermedades de la zona. De algun modo podríamos decir que se habían aclimatado.

Del mismo modo, los médicos debían establecer qué enfermedades eran las más frecuentes en la región, y en qué épocas se manifestaban preferentemente, lo que les permitiría aconsejar a sus pacientes qué tipo de medidas debían tomar, que podrían llegar desde impedirles salir a la calle, protegiéndose del excesivo frío, o del calor, e incluso cambiar de vivienda, marchando a otra que fuese más fresca, en un tiempo de calor excesivo o más abrigada, si era el caso del tiempo frio. No era inusual que, sin llegar á tanto, cambiasen de planta o de la zona de la casa. Todo lo cual ya estaba contenido en los *regimina* de salud medievales. Recordemos que la prevención, en unos tiempos en los que la terapéutica apenas podía ofrecer remedios viables, era del todo fundamental.

Y es que, aunque estamos en una época, sobre todo a partir de la primera mitad del siglo XIX, en la que, merced a un estudio anatomopatológico del cadáver, se podía establecer el diagnóstico irrebatible de la enfermedad, no siempre era fácil realizarlo en los ambientes rurales, sobre todo si el médico era partidario del vitalismo, como el caso que nos ocupa. También ayudaba el que los signos y síntomas de las lesiones que esta había ido produciendo podían ser evidenciados en el paciente todavía con vida, lo que era fundamental.

Pero seguían habiendo grandes problemas. Sentar un diagnóstico no significaba en absoluto curar al paciente, puesto que la gran mayoría de las enfermedades graves aun no tenían un remedio efectivo. Sabemos que no habría medicamentos capaces de curar una neumonía, una disentería, una tuberculosis o salir al paso adecuadamente a una epidemia de cólera. Por ello resultaba muy importante lograr prevenir, en lo posible, dichas patologías. Y esta prevención podría hacerse pues estaba en relación, en gran medida, sobre todo antes de la aparición de la Bacteriología, que lo cambiará todo, con el manejo efectivo de los factores externos al hombre, es decir, detectarlos a tiempo y modificar los efectos negativos del medio ambiente hostil. Para eso era necesario conocer bien todo lo que circundaba al paciente.

Se hacía, pues, absolutamente preciso que todos y cada uno de los extremos que se han ido mencionado fuesen conocidos por el médico, y si era posible cuanto antes. De no hacerlo así, se expondría a cosechar mil fracasos en su ejercicio. Por ello, confeccionar la topografía médica del lugar sería como establecer el punto de partida para el buen desarrollo de cualquier actividad médica, y más en el medio rural. En líneas generales, se recomendaba a los médicos recién llegados a las localidades donde debían ejercer que, en medida de lo posible, dedicaran el tiempo preciso a observar las condiciones de la zona, para facilitar el diagnóstico y la curación de las enfermedades. Y el producto de dichas observaciones cristalizaba en escritos titulados genéricamente *topografías médicas*.

De la importancia del tema que nos ocupa en todo ese tiempo, nos habla el hecho de que Amédée Dechambre, le dedicó al epígrafe destinado a las topografías 400 páginas de su ampliamente difundido *Diccionario Médico* (1882-1888), del que fue director, que tantas veces ha venido siendo consultado por los estudiosos e historiadores de la medicina[9]. Un médico, y a la vez también un conocido historiador de la medicina, como fue Antonio Hernández Morejón, quien incluso fue autor de una topografía médica sobre Mahón[10], afirmaría en su tiempo lo que sigue: *El estudio de la topografía médica es tan importante al profesor de la ciencia de curar, como los mapas al guerrero y al estadista*[11].

Las *topografías médicas* suelen incluir una serie de epígrafes, de una manera genérica, aunque su orden lógicamente puede variar de unas a otras. No siempre siguen las mismas pautas, ni utilizan todos y cada uno de los epígrafes que apuntamos. En algunas de ellas aparecen aspectos que podemos considerar de novedosos, que no figuran habitualmente, como es el caso de la memoria que nos ocupa. Veamos cuales son los ítems más frecuentes:

— Situación de la población, demografía, clima, geología, hidrografía, flora y fauna. Ello exigía establecer la situación de las montañas, los valles, los bosques y los vientos más comunes; así

---

9. Amédée Dechambre (Dir). *Dictionnaire Encyclopedique des sciences medicales*... 1882-1888.

10. Antonio Hernández Morejón. *Topografía del Hospital militar de Mahón*. Archivo Real Academia de Medicina de Barcelona. 1806.

11. Antonio Hernández Morejón. *Historia bibliográfica de la Medicina Española*... with a new introduction by Francisco Guerra, 7 vols. ... 1967, vol. II, p.154.

como los ríos y canales, aguas minerales, pantanos, etc. La naturaleza del suelo, las producciones, fábricas, minas y poblaciones próximas.

— Casas, calles, plazas y saneamientos. Anchura de las calles y altura de las casas.

— Cárceles, hospicios y hospitales.

— Elementos meteorológicos, como la constitución de la atmósfera, calor, humedad y sequedad, presión barométrica, tempestades y terremotos.

— Cambios recientes en el ámbito, como desecado de pantanos y tala de bosques.

— Medios de vida de los habitantes.

— Alimentación: comida y bebida.

— Temperamento físico y el carácter moral de sus habitantes.

— Las costumbres, las condiciones de vida, los movimientos demográficos.

— Vestidos y adornos.

— Patologías dominantes y distribución de las enfermedades más frecuentes en cada estación.

— Enfermedades consideradas propias del país y modalidades de las enfermedades comunes observadas.

— Epidemias sufridas a lo largo de la historia

— Posibles medidas a adoptar para solucionar los problemas sanitarios más frecuentes.

Debemos señalar que, tras conocer el contenido de las topografías, un antecedente importante de este género médico está en los "regímenes de salud" medievales, concretamente en los apartados correspondientes al *aire y ambiente* y a la *alimentación*. En efecto, entre los factores llamados necesarios para la conservación de la vida humana, el primero de ellos se refiere a la relación del hombre con su entorno.

En ellas vemos como se indica taxativamente que el médico hipocrático debía conocer a la perfección los vientos que soplaban habitualmente en la zona, los ríos, la existencia de lagos, y las montañas que rodeaban a la población. La correcta sucesión de las estaciones garantizaba épocas de salubridad, en cambio, las alteraciones, con aparición extemporánea de frio o de calor, podrían ser causa de enfermedades. Debía considerar la presencia y frecuencia de terremotos en la zona, por lo que de emanaciones perjudiciales para la salud podrían ofrecer. Especial atención debía mostrar hacia las aguas estancadas, pues se consideraban el lugar de origen de muchas enfermedades. Todo ello, se asegura, antes de comenzar su labor asistencial. Exactamente lo mismo que se sostendrá en las llamadas *topografías médicas* que aparecen muchos siglos después.

El segundo apartado de las "cosas necesarias" es la comida y la bebida. Estos dos parámetros, al menos, los debería conocer el médico medieval para adecuar las condiciones del paciente al medio en el que vive, previniendo con ello posibles enfermedades y estando en guardia para combatir las propias del lugar y estación.

Con respecto a la alimentación, qué alimentos se consideraban saludables y cuáles no. Prohibición casi absoluta de frutas con zumo, cuyo exceso de humedad podría producir fiebres; nada de pescado de mar, especialmente el salado, que comunicaba un exceso de sequedad; carnes, según la estación, preferentemente en invierno y poca cantidad en el resto. Pan de buena calidad, de trigo, preferentemente. En cuanto al agua de la bebida, mejor la de los manantiales que procedan del norte, tomada el agua en el propio nacimiento; se consideraban menos adecuados los de ríos o pozos. El vino poco, pues aporta mucho calor, mejor rebajado con agua.

El resto de supuestos contenidos en los regímenes de salud, como el trabajo y el descanso, sueño y vigilia, ingestas y excretas y movimientos del ánimo, como decimos, no parecen ser contemplados en las topografías médicas.

A modo de ejemplo, uno de las obras medievales más completas al respecto, que recoge la tradición hipocrática, es el *Libro de la conservación de la salud según las estaciones del año*, una obra del polígrafo andalusí, un granadino de Loja, llamado Lisān al-Dīn Ibn al-Jaṭīb (1313-1374). Este autor dedica una amplia parte del mismo al conocimiento de los vientos, las aguas, la tierra, etc. en el territorio en el que se mueve cada paciente. Del mismo modo, se ocupa de la comida y la bebida cuyo consumo recomienda en cada época del año. Lo dedicó a su sultán, y aparente amigo, Muḥammad V, soberano del Reino Nazarí de Granada, del que fue doble visir, que a la postre consintió que lo asesinaran en la prisión de Fez.

Por otra parte, las *topografías médicas* llegaron a ser unos elementos consustanciales con las Reales Academias de Medicina. Según el Reglamento de 1886 de la Real Academia de Medicina y Cirugía de Granada, en su artículo 4º, que versa sobre las obligaciones de estas instituciones, éstas estaban obligadas a: *Recoger útiles materiales para escribir la historia y bibliografías médicas del respectivo distrito, y más especialmente para formar la geografía médica de este.* Casi un siglo más tarde, en 1945, se reforman los Estatutos, pero en su artículo 4, 2ª sigue apareciendo como una misión especial: *Estudiar y publicar la geografía médica del Distrito respectivo.* Por ello, durante mucho tiempo, a lo largo de toda la existencia de las Reales Academias, las topografías médicas fueron objeto permanente en las convocatorias de premios convocados por las mismas. Así, solía aparecer, al menos, un premio destinado a una "topografía médica de un pueblo perteneciente al distrito, exceptuando" (y aquí aparecía una lista de las que ya habían sido realizadas). En ocasiones, también premiaron otras pertenecientes a lugares más alejados de ámbito de la misma.

La topografía granadina objeto de nuestro estudio es un texto relativamente temprano dentro del género, puesto que, según creemos, cronológicamente haría solo el número diecinueve de los aproximadamente cien que aparecieron en España en el siglo XIX. Conocemos que pasan de 300 en total, desde el XVIII al XX. Le anteceden (según recoge Julián Casco Solís) las referentes a Gerona, Madrid, Cádiz, Lérida, Solans de Cabras (Cuenca), Reus, nuevamente Madrid y sus alrededores, Cascante (Navarra), Málaga y su provincia, San Sebastián, Cebreros (Ávila), Utrera (Sevilla), Marmolejo (Jaén) y Alcalá de Guadaira (Sevilla). Por nuestra parte añadimos las ya citadas sobre México, Asturias, Menorca y Madrid; luego irían las de Murcia y Granada, y la de Torrox, de 1857.

No solamente los autores españoles se ocuparon de las topografías médicas de las poblaciones hispanas. También, coyunturalmente, encontramos que algunos médicos extranjeros escribieron sobre ello. Un ejemplo es la topografía médica de Mahón y otras ciudades de Menorca, obra del británico George Amstrong[12]. Claro es que fue así porque la isla estuvo bajo el dominio de la Gran Bretaña una gran parte del siglo XVIII. También conocemos la existencia de la *Topografía médica de Madrid*, obra del médico francés Joseph Tyrbas de Chamberet, escrita durante la ocupación de nuestra patria por parte del ejército napoleónico[13].

Por ello, el hecho de que dos autores extranjeros se ocupasen de escribir las topografías de nuestros lugares, parece evidenciar que se trataba de un género que tenía una gran difusión en Europa y, podemos añadir, también en América. Así, indicaremos que hay censadas alrededor de seiscientas topografías médicas realizadas en Francia en los siglos XVIII y XIX. Una de ellas es la de París redactada en 1822 por obra de Claude Lachaise[14]. En Hispanoamérica tenemos múltiples ejemplos; y aparte de la mencionada de Cineros y Girón sobre la ciudad de México, tenemos la de Perú, de Lorente y Flores Córdoba[15]. En cuanto a los Estados Unidos, citaremos tan

---

12. Jorge Armstrong. *Historia Civil, y natural de la isla de Menorca: descripción topográfica de la ciudad de Mahón y demás poblaciones* escrita en inglés por ... 1781.

13. Joseph Tyrbas de Chamberet. *Sur la topographie médicale de Madrid* [Manuscrito] 1811.

14. Claude Lachaise. *Topographie médicale de Paris...* 1822.

15. Sebastián Lorente; Raúl Flores Córdoba. *Estudios sobre geografía médica y patología del Perú...* Lima, 1925.

solo la *Medical Topography and Epidemics of California*, de Thomas Muldrup Logan, escrita en 1858.

Corresponde el escrito sobre Granada al final de una primera época (que abarcaría desde 1800 hasta 1840) de la era prebacteriana, que dura hasta 1883, de las dos etapas en que hemos dividido las topografías médicas del XIX. La segunda época se extiende desde 1840 a 1883, tiempo en el que el descubrimiento de muchos gérmenes irá dando paso a la institucionalización de la higiene pública. Es el tiempo en que Robert Koch (1843-1910) descubre, por ejemplo, el vibrión colérico.

El inicio de la primera época es contemporáneo a una gran epidemia de fiebre amarilla (1800) y finalizará poco después de la primera gran pandemia de cólera morbo asiático (1834), que es solo algo anterior al tiempo en que José Antonio Calisalvo redactó su escrito, que por cierto apenas la menciona.

En España los primeros estudios de microbiología se iniciaron, según parece, en Madrid, a partir de 1870, por obra de Antonio Mendoza y José Eugenio de Olavide. Se trata de un tiempo que estuvo marcado por las polémicas científicas, lo que posiblemente veremos reflejado en los textos que comentamos. Por una parte, solo unos pocos médicos, los denominados *contagionistas*, sostenían que era posible el contagio de las enfermedades —hombre enfermo a hombre sano— y, por tanto, era necesario proceder al aislamiento de enfermos y mercancías, lo que producía graves alteraciones en el desarrollo del comercio. Por otra, estaban los *anticontagionistas*, en clara mayoría, que basaban sus ideas en la presencia de miasmas que poblaban todo el entorno, y que por tanto podían afectar a cualquiera, produciendo la enfermedad y que, afortunadamente, no exigía el aislamiento de las ciudades y propiciaban continuar con la libre circulación de personas y mercancías.

Los médicos estaban imbuidos por una concepción ancestral, nacida en Hipócrates, quien hablaba sobre las enfermedades agudas y epidémicas, heredera de la teoría de las constituciones, que podría encuadrarse dentro del *modelo miasmático de enfermedad*. Esta exigía la presencia de un aire epidémico que era producto, por un lado, de las alteraciones atmosféricas y por otro, de las exhalaciones de la tierra y los focos «pestíferos» que tenían su origen en las aguas cenagosas de los pantanos y en los muladares, verdaderos depósitos de materias orgánicas en descomposición, etc.

Así se expresaría Calisalvo al respecto:

> La constitución de la atmósfera tiene estrechísimas aderencias con el sistema de nuestro ser; no basta considerarla en estado de reposo i ajitación; reflecsionar sobre el orijen i efectos de las lluvias, tempestades, vientos, vapores etc.; seguir i comparar estos fenómenos en las épocas diversas del año i singularm[en]te en el pérfido otoño; es preciso ecsaminarla en cada localidad considerándola con respecto al temperamento i enfermedades de los pueblos; es necesario valuar las diferencias que hai entre el aire sano de los lugares secos i bien ventilados i el infecto de los sitios bajos i húmedos que sopla el contajio i aun la muerte misma; es indispensable, en fin, subir del profundo valle á la cima de la escarpada roca p[ara] ver con [...] crecer ó disminuir el calor á proporción de las superficies que ofrecen á los solares rayos, i la densidad ó diafanidad de los medios ¡cuantas luces prestan el termómetro, barómetro, higrómetro, eudiómetro, electrómetro:::! tal vez la meteorología nos dé nociones sobre la naturaleza de ciertos miasmas de dónde provienen calamidades.

VII. Transcripción del texto
Topografía médica de Granada

DESCRIPCIÓN DEL MANUSCRITO

Tiene un total de 33 páginas, no numeradas. La escritura es de distinta mano que el texto que hemos comentado anteriormente. Se diría que es bastante más elegante, e incluso se permite incluir algunos adornos.

— Es llamativo el uso de la letra s, que tiene un inusual tamaño.

— Como en el texto anterior, no tiene apenas borrones que dificulten su lectura, pero sí correcciones y también muchas abreviaturas, generalmente las mismas, que hemos procurado desarrollar, aunque en ocasiones no nos ha sido posible.

— En la transcripción, igualmente, se ha respetado la grafía de la época, que tampoco sigue fielmente el escribano, pues, a veces, hay una palabra escrita de distinta manera en un mismo renglón. Las anomalías más frecuentes se dan en el uso inconstante de la i latina por la griega; la casi nula utilización de la x; el uso de la b por la v y la g por la j. Esto, a veces, produce una cierta confusión en la lectura. Con cierta frecuencia nos encontramos con el fenómeno del seseo, cambiando la c por la s y del ceceo, cambiando la s por la c.

— Suplimos, así mismo, las letras que faltan y desarrollamos las abreviaturas señaladas mediante corchetes. También empleamos los mismos signos, que contienen puntos suspensivos, para señalar las palabras ilegibles. Hacemos lo propio con algunas palabras que

Señores:

Abiendo tenido el onor de presentar en 11 de Agosto de 1832 al Sermo. Sôr. D. Franco. de Paula de Borbon, una Descripcion de esta Capital, se desperto en mí el deseo de formar la Topografía Médica de ella, ó sea la descripcion exacta i precisa de su localidad, i de las numerosas variedades qe. la distinguen, aplicada al estudio, conocimto. i curacion de las enfermedades; en una palabra, su istoria natural i médica: desde aquella epoca principió, en los ratos qe mi salud i ocupaciones me lo an permitido, á consultar, leer, observar, estudiar i aun copiar: empresa árdua i difícil qe tener qe reunir vários conocimtos, de los cuales algunos tienen una ultima conecsion con la ciencia de la salud, pues es necesario ayudarse ps. las matemáticas de la jeografía, astronomía, jeometría, trigonometría i cálculo; qe. la istoria natural de la zoolojía; qe. la botánica; qe. la mineralojía; qe. la física pneumática i química; qe. la meteorolojía, i qe. la medicina

Constante en mi determinacion sigo i seguiré asta concluirla con las perfeccion qe me sea posible, aunqe no dejo de conocer qe este trabajo no es digno de mi escaso talento i juvenil edad; mas no dejaré de impulsar á los sabios á qe. lo perfeccionen i secunden las miras i órdenes del Gobierno qe tantas i tan repetidas veces lo a mandado i recomendado desde el año de 1770, i siempre tendré la satisfaccion de ser el primero qe. lo manifieste á V.U, contribuyendo de este modo á la mayor felicidad de este mi privilejiado país; pero es necesario tener presente qe muchas islas remotas an sido mejor i mas completamte. estudiadas qe esta ciudad; sin facilitan el entendimiento de la frase. Es muy notable el que la h se omitida en la inmensa mayoría de las palabras que hoy empiezan por esa letra. También respetamos la caprichosa distribución de algunas letras mayúsculas, que no responden a norma alguna, salvo la palabra Médico, que aparece siempre así.

— Los párrafos corresponden, siempre, a los establecidos por el autor.

— Se indica el número de la página del manuscrito, al comenzar ésta, situándolo entre corchetes.

— Hemos respetado como tales las palabras subrayadas.

— El estilo de ambos escritos también es muy semejante, sobre todo con la primera parte del escrito anterior, la elaborada a modo de prólogo, lo cual no es extraño, pues son del mismo autor. Las interrogaciones retóricas son así mismo comunes.

No hemos sabido interpretar unas líneas de puntos, tres o en ocasiones cuatro, colocados unos sobre otros formando dos filas.

TRANSCRIPCIÓN

[1] Memoria que en la Academia de Medicina i Cirujía de Granada leerá Don José Antonio Calisalvo, Profesor i Subdelegado de Medicina, Licenciado en Filosofía, Catedrático Sustituto de Física i Química, Benemérito de la Patria. Junio de 1839.

[2] Señores:

[H]abiendo tenido el [h]onor de presentar el 11 de Agosto de 1832 al Se[renísi]mo S[eñ]or D[on] Fran[cis]co de Paula de Borbón[1]

---

1. Francisco de Paula Antonio María de Borbón y Borbón-Parma (1794-1865) fue el hijo menor de los reyes Carlos IV y María Luisa de Parma. En 1819 fue nombrado protector de la facultad de cirugía (sic) y de su Real Junta superior gubernativa. *Gaceta de Madrid* de 19/8/1819. Ello explica la remisión del escrito de Calisalvo al mismo.

una Descripcion de esta Capital[2], se despertó en mí el deseo de formar la Topografía Médica de ella, ó sea la descripción esacta i precisa de su localidad, i de las numerosas variedades q[ue] la distinguen, aplicada al estudio, conocim[ien]to i curación de las enfermedades, en una palabra, su historia natural i médica: desde aquella época principié, en los ratos q[ue] mi salud i ocupaciones me lo [h]an permitido, a consultar, leer, observar, estudiar i aun copiar: empresa ardua i difícil p[ara] tener q[ue] reunir várias cono-cim[ien]tos, de los cuales algunos tienen una ultima conecsión con la ciencia de la salud, pues es necesario ayudarse p[or] las matemá-ticas, de la geografía, de la jeometría, astronomía, trigonometría i calculo; p[or] la historia natural de la zoología; p[or] la botánica, p[or] la mineralogía; p[or] la física pneumática i química; p[or] la meteorología, i p[or] la medicina.

Constante en mi determinación sigo i seguiré [h]asta concluirla con la perfección q[ue] me sea posible, aunq[ue] no dejo de conocer q[ue] este trabajo no es digno de mi escaso talento i juvenil edad[3]; mas no dejaré de impulsar á los sábios a q[ue] lo perfeccionen i secunden las miras i órdenes del Gobierno q[ue] tantas i repetidas veces lo [h]a mandado i recomendado desde el año de 1770, i siem-pre tendré la satisfacción de ser el primero q[ue] las manifiesta a V[uestra] S[eñoria] contribuyendo de este modo á la mayor felicidad de este mi privilegiado país; pero es necesario tener presente q[ue] muchas islas remotas [h]an sido mejor i más completamente estu-diadas q[ue] esta ciudad; sin [3] embargo, en el globo no [h]ai rejion ninguna q[ue[p[or] la variedad de objetos puede escitar mayor ni mas fuerte interés: está situada en la parte superior de uno de los

---

2. No tenemos noticias de este escrito de Calisalvo. Puestos en contacto con el Archivo del Palacio Real nos informa de que no consta entre sus fondos.
3. Esto que escribe el autor de su juventud es bastante relativo, pues tenía ya cuarenta y tres años.

valles de sierra Nevada; construida, su mayor parte, en forma de anfiteatro; su descubierto ó aspecto celeste al punto cardinal del poniente de estío; disfruta los aires más saludables; las cordilleras de las montañas, q[ue] la circundan, la defienden del ímpetu de los surduestes[4] i nordestes; el cielo sereno i despejado; las aguas abundantes i buenas; las inmediaciones cargadas de vegetales de todas las clases i alamedas; temperam[en]to benigno i saludable; [h]uertas, cármenes i caserías abundantes de plantas alimenticias; su territorio, salpicado de yerbas medicinales, acude al bien de los q[ue] le ocupan, i en él resuena los grandes nombres de [h]ombres célebres; su vega fué el campo de batalla de los conquistadores del África; de los godos, q[ue] fueron los más cultos entre los pueblos, bárbaros, i de esas tribus árabes, q[ue] con los nombres de moros, ismelitas, agaremos i ma[h]ometanos, lucharon p[or] espacio de 778 años con las razas jermánicas; p[or] último, su territorio aumentó la monarquía de Carlos 5º[5], los dominios de Luis 14[6] i el imperio de Napoleón[7].

Cada una de estas épocas memorables [h]a dejado [h]uellas mas ó ménos profundas en el estado físico i moral de esta ciudad; mas no me es dado, en este acto, el calcarme, p[or], decirlo así, en este suelo i sobre sus mismos objetos, solo me presento a esponer q[ue] todo Médico ántes de dedicarse al ejercicio i práctica de su profesión debe conocer las condiciones locales bajo cuya influencia se orijinan i se modifican las afecciones.

---

4. Se debe referir a suroeste.

5. Carlos I de España y V de Alemania (1500-1558), reinó junto con su madre, Juana I de Castilla, en todos los reinos y territorios hispánicos e hispanoamericanos desde 1516 hasta 1556, año en el que abdicó en su hijo Felipe II.

6. Luis XIV (1638-1715), también conocido como el Rey Sol, fue rey de Francia desde 1643 hasta su muerte en 1715.

7. Napoleón Bonaparte (1769-1821), más tarde conocido como Napoleón I, fue un general y líder político francés que se coronó emperador en 1805.

Hipócrates, injenio eminente, privilejiado i benéfico, descendiente del esclarecido linaje de los Asclepiades[8], fué el primero q[ue] sobre este punto dio reglas fijas i fundadas en observaciones, cuya esactitud sufre la prueba de los tiempos pues no [h]a sido desmentida al través de 23 siglos; [4] [h]alló en las preciosas tradiciones de sus abuelos materia p[ara] labrar su propia gloria i la felicidad de sus semejantes, é íntimam[en]te se convenció de que el estudio del mundo debe ser como preliminar del estudio del [h]ombre; pero reflecsionemos con separación, tomando p[o]r tipo, en algunas cosas, esta capital, á pesar de sentirme penetrado de cierto rubor q[ue] nace de la justa consideración q[ue] ofrece la gravedad de las materias: este trabajo no será una obra perfectam[en]te concluida: como de [h]ombre tendrá sus defectos.

La vida i la salud fueron i serán siempre los objetos del primer interés: aquella se pierde, esta se quebranta i el consolador benéfico del [h]ombre ansía sin cesar p[o]r obtener resultados felices; ¡cuántas veces se derivan estos de las causas mas simples i mas sencillos en la apariencia! ¿i deberá el Médico ignorarlas? ¿i no son las localidades las q[ue] le abren las puertas del saber?[9] instruido en ellas con mas facilidad apreciará las diferencias que observe, conocerá las afecciones que mas frecuentam[en]te reinan i aun podrá, [h]asta cierto punto, preveerlas; le será menos difícil averiguar sus causas i establecer los planes convenientes; tal vez logre precaverla i recibir las bendiciones de sus conciudadanos.

Ciertas afecciones adquieren de parte de las localidades una fisonomía particular q[ue] el Médico debe saber apreciar; luego el tratamiento de aquellas está intimam[en]te ligado á los conoci-

---

8. Asclepio era el dios griego de la medicina y se afirmaba que Hipócrates descendía de él.

9. Recordemos que los médicos recién acabados acostumbraban a iniciar su ejercicio profesional en los pueblos pequeños, para, con el tiempo, pasar a poblaciones más importantes.

mientos de estas: el físico, p[or] ejemplo, ¿vivirá del mismo modo disfrutando el aire demasiado vivo del alto Jeneralife, q[ue] respirando el aire bajo, denso i [h]úmedo de la calle de Gomeles[10]? La ignorancia es sin disputa la causa del atraso de la ciencia de curar: se desconfía de las cosas sencillas, q[ue] no se sabe distinguirlas de los proyectos ridículos i esperi[men]tos ecsagerados, ni conocer al ignoran[5]te q[ue] las desestima i al espectador q[ue] abusa de ellas ¿quién negaría que este Médico que quiera ensayar un método adoptado en otra parte, debe, ante todas cosas, ecsaminar la temperatura del clima comparativam[en]te al del lugar q[ue] va á tomar p[o]r modelo? ¿de otro modo no se empeñará, quizá, en resultados funestos? ¿no es diversa la influencia de la llanura de la Vega de esta capital, i las nevadas cumbres de Guadarrama? Las cordilleras de montañas, el número de árboles, la calidad del terreno, la cantidad de aguas q[ue] la atraviesan i su longitud i latitud [h]acen variar en alto grado la temperatura del clima; respondan Ciudad Real, capital de la provincia de la Mancha i esta ciudad, q[ue] lo es del reino de su nombre ¿es lo mismo la falda i solana de una montaña q[ue] la cima ó la umbría? ¿es lo mismo disfrutar de los vientos del norte, q[ue] estar espuesto á los de mediodía? ¿es lo mismo una pequeña población, cuyos moradores están diseminados, q[ue] una grande capital do[nde] viven los individuos amontonados?

La temperatura depende de los abrigos; estos de las cadenas de las montañas i especial[en]te de sus posiciones; igualm[en]te de los ríos cuyo curso [h]an determinado las citadas montañas, i de los ríos q[ue] [h]an formado los valles i las llanuras; pero no son estas causas jenerales las únicas q[ue] la mudan, [h]ai otros puram[en]te locales q[ue] la [h]acen varia i distinta, tales son los grandes bosques, las lagunas, el núm[er]o de estanques, los abrigos situados al norte ó mediodía, los desmontes etc. etc. Es verdad

---

10. Hoy, Cuesta de Gomérez.

q[ue] el calor de los climas se modifica; más también lo es q[ue] el calor ó el frio de estos se aumenta ó disminuye á proporcion de las circunstancias físicas q[ue] causan la mutación; así es como todo lugar bien cultivado es más calido q[ue] el q[ue] no lo está, pues cuanto mas tersa i compacta está la superficie tanto ménos calor absorbe, [6] y q[ue] consig[uien]te lo reflecta; q[ue] esta razón en los terrenos barbechados se observa una temperatura superior; i en los lugares cálidos la superficie de la tierra está mas caliente en verano q[ue] la del agua, i en los templados la superficie de esta es menos fría durante el invierno q[ue] la de aquella.

El aumento de calor procede de grandes causas, cuando las de disminución son casi siempre locales, siendo las causas determinantes el alejam[ien]to de los montes i la elevación de las llanuras. Las montañas, cargadas en otro tiempo de arboleda, i ahora áridas i secas, disminuyen diaram[en]te de altura: toda la tierra vejetal es arrebatada p[or] las lluvias e impetuosos vientos, i no ecsistiendo raíces q[ue] la detengan, baja á la llanura, dejando al descubierto aquella[s] piedra[s], esponjosas i comunm[en]te llena de agujeros, de color i consistencia diversos, según las partes estrañas q[ue] se [h]allan mezcladas en ella i conocida con el nombre de toba, la cual, aunque naturalmente dura, se destruye poco á poco. Formadas las aberturas, al agua pluvial se introduce en ellas, sobreviene el frio, el agua se convierte en yelo, se aumenta el volumen de este, adquiere la fuerza de la palanca, en fin, apretando por todas partes, cede el mas débil, los pedazos se desprenden, vuelven nuevas lluvias, nuevas [h]eladas, son arrebatados el cascajo á la tierra q[ue] mantenían aun los trozos de piedra en su equilibrio, i estos desprendidos en su masa, se precipitan á lo [h]ondo del valle. Dilatados años son precisos p[ara] verificar estas fuertes separaciones; notables p[or] q[ue] producen grandes efectos, lo que no sucede con las diarias i pequeñas mutaciones. La tierra siempre baja, i nunca sube: las aguas se llevan en pos de sí esta tierra, i la q[ue] se forma todos los días p[or] los sucesivos despojos de las costras de las rocas. A estos despojos permanentes de los meteoros i q[ue] renacen de continuo, se agregan los de las plantas q[ue] vejetan en las grie[7]tas, i aun en las superficies de estas descarnadas masas. La mas desnuda roca se cubre de aquella especie de planta, tan delgada como el papel, q[ue] se estiende circulam[en]te i pega á las piedras, denominada liquen; destructor lento i cierto de las mas duras rocas: estas coriáceas tienen raíces q[ue] se introducen en los poros, trabajan paulatinam[en]te imitando los meteoros. Si p[or] casualidad vejeta en las aberturas de estas rocas alguna planta con raíz perpendicular, sirve tambien de palanca, cuya fuerza va en aumento, p[or] q[ue] obra sin cesar; levanta las enormes masas, i es casi siempre la causa de su separación i caída.

Todo conjura a q[ue] los montes bajen; sin embargo forma su altura abrigos: destruidos estos, los vientos del norte soplan con violencia, es mas áspero el frio, mas débil la intensidad del calor i el clima se modifica; bien q[ue] la agricultura i codicia [h]an contribuido tambien en gran manera á mudar las temperatura ¿ácaso se conseguiría volver una gran parte de la intensidad de calor si se plantasen de árboles las cimas de las montañas i las colinas algún tanto circular? pero se [h]a querido cultivar [h]asta los escarpados picos i abatir los montes: las cosechas [h]an premiado p[o]r algunos años el trabajo, i los ojos insesiblem[en]te no [h]an tenido q[ue] recorrer mas q[ue] descarnadas rocas.

Todos los climas son [h]abitados p[or] el [h]ombre, pero ecsisten diferencias q[ue] caracterizan á los moradores de cada rejion, i aun en un mismo lugar no tiene iguales aptitudes, pues es el meteorometro[11] jeneral del espacio q[ue] ocupa, ó sea el instrum[en] to dó[nde] se figuran con mas especificación las alteraciones: en la

---

11. Actualmente, un *meteorómetro* es un dispositivo de laboratorio que utiliza fuentes de luz de alta potencia y agua para simular una exposición exterior a largo plazo. Dudamos que esa fuera la acepción de la época.

zona templada septentrional de nuestro [h]emisferio goza de una mayor prosperidad; [h]ácia el norte los órganos pierden mucho de su finura: su talla disminuye mal allá del circulo polar; bajo del ecuador se ennegrece i se vuelven toscas sus facciones; aquí es mui rara una mujer rubia; allá lo es una more[8]na; acá se anticipa la terminación de la infancia; acullá se siente menos el [h]ombre; t[ambien] sufre mas trastornos p[or] los escesos de la venus[12], i dó[nde] se sobrellevan mejor las vigilias: vemos pueblos cuyos [h] abitantes son intemperantes; otros gozan un orden constante; estos están sujetos á infinidad de vicisitudes; aquellos son turbados raras veces p[or] las tormentas; ya se les presenta una luz viva i pura, i ya esperimentan una variedad de aspectos i estaciones: á cada paso parece q[ue] está en acción la naturaleza, p[or] q[ue] se diferencia siempre de sí misma: unos [h]abitantes tienen una imaginación rica i activa; estos son frívolos i lijeros, i aquellos cambian totalm[en]te en su modo de ser, costumbres, lejislacion i [h]ábitos; i aunque el cruzam[ien]to de las razas [h]ace se comuniquen las cualidades, la naturaleza [h]a formado muchas variedades; así es q[ue] los únicos países de Europa en q[ue] la temperatura media es algunas centésimas mayor q[ue] la de España son la Grecia i Portugal; la temperatura media de esta ciudad es parecida a la de Beziers[13]; en España es menos la cantidad de lluvia q[ue] en Italia pues la diferencia es de 7 ó 8 pulgadas castellanas[14]; así también las naciones se distinguen unas de otras; el inglés es tétrico, el italiano muelle, el francés voltario[15], el español vigoroso::: Las provincias

12. Excesos sexuales.

13. Béziers es una ciudad francesa perteneciente al departamento de Hérault, en la región de Occitania. Ignoramos la relación que tuvo con ella Calisalvo.

14. La pulgada castellana mide 23.22 milímetros. Recuerdese que la adopción del sistema métrico decimal en España no ocurrirá hasta 1880.

15. En el diccionario castellano *voltario* significa persona de carácter inconstante.

de una misma nación presentan igualmente sus diferencias; en el mediodía de nuestra España disfruta el [h]ombre del temperam[en] to bilioso-sanguíneo i del carácter arrogante i orgulloso; en el oriente del bilioso-sensible, i es vivo, superficial, pronto i variable: en el norte del sanguíneo muscular, siendo duro i obstinado; i en el occidente del melancólico, i es crédulo, desconfiado, tímido i malicioso ¿no forma contraste el catalán activo i laborioso con el andaluz inclinado á la [h]olganza i diversión? ¿el viejo castellano detenido, lento, injenuo i de temperam[en]to flemático con el del centro de la península reservado, venga[9]tivo, no muy trabajador i de constitución sanguínea? pero en una misma localidad, repito ¿tiene el [h]ombre igual aptitud p[ara] ejercer sus funciones? no por cierto; el calor escesivo [h]ace lento el círculo i entorpece las acciones; el frio endurece el solido i aumenta la masa de los líqui-dos: en los lugares [h]úmedos predomina la atonía, languidez, malicencia i lobreguéz, i en los ventilados la acción, vida, lozanía i [h]ermosura: Granada tiene sitios elevados, bajos, en umbría i ventilados; la desigualdad de su terreno no permite q[ue], á la vez, se enfilen en todos los distritos unos mismos vientos: unos departam[en]tos gozan mas abundante el agua q[ue] otros; p[or] consig[ien]te no disfrutan todos de igual temperatura: en la Al[h] ambra i Albaicín se prolongan la salud i la vida; los catarros simples son las enfermedades más comunes de sus [h]abitantes, cuando en Quintaalegre, barranco de la Zorra i ribera de los Molinos sufren de continuo las afecciones intermitentes ¿es igual la atmósfera del final de la calle de San Isidro dó[nde] está el río Jenil i la casa de la matanza siempre [h]úmeda i poco ó nada aseada, q[ue] en la Cerrajería en la q[ue] arden unidas i sin cesar un número crecido de fraguas, consumiendo p[ara] la combustión grandes cantidades de carbón? ¿es idéntica la atmósfera en lo alto de la cuesta del Realejo en la q[ue] [h]ai una cloaca q[ue] convierte la virtud vivificante del aire en deletérea i amortiguadora, q[ue] las del campo del Triunfo i carreras de Darro i Jenil? tampoco tendrá los mismos grados de salubridad la de las casas particulares, q[ue] la de esos grandes [h] ospitales[16], ó públicos establecim[ien]tos, focos del infortunio, dó[nde] la guadaña [h]ace sus estragos incesantem[en]te; dó[nde] se juntan cien víctimas desgraciadas; dó[nde] la variedad de síntomas ofrecen un cuadro siempre variable q[ue] presenta los [10] caractéres de sus mas opuestos jéneros, i do[nde] se forman las más estrañas complicaciones: aquí se observan la turbación, el trastorno, el desórden i tumulto de los [h]umanas funciones; aquí, p[ara] estar reunidas en un mismo lugar i en concurrencia esacta de iguales circunstancias, se comparan las dolencias duraderas ó cortas, sencillas ó complicadas, curables ó incurables; aquí se abarca la totalidad de sus fenómenos; se comprende la diferencia de sus caracteres; se conoce su grado de intensión, i se sigue el curso de las modificaciones q[ue] reciben, ora en su forma, ora en su naturaleza; aquí se ecsaminan las enfermedades, no p[or] q[ue] se analizan muchas á la vez, sino p[or] q[ue] se estudia cada una de ellas con frecuencia en diversos sujetos al mismo tiempo; aquí, en fin, se descomponen los males; se reducen sus fenómenos á su mayor sencillez; se separa unos de otros, se considera á su vez cada uno; se conocen las lesiones de los órganos; se ordenan en diferentes series; se manifiestan sus relaciones; se vuelve á componer el estado morboso; se atiende á su principio, aumento, estado, declinación i fin; se deducen las indicaciones curativas mas convenientes; se establecen los planes dietético, quirúrjico i farmacéutico, i se acerca el Médico, armado de escarpelo, no al [h]ombre, sino al ruinoso edificio donde moraba el [h]ombre p[ara] hacer sus investigaciones anatómicas; pero ¿á donde me transporta mi imaginación? volvamos á nuestro tema.

---

16. En realidad, en esa época solo el Hospital de San Juan de Dios, en manos de la Beneficencia provincial, reunía las condiciones de gran hospital. O en todo caso el de San Lázaro. En una parte del Hospital Real se asentaba el Hospicio, por lo que el número de camas para enfermos no era grande. El resto eran pequeños centros hospitalarios, con no más de 20 o 30 camas, como mucho.

El [h]ombre debe particular[en]te al clima su talla, su vigor, el color de su piel i cabellos, la duración de su vida, su precocidad mas ó menos grande, el poder de ejendrar, su vejéz mas ó menos retardada i las enfermedades propias: cuando el [h]ombre muda repentinam[en]te de localidad sufre una transformación mas ó [11] ménos sensible i se predispone mas ó ménos: no será insignificante la diferencia q[ue] la diversidad del clima produce en nuestra especie cuando en las enfermedades rebeldes, contraídas en países estraños, suelen los conservadores del [h]ombre aconsejar, como postrer recurso, el mudar de aires p[ara] proporcionar la temperatura mas análoga al lugar nativo i a la constitución del paciente ¿nuestros gallegos y aragoneses no padecen con frecuencia la nostalgia? ¿el remedio mas seguro i eficaz no es el de regresarlos a sus [h]ogares? ¿no puede considerarse como incurable en los q[ue] están imposibilitados de volver al país q[ue] les vió nacer, aunq[ue] se corrijan los secundarios males con indicados medicamentos? Los viajes ¿no producen un beneficio mui notable en un gran número de enfermedades? á la lesión de ciertos de órganos suelen corresponder en el alma ciertos sentim[ien]tos particulares: esta sufre extravíos p[or] por las novedades del cuerpo, pues es el instrumento de q[ue] tiene que valerse p[ara] sus funciones: una i otro parten el bien i el mal [h]asta el últ[im]o suspiro: el valor i la esperanza caracterizan al pulmoniaco i al asmático, así como al [h]ipocondriaco el temor i la desconfianza: vice versa ¿no [h]ai ejemplos bien contestados de sujetos q[ue] mandados purgar rompieron en despeños[17] solo á la presencia del medicam[en]to? otros, al leerles la sentencia de muerte ¿no se les [h]a puesto blanco el cabello? ¿algunos no [h] an perdido la ecsistencia p[or] ve[h]ementes pasiones de ánimo? luego á diferentes disposiciones del cuerpo se siguen distintas

17. Diarreas.

calidades del alma; á distintas calidades del ánimo distintas modificaciones de sensibilidad: de distinto temple resulta distintas inclinaciones; de distintas inclinaciones distintas costumbres; de distintas costumbres distintas modificaciones de sensibilidad; i de distintas modificaciones de sensi[12]bilidad distintas idiosincrásias, distintos modos de ser i de afectarse i distintas modificaciones q[ue] satisfacer.

Toda localidad tiene su carácter e influjo particular sobre la salud i enfermedades de todos los seres vivientes, aun cuando se identifiquen p[or] la igualdad de relijion, gobierno, educación, jénero de vida, secso, etc: la planta q[ue] en un terreno es inocente ó saludable ¿no llega al estremo de ser en otro venenoso? La acedera en Castilla es ágria i sembrada en la Mancha se torna dulce; el árnica montana en Galicia es sumam[en]te estimulante, cuando la de Cataluña no contiene esta propiedad en tan alto grado; el pimiento dulce de Valencia i Murcia, plantado en la citada Mancha, se vuelve picante ::: Los animales ¿no dejeneran totalm[en]te en determinados climas de la índole q[ue] se tiene como característica de su especie? el caballo andaluz no es el rocín gallego; el toro manchego no es como el navarro, ni este como el zamorano: cuando las enfermedades se trasladan accidentalm[en]te á otros puntos diversos ¿no se estinguen p[or] sí mismos ó dejeneran? Luego á distintas localidades se siguen necesariam[en]te sensibles diversidades; así es q[ue] el estudio del [h]ombre físico i [fisiológico] debe ser la base del estudio del [h]ombre intelectual, moral i patolójico: la observación es quien ilustra la razón, dá pábulo á la experiencia, engrandece el pensam[ien]to, fecundiza el injenio i descubre secretos q[ue] aun permanecian escondidos: es preciso comparar los conocidos [h]echos, juntar á ellos las nuevas observaciones; ecsaminar sus diversos aspectos; estudiar las distintas formas q[ue] imprimen las localidades; combinar unas con otras; sentir su semejanza ó diferencia; elevarse á los principios i formación de las afecciones; escudriñar la clase de lesión de los órganos, [13] i tener presente como se adunan[18] suceden, se modifican i complican p[ara] aplicar los métodos curativos.

Siendo así debemos atesorar i comprobar fenómenos; separar los [h]echos ciertos de los dudosos; preparar materiales; considerar la correlacion del [h]ombre i el clima, que [h]abita, estudiar todos los fenómenos relativos a la ecsistencia física i moral de los individuos i localidades i desvincular de la mediocridad de estas observaciones p[ar]a conocer i calificar la constitución del suelo; su configuración particular, las accidentales modificaciones que [h]aya sufrido en los pasados siglos, sus relaciones con los cielos i mares; los vientos principales que reinan de un modo mas constante, la naturaleza, riqueza i cantidad de sus producciones, lo pernicioso o saludable; las epidemias a que está espuesto (repite), los medios que [h]an surtido mejor efecto en su curación; la forma, composición, situación, dirección, distancia respectiva i elevación de las montañas, la caída de estas, i medios de enriquecer los valles, la fertilidad de estos, los ríos, arroyos i estanques, el origen, estension, i medios de conservación de las corrientes, las aguas potables, estancadas, salinas y medicinales, las propiedades de estas, las sustancias q[u]e concurren a componer los terrenos primitivos, secundarios o terciarios, las capas calcáreas, siliceas, arcillosas, carbonosas, sulfúreas, jipseas (sic) etc. Los metales, la naturaleza de los mineros; los vegetales, las alteraciones q[u]e la naturaleza de las tierras pueda ocasionar en sus ordinarias virtudes; las diferentes especies de mamíferos, aves carnívoras, granívoras, insectívoras, piscívoras, los peces, reptiles, insectos, gusanos, moluscos i zoofitos[19] i [h] asta los animales fósiles.

---

18. Aunan.
19. Dicho de un animal: que presentaba rasgos en los que se creía reconocer caracteres propios de los vegetales.

Cuando el Médico llega al estado de afinar su entendim[ien]
to, i de dar mayor estension á su inteligencia con las experiencias
i doctrina de [14] sus antepasados i contemporáneos se siente
impedido p[o]r el deseo de escudriñar los arcanos de la naturaleza
i p[o]r la curiosidad de descubrir la fuente de dó[nde] nacen las
sensaciones, pues el orijen de las verdades naturales i ciertas es
la naturaleza: esta se debe buscar en ella misma, p[ara] q[ue] su
estudio no es el de las causas, sino el de los [h]echos: observando,
comparando i juzgando con esactitud se encuentran las diferencias i
conduciendo con órden las ideas, empezando p[or] las más simples
objetos i fáciles de conocer p[ara] subir poco á poco, p[or] grados, á
los conocim[ien]tos mas complicados: nuestros sentidos no deben
solam[em]te emplearse en nuestra conservación i reproducción,
deben también entender, ver, sentir i abrazar las maravillas i los
desórdenes de nuestras máquinas: una atención superficial solo dá
nociones incompletas ó falsas, i la ciencia de curar [...] al primer
eslabón de la cadena de los seres vivo i muerto, sano i enfermo,
físico i moral, aislado i relacionado, simple i compuesto de unas
partes q[ue] contienen con inmediación los líquidos, de otras q[ue]
son el instrum[en]to de los movim[ien]tos i de otras, en fin, q[ue]
son la base en quien se apoya; ora observa los liquidos q[ue] la
inundan, ora analiza los q[ue] espele como inútiles i ora ecsamina
los q[ue] guarda en determinados receptáculos como necesarios.
    La Medicina debe considerarse semejante á aquellos robustos
i fecundos árboles, q[ue] burlando la impetuosidad de los vientos
i la gran influencia de los ardientes rayos del astro luminoso, favorece i defiende todo cuanto le rodea; el [h]ombre es el blanco de
todas las ciencias, i el [h]ombre lo es especialm[en]te de la ciencia
de curar: solícito i compasivo asiste el [h]ombre al [h]ombre en el
desórden, en la agitación i la ruina de sus órganos: las afecciones
varían á par de los vicios, las pasiones, las costumbres, las necesidades, los [h]ábitos de los pueblos etc., etc. ¿la lepra no era frecuente en el [15] Oriente? ¿en el dia no es bastante rara? ¿no son

distintas las enfermedades en su agudeza, cronicidad, esacerbación i remisión? ¿muchas causas físicas ó morales, vengan de afuera, ó se desenvuelvan en lo interior, ¿no pueden concurrir á producir las afecciones agudas? en estas, según las circunstancias ¿pueden estar las funciones escitadas, debilitadas ó suspendidas? el inmortal Hipócrates al considerarlas dijo= "el otoño produce enfermedades mui agudas i enteram[en]te mortales; en la juventud se esta sujeto á males agudos; las cuartanas de invierno dejeneran fácilm[en]te en afecciones agudas" ¿i el influjo moral en lo físico no es uno de los medios q[ue] forman el método curativo indirecto de las dolencias crónicas? el [h]ijo de Creso[20] recobró el uso de la palabra al ver el peligro q[ue] amenazaba á su padre ¿el [h]ábito no es tambien otro de los medios del plan indirecto con q[ue] cuentan los prácticos en el tratam[ien]to de estos males? ¿el cambio de localidad no contribuye poderosam[en]te en la curación de muchas afecciones q[ue] recorren sus periodos con mucha lentitud? el montañés, [h]echo maniático p[or] la larga permanencia en las ardientes llanuras, recobra su estado normal volviendo á las rejiones frias q[ue] le vieron nacer: al abandono de ciertas prácticas favorables, la decadencia de la constitución física, las vicisitudes atmosféricas, las revoluciones del globo, la depravación de costumbres, las sutilezas del lujo, los aglomeram[ien]tos de población, las preocupaciones populares, las artes sedentarias i manufactureras ¿no [h]an estendido el imperio de la cronicidad?

Todas las enfermedades pueden desenvolverse en todas las localidades; pero ¿no es un acsioma q[ue] [h]ai afecciones q[u]e pertenecen, p[or] decirlo así, esclusivam[en]te á un determinado lugar, i que se orijinan i se sostienen bajo la dependencia de causas

20. Creso, último rey de Lidia (entre el 560 y el 546 a. C.), de la dinastía Mermnada, tuvo un reinado marcado por los placeres, la guerra y las artes. Era famoso por sus riquezas.

locales? al enredam[ien]to, enroscam[ien]to ó aglutinación de los pelos, ó sea la plica polónica ó tricoma [16] es familiar i peculiar de Polonia i de algunos pueblos del norte ¿no acomete esclusivam[en]te en aquellos recintos i depende, sin duda alguna, de una causa permanente i constante? no se puede negar, q[ue] el influjo del suelo aumenta ó disminuye la frecuencia é intensidad de las lesiones: las afecciones, en verdad, son las mismas en todas partes en cuanto á su naturaleza ó esencia; mas la temperatura i el clima influyen poderosam[en]te en la cantidad i frecuencia de acción de las causas ocasionales ó predisponentes: con el cambio de ciertas disposiciones, [h]aber plantado ó talado un bosque, secado una laguna, etc. ¿no se [h]an destruido muchas veces todas las influencias morbosas de una población? ¿no se observa q[ue] las afecciones nacidas bajo la influencia de algunas causas locales se curan radical[men]te con el simple cambio de clima, [h]abitando un país de disposiciones contrarias á las del primero?

La naturaleza no es como aquellas damas comunes cuyos favores se consiguen de una vez; una causa secreta é inexplicable q[ue] ordinariam[en]te reside en el aire ó en las cosas, q[ue] su uso es inevitable p[or] ser necesarias á la vida, desenbuelve enfermedades jenerales q[ue] infectan i atacan indiferentem[en]te á toda clase de personas, manifestándose en todo lugar sin ser accidentales e reinando solam[en]te miéntras dura una determinada constitución: estas afecciones varían según la diversidad de las estaciones q[ue] las producen i los lugares dó[nde] aparecen; luego es preciso ecsaminar el terreno, las aguas, la exposición ó inmediaciones al campo á fin de distinguir i conocer si traen su oríjen de algún miasma, ó de q[ue] la atmosfera esté cargada de ecsalaciones de agua corrompida: es necesario informarse si los moradores del lugar dó[nde] campéa [h]an tenido buena ó mala cosecha i si sus campos sembrados [h]an sido inundados p[or] [17] la creciente de algún rio. Estas averiguaciones ayudan á descubrir la verdadera causa ¿es efecto de malos alimentos? en el condado de Cominges en la

Gascuña[21] [h]ubo en 1771 una enfermedad epidémica, producida únicam[en]te p[o]r el uso de alim[en]tos no sanos. Las diferentes localidades, los distintos aspectos, la esposición á ciertos vientos, las ecsalaciones de los pantanos, las variedades en las estaciones, las intemperies del aire, el viento del mediodía q[ue] acelera la putrefacción de las aguas corrompidas, de dó[nde] se levantan continuamente en la atmósfera materias fétidas q[ue] lo infectan, contribuyen prodijiosam[en]te á causar las diferentes epidemias: los años presentes, siembran la semilla de la destrucción de los venideros años ¿los forasteros, no acostumbrados á el clima donde se señoréa una epidemia, no se [h]allan mas espuestos á padecerla q[ue] los q[ue] llevan en él una larga residencia?; cuán imposible i difíciles extinguir estos males cuando se desatiende su particular influjo.

Cuando se escudriñan los límites de la ciencia mas importante debemos dirijirnos con paso cierto i nada trémulo al través de la inmensa muchedumbre de obstáculos, ya de costumbres, ya de quimeras i ya de esterilidades ¿no vemos enfermedades particulares q[ue] atacan indistintam[en]te á varios sujetos en diferentes tiempos i distintos lugares? ¿no observamos otras q[ue] como aves de paso llegan i marchan a determinadas épocas? ¿otras no se presentan durante cierto núm[er]o de años? ¿no parece, algunas veces, q[ue] el prodijioso círculo de nuestros padecim[ien]tos jira con los signos diversos de q[ue] se corona el año i marca las estaciones? ¿aquí no se desenvuelven estos p[o]r la insalubridad de las prisiones? ¿allí no se producen p[or] la impresión mas ó ménos funesta de los miasmas, ó p[or] un envenenam[ien]to atmosférico, tales como las asficsias i los tifos? pero ¿tienen todas la misma frecuencia, la misma intensidad etc. etc., en todas las localidades?

---

21. Se trata de una zona geográfica no delimitada oficialmente que abarca parte de los departamentos franceses de Ariège, Gers y la parte sur del Alto Garona.

Las costumbres, legislación, guerras, educación, relijion, clima, electricidad, enfermedades::: todo marca un distintivo mui notable en el ser inteligente, racional, sociable é inventor; luego p[ar] a el conocim[ien]to de las constituciones médicas son ventajosas estas consideraciones; materia importante i descuidada, en la q[ue] están p[o]r resolver innumerables problemas, i en la cual los dias, los meses, las estaciones i las localidades se modifican i fecundan recíprocam[en]te p[ara] producir fenómenos morbíficos.

El sórdido interés, aislando á los [h]ombres en sí mismos, los separa de la filantropía; se resiste de la cerdosa piel de la insensibilidad i produce, á veces, la ruina de las familias ¿no vemos á los [h]ortelanos de esta capital abastecerla de frutos sin sazón? ¿no colocan las albercas de cocer lino i cáñamo i los estercoleros casi en los arrabales? el aseo jeneral ¿no lo vemos descuidado? ¿los empresarios de darros inmundos no trabajan con los mismos intrum[en]tos en estos, q[ue] en las cañerías de aguas potables? ¿están p[or] ventura, encañadas estas, separadas de los citados darros, cubiertas sus acequias i conductos i esentas de impuridades? ¿se depositan limpias i claras en las tinajas ó depósitos? Los bodegones, [h]osterías, fondas, botillerías, cafés, confiterías, alfarerías, fábricas de aguardientes i licores ¿evitan los envenenam[ien]tos? Las fábricas de almidón y tenerías[22] ¿están todas extra muros? ¡Cuántos males ocasionan, aumentan ó desenvuelven! Los Médicos p[or] obligación, los Majistrados p[or] deber, deben remediarlos i removerlos.

La Medicina [h]ace contribuir todos los conocim[ien]tos [h]umanos [19] á la defensa i prolongación de la vida de los [h]ombres: se enlazan todas las ciencias, i forman un mútuo comercio p[ara]

---

22. Son lugares dedicados al curtido de pieles. Granada tuvo unas tenerías que se ubicaban entre la calle del Zacatín y el río Darro, hacia el Corral del Carbón. De hecho, se colocaban cerca de los ríos, precisamente por necesitar estar próximas al agua, tanto para poder disponer de agua limpia, como para poder evacuar fácilmente las aguas residuales o sucias.

hacer la gala i comitiva de una ciencia q[ue] tan repetidas veces triunfa de la enfermedad i de la muerte: despojarlo de las ciencias auxiliares ¿no es agotador el manantial mas rico de sus fuentes?¿no [h]a conquistado las ciencias accesorias? el análisis, la observación, la experiencia i el raciocinio, esento del espíritu de partido ¿no la [h]an conducido á tocar los eslabones de la cadena de relaciones entre el [h]ombre i la naturaleza? ¿está, p[or] ventura, enlazada solam[en]te con las ciencias físicas, naturales, morales i políticas? no: tiene también estrechas conecsiones, p[or] medio de infinitas correspondencias, con las teorías de las artes liberales i mecánicas ¿no [h]a sido siempre utilísimo apreciar la influencia activa de las insinuadas artes i oficios sobre una multitud de sujetos, q[ue] son la riqueza, la vida i el apoyo del cuerpo social? pues deslindemos el verdadero parentesco q[ue] tienen entre sí las ciencias, y [h] allarémos sus recíprocas afinidades ¿de q[ue] nos servirían las mas esquisitas investigaciones sobre las propiedades de los cuerpos, sino prestasen ayuda p[ara] conocer mejor al [h]umano, ora fisiológica, ora patológicam[en]te? deslindemos pues.

La muerte anda de contínuo á vueltas de la vida: eléctricos relámpagos, q[ue] con alas de fuego surcan la nube obscurecedora del [h]orizonte; bramadoras bombas marinas q[ue] nacen, crecen, ascienden, rebientan i se esparcen p[or] las tormentosas rejiones atmosféricas; vagamundos ríos q[ue] se levantan en vapores i descienden en aguaceros y copiosas lluvias; repentinas i terribles conmociones; mortal aliento de los vientos impuros; estanques; tumbas; ciudades::: diversos mundos q[ue] jiran i se mueven en medio del espacio todo, todo está unido á la economía de los vivientes seres; aun las fases luna[20]res quizá tengan relaciones con las crisis de las [h]umanas afecciones ¿i se puede descuidar el estudio de las leyes i fenómenos del universo? el sabio viejo de Cos[23] advirtió =

---

23. El autor se refiere a Hipócrates, natural de la isla de Cos, frecuentemente citado por los autores de la época.

"p[ar]a saber una cosa es menester saber otras muchas: el influjo de los numerosos [h]echos de q[ue] trata la meteorología es activo i manifiesto: la aplicación de las observaciones meteorológicas á la ciencia de curar i preservar es mui necesario".

La constitución de la atmósfera tiene estrechísimas aderencias con el sistema de nuestro ser; no basta considerarla en estado de reposo i ajitación; reflecsionar sobre el orijen i efectos de las lluvias, tempestades, vientos, vapores etc.; seguir i comparar estos fenómenos en las épocas diversas del año i singularm[en]te en el pérfido otoño; es preciso ecsaminarla en cada localidad considerándola con respecto al temperam[en]to i enfermedades de los pueblos; es necesario valuar las diferencias q[ue] [h]ai entre el aire sano de los lugares secos i bien ventilados i el infecto de los sitios bajos i [h]úmedos q[ue] sopla el contajio i aun la muerte misma; es indispensable, en fin, subir del profundo valle á la cima de la escarpada roca p[ara] ver con [...] crecer ó disminuir el calor á proporción de las superficies q[ue] ofrecen á los solares rayos, i la densidad ó diafanidad de los medios ¡cuantas luces prestan el termómetro, barómetro, [h]igrómetro, eudiómetro[24], electrómetro:::! tal vez la meteorología nos dé nociones sobre la naturaleza de ciertos miasmas de dó[nde] provienen calamidades.

Abrazar la forma i estensión de los continentes; el flujo i reflujo de los mares; instruirse en las épocas i formación de las montañas, llanuras i valles, ruinas i [h]undim[ien]tos; las cristalizaciones i efectos q[ue] resultan de las mudanzas entre el sistema terrestre i la economía universal de los seres, la jeolojía, en fin ¿no ayuda á la solución de cier[21]tos problemas? ¿i de estos no pende el fenómeno de cierto número de enfermedades?

---

24. En la actualidad, un *eudiómetro* es un instrumento de laboratorio que mide el cambio del volumen de una mezcla de gas después de una reacción física o química.

Las chispas eléctricas escitan la contracción muscular; levantan é [h]ienden el epidermis, [h]acen resaltar mas el cuerpo mocoso; coloran los tegum[en]tos i aceleran el movim[ien]to; las conmociones trascuelan el fluido instantáneam[en]te á varios puntos del sistema afecto; los baños eléctricos[25] tienen activa influencia en una multitud de afecciones en q[ue] están alteradas ó pervertidas las funciones de la sensibilidad animal; luego con su estudio se adelantará mucho en la teoría i curación de las alteraciones de los tejidos, q[ue] consisten en un aflujo, menor q[ue] en el estado natural, de los fluidos q[ue] riegan fisiolójicam[en]te: el fluido eléctrico ¿no obra sobre la economía como un estimulante? ¿no deben distinguirse los casos en q[ue] son perjudiciales los métodos eléctricos?

Las aplicaciones magnéticas tienen una influencia real sobre el sistema nervioso de la economía animal, obra en esta como un sedativo, i las piezas inmanadas, ya se apliquen inmediatam[en]te, ya se sitúen á cierta distancia de los órganos afectos ¿no divagan, desalojan, debilitan, comprimen i aniquilan los dolores? ¿viene bien el magnetismo en las esaltaciones nerviosas? el poco conocim[ien] to del modo i tiempo de su administración ¿no [h]an malogrado sus métodos?

Las leyes del galvanismo establecen semejanza con las de la materia de la electricidad; pero otras consideraciones destruyen esta identidad i marcan su diferencia ¿los decubrim[ien]tos de Galvani[26] llegarán á descifrar algunas de las relaciones q[ue] median entre los órganos del sentim[ien]to i los del movim[ien] to? ¿descubrirán importantes secretos de la vida i de la muerte?

---

25. Quizás se refiera a las inmersiones en aguas previamente imantadas, según preconizaba Anton Mesmer.
26. Luigi Galvani (1737-1798) fue un médico, fisiólogo y físico italiano, iniciador de los estudios sobre la electricidad.

Interroguemos á la naturaleza, caminemos con prudente reserva, i [h]agamos un estudio sério de los [22] [h]echos, p[o]r q[ue] los errores [h]an nacido siempre de las consecuencias prematuras: las [h]ipótesis i las teorías injeniosas ¿no [h]an atrasado la ciencia fabricando los conceptos ó juicios falsos? el ciego empirismo i el instinto maquinal de un enfermero[27] ¿en q[ue] se diferencian? no conviene ver enfermos sino enfermedades[28], i conocer q[ue] nunca están ociosas las fuerzas de la organización, pues en secreto determinan séries de movim[ien]tos nuevos q[ue] se dirijen [h] ácia el restablecim[ien]to del bien estar ¿la verdad no [h]a sido siempre víctima de la división, i no la desfigura siempre el espíritu de partido? Hoffman[29] tuvo el defecto de querer mezclar la física con la medicina; Boerhaave[30] se contradice fundando un sistema en el q[ue] aplica la mecánica á las leyes de la economía animal; nuestro Ponce de León[31] se confunde al maridar la química con las leyes vitales::: ¿muchas teorías brillantes, injeniosas i acreditadas no se [h]an desvanecido á la vista de un solo [h]echo bien justificado? ¡quién sabe á q[ue] grado de perfección llegára [h]oi dia si [h]ubiera seguido constantem[en]te la ciencia médica la excelente senda abierta p[or] el oráculo de Cos![32] siendo electivos conoceremos q[ue] la ciega superstición, las preocupaciones relijiosas, las sutilezas escolásticas, los razonam[ien]tos especulativos::: [h]an dañado sobremanera la Medicina; pero deslindemos.

---

27. Recordemos aquí que los enfermeros de la época carecían de estudios sanitarios específicos.

28. Hoy diríamos que no hay enfermedades sino enfermos.

29. Friedrich Hoffmann (1660-1742) fue un médico y químico alemán.

30. Herman Boerhaave (1668-1738) fue un botánico, humanista y médico neerlandés.

31. Andrés José Ponce de León y Molina (1753-1820) fue botánico, catedrático en la universidad de Granada y autor del libro *Sistema florosexual de botánica*, de 1814. Pudo ser maestro de José de Llétor y de José Antonio Calisalvo.

32. Nueva referencia a Hipócrates de Cos.

La [h]idrodinámica, cuyo objeto es el movim[ien]to, el equilibrio i paso de los cuerpos líquidos; la gasometría q[ue] mide i aprecia las sustancias q[ue] ni la vista ni el tacto pueden percibir, empleando los aires facticios como medicam[en]to; la óptica q[ue] sigue la luz i la descompone, refleja, dirije, reparte, condensa, desvía ó atrae sus rayos; la acústica ó [h]istoria completa del aparato auditivo ¿no acuden todas á las necesidades del [h]ombre? ¿no concurren al noble fin del profesor de la ciencia de la salud? [23]

La química nos instruye de la naturaleza de las secreciones y escreciones; sigue las [h]uellas á las alteraciones [h]asta en el tejido de los órganos; nos dá á conocer los efectos de los medicam[en]tos, sus mezclas y combinaciones; indica las propiedades de los cuerpos; corrije las atmósferas infectas; ejerce su dominio aun en los elem[en]tos de aquellas concreciones funestas, q[ue], en el órgano sensible dó[nde] se ocultan, enciende tan vivos y rabiosos dolores::: ¿no son los químicos los íntimos confidentes de la naturaleza? ¿no aclaran la fisiología? ¿no trasladan sus benéficos aparatos á la cabecera del paciente? pero los sistemáticos[33] quieren [h]acerle invadir la ciencia á q[ue] no debe sino auxiliar: la ciencia de curar no será arrojada p[or] su feudatária á pesar de q[ue] abanzar con prudente i filosófico pulso no es dado á todos.

La [h]ija de las necesidades i de la industria (mecánica) [h]a dado preceptos á la medicina operatoria: las condiciones del equilibrio i del movim[ien]to han enseñado á restituir á sus debidas proporciones las partes dislocadas o fracturadas: los daños ocasionados p[or] el choque de los cuerpos estraños [h]an sido computados p[or] las proporciones q[ue] se observan entre las fuerzas i velocidades, entre los tiempos i los espacios corridos: calculando, en fin, las com-

33. Como sabemos, la medicina sistemática era sostenida fundamentalmente por autores mas propios de la primera mitad del siglo XVIII, como fueran Boerhaave, Hoffmann y Stoll.

binaciones de los elem[en]tos del movimiento i la descomposición de las potencias ¿no se explica la teoría de la percusión?

Las geometrías dán á nuestras facultades intelectuales la esactitud q[ue] el compás á los objetos físicos ¿no es la jeometría la ciencia de las relaciones i de la estensión?

La [h]istoria natural se aplica al conocim[ien]to de las formas esteriores de los cuerpos; luego tiene conecsion con la teoría del [h] ombre vivo ¿no atesora los despojos preciosos de todos los climas?

La cristalografía labra los resultados de la materia inorgánica [24] i [h]ace apreciar el justo valor de las propiedades de los minerales i á desterrar los fósiles con q[ue] la credulidad empobreció ciertos medicam[en]tos: la terapéutica actual mira con deprecio la púrpura naranjada de los jacintos, el inflamado brillo de los rubíes, el azul celeste de los zafiros, el vivo oro de los topacios, los diáfanos ángulos del cristal de roca, las verdosas aguas de la piedra del labrador[34]::: solo fija su atención en las benéficas sales q[ue] producen en el cuerpo vivo saludables mutaciones ¿la configuración de las sustancias minerales podrá, tal vez, servir de signo indicativo p[ara] reconocer i apreciar sus propiedades medicinales? [35].

La permuta contínua de reparadores benéficos entre dos reinos organizados i la vinculación de cierto órden de propiedades á cada familia ¿no son dignas de contemplación? ¿es digna de desprecio la botánica? Las leyes orgánicas de los vegetales dán el conocimiento verdadero de sus individuales propiedades: la purgante reside en el embrión de los euforbios, de la cual está destituido el perisperma i sin este ausilio ¿cómo se mide la acción saludable de las plantas? ¿cómo se reconocen sus siniestros efectos? el Médico tiene q[ue]

---

34. Se refiere a la *labradorita*.

35. Durante mucho tiempo se usaron las supuestas propiedades de las piedras preciosas, en forma de anillos, sobre todo para la prevención de las enfermedades. El *Libro de Higiene* de Ibn al-Jaṭīb, del siglo XIV, contiene gran número de indicaciones al respecto.

patentizar á cada instante la malignidad de estas: comparando las enfermedades de los vejetales con las q[ue] sufren los animales ¿[h] allaríamos congruencias q[ue] contribuyesen á la conservación de unos i otros? ¿no debemos saber [h]asta q[ue] punto los males de los vejetales pueden malear sus virtudes? ¿la anatomía vejetal no dá luz á la ciencia del [h]ombre? ¿quién negará q[ue] son fecundas en consecuencias aplicables al ejercicio i perfección de la ciencia médica las nociones del reino vejetal?

Para adquirir un conocim[ien]to del [h]ombre es necesario compararlo con todo cuanto se le parece; [h]asta q[ue] el fisiólogo [h]aya cotejado sucesivam[en]te [25] todas las funciones de los cuerpos animados, no podrá formar justa idéa de la acción, propia de nuestros órganos, ni valuar acertadam[en]te sus diferentes jéneros de alteración: á pesar de la variedad en la estructura, solidez, forma i dirección de las palancas de la máquina animal, el ecsamen general i detenido de los instrum[en]tos apropiados á la progresión en todas las clases de animales, entablará una grande i universal teoría de las causas eficientes de andar; correr, saltar i otros movim[ien]tos ejecutados p[or] los órganos [h]umanos. Resuena en acentos de placer ó dolor el aire recibido en cavidades variadas en infinito, i las observaciones del instrum[en]to local [h] a dado importantísimas nociones, conquistado preciosos [h]echos acerca de los grados flecsibilidad i densidad de las láminas cartilajinosas de q[ue] se compone, de la profundidad i capacidad de sus senos, de la consistencia de sus ligam[en]tos en los cuadrúpedos i de la doble larinje de las aves: siendo mui conducente al Médico la consideración de la variedad infinita de voces, con cuyo ausilio significan los animales sus placeres, su dolor i sus pasiones ¿no se coronarán los esfuerzos de estas investigaciones con bellísimos resultados? ¿la economía de los animales no está conecsa con la del sistema [h]umano p[or] medio de infinidad de relaciones? Si el insinuado fisiologista contempla los diversos órganos de todos los sentidos esternos; si observa cada fenómeno en sus principios, medios i estremos; si desp[ues] de [h]aber estudiado el oído, q[ue] tanta congruencia tiene con la voz, en las varias familias de las cantadoras aves; si la considera en los mudos moradores de la aguas; si ecsamina su organismo i posición en los lagartos, camaleones i tortugas; se le vé identificado en el aparato olfativo de los cetáceos, si este ult[im]o sentido, sobre todo, se le manifiesta total[men]te median[26]te la disección esacta de los cuadrúpedos; si compara ¿no llegará á principios ciertos? tal vez esplique el juego i mecanismo secreto de las funciones de los órganos referidos, ya q[ue] estamos lejos de [h]aber adquirido todas las suficientes nociones. Siguiendo á el ojo en todas sus estructuras intermedias, desde el medroso topo, [h]asta el águila altanera, i fijando la atención en el órgano visual de los bu[h]os i demás amantes de las tinieblas ¿penetrará en el misterio de la visión? Si se aplica al ecsamen del sentido p[or] excelencia desde la tejedora araña [h]asta el monstruoso elefante ¿percibirá las distintas gradaciones del tacto? No conocerá á fondo la respiración, [h]asta q[ue] la [h]aya observado con esactitud i comparándola en los libres i esponjosos pulmones de los cuadrúpedos, en los ad[h]erentes i celulosos pulmones de las aves, en las tráqueas de los insectos i en las agallas de los peces. La circulación debe estudiarla en todos los animales de sangre roja, i la digestión debe igualm[en]te ecsaminarla profundísimam[en] te en estos seres, como también la misteriosa i sublime función p[or] la q[ue] desprendiéndose el animal de una porción de sí mismo, dá vida á un nuevo ser i le imprime el sello de su semejanza. Busquemos la esactitud q[ue] nos suministran la observación i la experiencia ¿Haller i Spallanzani[36] no nos dieron datos de las leyes eternas de los desarrollos ausiliados de la comparación? [¿]Las

------

36. Albrecht von Haller (1708-1777) fue un médico, anatomista, poeta, naturalista y botánico suizo; Lazzaro Spalanzani (1729-1799) fue un naturalista y sacerdote italiano.

causas de la esterilidad no [h]an [h]echo presumir q[ue] se [h]an de descubrir consecuencias en el ecsámen comparativo de los órganos reproductores en las diversas clases de animales? analizando los q[ue] están provistos de nervios, p[or] sistemas separados, i [h] aciendo comparaciones ¿vendrá á saber q[ue] solo en estos puede residir la sensibilidad? ¿descubrirá lo q[ue] corre p[or] su centro i los resortes de la vida? el Médico filósofo se previene contra el [27] májico [h]echizo de las bellas pinturas; no confunde los efectos superiores de la razón del ser inteligente i racional con el órden de fenómenos circunscriptos á q[ue] la naturaleza [h]a reducido á los animales.

Observemos esas tintas sucesivas i graduadas desde el ampo[37] del alabastro, [h]asta el negro bruñido del évano q[ue] distinguen al morador de todas las latitudes terrestres: estudiemos si es efecto ó no de la acción mas o ménos intensa de la luz i del calor; reflexionemos q[ue] en unas mismas temperaturas se tocan una multitud infinita de matices contrapuestos, p[or] lo común, entre sí; aprendamos sus efectos; estudiemos los órganos tegumenta-rios, i quizá remediemos los descoloram[ien]tos morbosos de la máquina del [h]ombre ¿debe mirarse con desprecio la coloración de los animales? ¿la zoolojía no concurre á la perfección médica? La irritada víbora despide de sus móviles colmillos el [h]orrible veneno, i todos conocen los veloces furores [h]omicidas de la [h] idrofóbia ¡cuán ventajoso es el conocer estos venenos, tan pronto, como diversam[en]te deletéreos! ¿procuraremos rasgar el denso velo de la historia de las lombrices chatas ó redondas del trayecto intestinal i el del ténia cuyos chupones son tan funestos? profun-dizando en los afectos morbíficos de los animales ¿conoceremos su analogía con los nuestros, i daremos luces mayores á la [h]umana patología? aquellos síntomas de afecciones análogas q[ue] se espre-

---

37. Debería decir *albo*.

san con mas intensidad en ciertas especies ¿no suministraremos importantes materiales?

Si la Medicina echa raíces p[or] todas partes en el vasto campo de las ciencias físicas, si estas cooperan á la rapidez i aciertos de aquella, también las demás obran justam[en]te con ella para el mismo fin sin mendigar: la verdadera teoría del entendim[ien]to, el arte [28] de los métodos tiene un uso práctico cuando la [h]umanidad se [...] en los más dignos atributos de su ser; á la luz de la metafísica puede encenderse la antorcha q[ue] nos [h]a de guiar en la curativa de los furores maniáticos, en los parocsismos melancólicos, en los totales, ó parciales eclipses de la inteligencia ¿se [h]an conocido á fondo las numerosas alteraciones de q[ue] es susceptible el sistema intelectual? ¿La terapéutica moral no es un excelente modelo de filosofía? Si [h]ai aberraciones del principio interior q[ue] nos anima i q[ue] proceden de las lesiones evidentes del cuerpo, las [h] ai tambien, como resultados, de la subversión puram[en]te mental: esta distinción ¿no conducirá p[ara] dirigirnos á la aplicación de los métodos curativos? el rei de Judéa[38] ¿no templaba sus penas con las melodiosas consonancias del arpa de David?[39] el estrepitoso asalto de Siracusa p[or] los romanos ¿distrajo la profunda atención del cálculo al gran Arquímedes?[40] La meditación ¿no se convierte, de un modo indirecto, en alim[en]to corporal? La falta de atención ¿no [h] a servido de presentación en varias epidemias? el que llega al grado de una profunda meditación ¿no es muy semejante al que duerme en el resultado de sus juicios? Luego es preciso tener presente los contrastes q[ue] se advierte entre los desórdenes del sensorio i el carácter moral de los individuos: los metafísicos deben cimentar

---

38. Se refiere a Saúl, personaje de la Biblia que fue rey de Israel.

39. Aparentemente, David vivió entre los años 1040 y 966 a. C., y reinó en Judea entre el 1010 y 1006 a.C.

40. Arquímedes de Siracusa (ca. 287-ca. 212 a. C.) fue un físico, ingeniero, inventor, astrónomo, filósofo y matemático griego.

sus investigaciones todas sobre las profundas ideas de nuestra ciencia ¿si no se conocen los instrum[en]tos del pensam[ien]to como se conocerán sus leyes ordenadoras? Las luces de la anatomía comparada, ocupada constantem[en]te en poner en paralelo las estructuras i disposiciones particulares de los cerebros en los seres vivientes, i la consideración de la diferencia de temperam[en]to i predominio tiránico de ciertos sistemas ¿no [h]ará percibir todas las analogías físicas q[ue] ecsisten entre individuos q]ue] tienen ya entre sí [29] analojías intelectuales? el estudio constante de los actos i fenómenos del sistema moral ¿no servirá de norte en la curativa de las afecciones q[ue] aflijen con predilección á los q[ue] condenan su vida á los laboriosos esfuerzos del pensam[ien]to? es necesario confesarlo, la Medicina i la metafísica mútuam[en]te deben interrogarse é instruirse.

La idiología, aplicada al estudio del [h]ombre enfermo ¿no [h]ará ver el mecanismo i modo como se [h]an de conocer los objetos que se tratan de ecsaminar, el uso é influjo en este estudio i el modo de educar los sentidos? con ella se conocen las impresiones patolójicas que las calidades de las dolencias ocasionan en los sentidos del fino observador; las sensaciones que las cualidades producen con su impulso sobre los órganos capaces de experimentar su peculiar escitacion, i finalm[en]te, la percepción de estas sensaciones con que el entendimiento forma i combina todas las ideas médicas.

El crimen ¿no mina los fundam[en]tos de la ecsistencia? ¿los apacibles [h]ábitos de la verdad no contribuyen á la armonía i equilibrio de las físicas funciones? el cotidiano de la beneficencia eleva constantem[en]te al Médico; aplica un bálsamo consolador á las llagas del alma q[ue] tan lentam[en]te se cicatrizan; disputa la vida á los últimos golpes de la muerte; ecsiste útilmam[en]te, i su vida no es más q[ue] la [h]istoria de sus beneficios ¿todas las descontentas pasiones no le reclaman á un tiempo? ¿no debe profundizar sus efectos i moderar sus fatales impulsos? Si la ciencia de curar el cuerpo es la ciencia de los Médicos, la ciencia de curar el alma es la ciencia de Dios; pero el Médico ¿no es el q[ue] conoce q[ue] la salud i la virtud anda siempre á vueltas una de otra? ¿no debe aplicar la moral [30] á los individuos, como al legislador á las naciones? ¿i puede esta [h]acer adelantos sin q[ue] las [h]aga la ideolojía? seguros debemos estar que la educadora de los sentidos no dará paso si no se apoya en la fisiolojía; mas esta no esplicará á las leyes i funciones de la organización sin q[ue] primero la anatomía descubra los físicos resortes: de este modo prevenido, conservará con la [h]igiene, ó cursará con la terapéutica.

Ecsiste una íntima correspondencia entre la felicidad proco-munal i la individual, q[ue] consig[u]ientem[en]te se confunden sus resultados p[or] lo q[ue] las sanas i vigorosas leyes toman su orijen del profundo conocim[ien]to de las leyes físicas de la [h] umana naturaleza; así fue como Marco Aurelio tomó en las sublimes obras del anciano de Cos los elem[en]tos de su código[41]: un tratado de constitución orgánica del [h]ombre ¿no será un preliminar al estudio del cuerpo social? ora juntas, ora separadas ¿no contribu-yen á la conservación i prosperidad del [h]ombre? el Médico tiene q[ue] meditar las constituciones políticas[42] p[ara] q[ue] además de descubrir las causas de las enfermedades está obligado á ilustrar continuam[en]te á las Autoridades i á los Legisladores en objetos relativos á la [h]ijiene pública; dá nociones sanas sobre las costumbres i el carácter de los ciudadanos; descubre la fuente de las calamidades sociales; demuestra el vicio de las instituciones; dá medios eficaces p[ara] multiplicar i mejorar la población; comprueba los delitos; señala los casos en q[ue] se debe usar el castigo; lejitima los juicios i

---

41. Marco Aurelio Antonino (121-180) fue un emperador romano. Promulgó un edicto el 11 de julio de 212 por el cual otorgó a todos los hombres y mujeres libres del Imperio la ciudadanía romana plena. Este documento fue conocido como la *Constitutio Antoniniana* o *Edicto de Caracalla*, al que parece referirse el autor.

42. Nótese que solo diez años antes del escrito, el simple hecho de gritar ¡viva la constitución!, acarreaba pena de muerte.

aplicación de las penas; disipa funestas sospechas; descubre injustas delaciones; detiene el brazo de Témis[43], i auyenta la infamia del asilo del acusado; luego la Medicina está estrecham[en]te unida con la ciencia de nuestras relaciones sociales: esta alianza de la Ciencia de Curar con la política ¿no nació al mismo tiempo q[ue] entrambas? si los juristas aprendiesen la ciencia del [h]ombre moral [31] p[ara] sus verdaderos principios ¿se limitarían á ser unos meros consultores de las doctrinas i consejos de la medicina forense? el [h]ombre [de] la lei ¿no es el mismo q[ue] el de la naturaleza? es necesario confesarlo, las leyes entienden en arreglar la moralidad de las acciones, i la medicina en averiguar los instrum[en]tos q[ue] la determinan i modifican.

Aun aquella facultad q[ue] nos instruye de los pasados [h]echos i remotos sucesos se enlaza con la Ciencia de Curar: se abren los fastos de la historia i de repente los muertos salen de la nada; todo se rebulle, todo se apiña en derredor nuestro; las jeneraciones salen triunfantes de la noche del sepulcro demostrando q[ue] [h]a [h]abido talentos q[ue] con sus producciones literarias [h]an ilustrado á los amigos del saber; p[or] su medio ¿no sabemos q[ue] los [h]ijos de Granada Pedro Mercado, Rodrigo de Molina, Diego de Soria, Fernando de Bustos, Andrés de León, Tomás del Castillo Ochoa, Juan de Soto::: [h]an multiplicado los escritos? ¿D. José de Llétor Castroverde i otros[44] no [h]an enriquecido el arte de la imprenta? ¿varios Señores Socios actuales de esta Academia Médico-quirúrjica no nos [h]an regalado i aun regalan sus ideas i pensam[ien]tos, educando la juventud médica en esas cátedras q[ue] unos desempeñan i otro [h]an desempeñado? Pero recapitulemos.

---

43. En la mitología griega, Temis era la diosa de la justicia y la equidad. Suele representarse con la balanza y la espada y, en la mayoría de las ocasiones, con los ojos vendados.
44. Véase mas adelante las biografías de estos personajes.

El instruido profesor[45] de la ciencia de curar i conservar la salud estiende su vista sobre la población en q[ue] quiere practicar sus deberes i considera con placer secreto la escena mas encantadora; conoce las relaciones q[ue] enlazan al [h]ombre con los demas seres i con las ciencias, artes, oficios i facultades; averigua con q[ue] tiempo del año viene cada enfermedad i q[ue] individuos están mas espuestos á padecerla; ecsamina la temperatura i clima en q[ue] está domiciliado i el fuego abrasador de las pasiones q[ue] ajitan á los moradores; observa todas las cosas q[ue] acompañan á las afecciones, i queda convencido de q[ue] todo Médico ántes de dedicarse al [32] ejercicio y práctica de su profesión debe conocer las condiciones locales bajo cuya influencia se orijinan i modifican las afecciones.

Nada digo á V[uestras] S[eñorias] de este discurso q[ue] mi juvenil labio i valvuciente voz acaba de pronunciar; lo abandono á su juicio i prudencia convencido de q[ue] no será digno de sus miradas, i solo contribuirá débilm[en]te á abrir el camino de la observación; pero me dirijo a V[uestras] S[eñorias] en este dia p[or] q[ue] no puede esta Academia estar fuera de los alcances de mi meditacion p[ar]a componerse de los [h]ombres de mi atención primera, á quienes naturaleza concedió los dones del espíritu, los talentos i la virtud, cualidades q[ue] me inspiran la confianza i la estimación sin límites: esta es la oculta fuerza q[ue] me conduce á el deséo de unirme á V[uestras] S[eñorias] i persuadido de q[ue] estas sociedades enriquecen la Medicina con innumerable multitud de memorias q[ue] merecen ser consultadas. La benevolencia con la q[ue] se [h]a servido admitir las q[ue] [h]e presentado todos los años desde q[ue] tengo el [h]onor de ser Socio, me [h]ace confiar en q[ue] se suplirá la cortedad de los derechos q[ue] tengo al premio i

---

45. No necesariamente se refiere a profesores de la facultad de medicina, pues así se solía denominar en ese tiempo a cualquier médico en ejercicio.

[h]ace q[ue] mi alma encendida cual tea ocsijenada arda en gratitud; entre tanto, sigamos á la naturaleza en sus [h]uellas; pongamos en paz i en unión nuestras ofrendas en los templos de las ciencias; velemos al pie de los altares de la [h]umanidad; bebamos cual sedientos ciervos las puras aguas de la ilustración; no se permita q[ue] la noche de la barbarie obscurezca los apacibles días de una ciencia q[ue] todo lo debe á la sociedad, pero q[ue] estas debe concederle todo á aquella; no se sufra q[ue] sus sagradas tablas caigan p[ara] q[ue] se eleven los bancos de los embelecadores, charlatanes, curanderos i medicastros; reclámese á los depositarios de nuestras leyes nuestra defensa i dignidad; sálvese una ciencia q[ue] [h]a salvado i puede salvar todavía á tantos desgraciados, i no [33] olvidemos aquellos preceptos sólidos é indestructibles q[ue] aun en el dia los Médicos estudian, los filósofos consultan i los [h]ombres de gusto leen i miran como monum[en]tos los más preciosos.

[H]e dicho. José Ant[oni]o Calisalvo. Granada 22 de junio de 1839.

olvidemos aquellos preceptos sólidos é indestructibles que aun en el dia
los Médicos estudian; los filósofos consultan é los amantes de gusto
leen; i miran como monumentos los mas preciosos.

He dicho.

José Anto.
Calisalvo.

Granada 22 de Junio de 1839

VIII. Comentarios de ambos escritos

1. LA INTRODUCCIÓN DE CALISALVO AL *ESTUDIO MÉDICO-FILOSÓFICO DE LAS EDADES*

Ante todo, recordemos que el manuscrito recoge dos piezas, de dos autores distintos, que fueron concebidas, en todo su conjunto, para ser leídas ante los miembros de un tribunal de tesis doctoral, y posteriormente, tras su adicción y traducción, para ser juzgada por algunos miembros de la Real Academia médica granadina. Por ello no debe extrañarnos que ambos adopten un cierto tono doctoral y, sobre todo, fundamentalmente retórico y doctrinal.

Comencemos refiriéndonos a la larga *Advertencia del traductor*, de José Antonio Calisalvo, que ocupa casi un tercio del escrito: en total 16 páginas. La juzgamos, quizás, bastante innecesaria. Se trata de un relato muy recurrente, que vuelve una y otra vez sobre lo ya se ha indicado. Y, por otra parte, no entendemos por qué se ocupa de aspectos que Llétor va a desarrollar más adelante y casi en los mismos términos. Así sucede con la gradación de las distintas etapas de la vida humana, algo más detalladas por Llétor, pues este es un tema al que el autor dedicará un notable espacio. No obstante, constituye toda una declaración de intenciones con un contenido absolutamente vitalista. Si lo que quería Calisalvo era abrir camino al escrito que traduce a continuación, pensamos que lo consiguió a duras penas. Y como simple *Introducción* nos parece excesiva.

Creemos más bien, que el objeto del exordio es simple y llanamente mostrar una gran altura de conocimientos, por lo demás muchos de ellos absolutamente obvios y no creemos que descubra nada nuevo, dado que pretendía, en breve, ser miembro de la Real Academia, y la traducción del escrito de Llétor que le sigue es una simple excusa para ello. Además, es posible que Llétor se lo solicitase, y así cumplió una doble misión. Queremos hacer notar que el lenguaje de ambos, Llétor y Calisalvo es muy semejante, de tal forma que, puestos juntos los dos, podría confundirse uno y otro. El mimetismo nos parece bastante extraordinario.

Dado que el texto no ofrece apenas notas a pie de página, podría dar la sensación de que todo lo que se expone es invención de Calisalvo. En parte puede ser así, pero en todo caso estimamos que, sobre todo, fue producto de la elaboración de las diversas lecturas realizadas sobre el tema. Por otra parte, se emiten muchas opiniones que difícilmente serian comprobables en su tiempo, ni tampoco lo podrían ser hoy. Se diría que son producto de una general especulación.

2. EL *ESTUDIO MÉDICO FILOSÓFICO DE LAS EDADES* DE LLÉTOR

En cuanto al *Estudio médico filosófico de las edades* de José de Llétor, es sin duda otra pieza concebida para la oratoria, como ya se ha indicado, y que se conduce en ocasiones por caminos sin mucha relación con el tema, sin duda para mostrar la gran erudición del autor. Es verdad que en el titulo ya se avisa que la filosofía tiene un importante papel y no lo desmiente en absoluto. Continúa el modo de preguntas retóricas, aunque más tarde cesan, pero todo el escrito está elaborado siguiendo un tono que podríamos calificar de excesivamente doctoral.

Veamos sus apartados. Gran parte del escrito lo dedica a establecer los límites de las cuatro etapas de la vida, y las características de cada una de ellas. Concreta desde la página 17 a la 26, en la que empieza a referirse ya a la época de la infancia. Tal vez sea algo excesivo y reiterativo.

El escrito contiene numerosas citas, también de escritores clásicos, algunos de ellos no médicos. De los médicos contemporáneos casi todos son franceses, lo que se explica, entre otras cosas, porque la tesis se lee en la universidad de Montpellier.

Hay en el texto algunas notas a pie de página, pero que no siempre están completas, lo que dificulta la identificación de los textos que acaba de citar.

Una manera de conocer el nivel de conocimientos de Llétor, y si estaba actualizado, sería ver los autores mencionados, y positivamente la mayoría de ellos son contemporáneos, Bordeu, Leroy, Cabanis, Pinel, Selle, Roucher, Lallemand, etc., lo que nos muestra que Llétor estaba al día en sus lecturas. Además, algunos estaban radicados en Montpellier, como Claude François Lallemand. Parece que José de Llétor hace un barrido de los autores franceses contemporáneos con un claro objetivo. No tanto mostrar que está al día en cuanto a libros aparecidos en los últimos tiempos, como podríamos pensar, pues el fenómeno de la obsolescencia bibliográfica aún no se ha producido, como para impresionar favorablemente a los miembros del tribunal, pues muchos de ellos sin duda conocían a los autores citados; sin embargo, hemos de indicar que algunos no han sobrevivido al paso del tiempo, pues no los localizamos.

Por otra parte, parece conocer bien los escritores renacentistas y barrocos como son Zacuto Lusitano, Hyerónimo Mercuriale, Baglivio y Van Swieten. En cambio, no cita a ningún autor español, considerando posiblemente que estos o no tenían suficiente altura científica o sus textos podrían, quizás, no ser del agrado de sus jueces. Pese a la similitud de títulos no cita el escrito de Lanzarot: *El hombre analizado en sus tres edades: compendio físico-moral en que se exponen las novedades que se observan en los tres diversos periodos de la vida.* ¿Pudo conocerlo y no consideró oportuno el reflejarlo en su memoria?

Aclaremos que la obsolescencia bibliográfica actual consiste en dar como superados aquellos textos que el tiempo habría jubilado, sobre todo teniendo en cuenta los continuos avances. Estos escritos quedan solo a disposición de los historiadores, pero ya no le son útiles al clínico. Es un hecho que se producirá en la segunda mitad del siglo XIX. Hasta ese momento, cualquier escrito, sobre todo los de los personajes más relevantes, disfruta de todo su valor, pues no caducan sus enseñanzas por raro que pueda parecernos. Por ello vemos que cita algunos importantes y conocidos personajes de los siglos XVI y XVII, además del propio Hipócrates, el gran portaestandarte del vitalismo:

> Hipócrates, injenio eminente, privilejiado i benéfico, descendiente del esclarecido linaje de los Asclepiades, fué el primero que sobre este punto dio reglas fijas i fundadas en observaciones, cuya esactitud sufre la prueba de los tiempos pues no ha sido desmentida al través de 23 siglos; halló en las preciosas tradiciones de sus abuelos materia para labrar su propia gloria i la felicidad de sus semejantes, é íntimamente se convenció de que el estudio del mundo debe ser como preliminar del estudio del hombre...

Paradójicamente, será el propio Llétor el que contribuya con uno de sus escritos a acabar con esa impunidad de las autoridades médicas. En efecto ¿Cuál es el propósito de su *Repertorio médico extranjero*?, pues sin duda mantener al lector español rigurosamente *al día* de lo que va apareciendo fuera de su país, en un intento de hacer valer lo que aparece de nuevo, en claro detrimento de los textos antiguos, puesto que ya no son igualmente valiosos.

Nos llama mucho la atención un apartado que se repite en cuatro ocasiones, en las cuatro edades y se titula "estado moral de..." Esa moralidad no corresponde, según nuestro concepto, con lo que ahí se vierte. Más bien se podría pensar que se refiere a las capacidades intelectuales que desarrollan las personas en cada periodo de la vida y las conductas que se siguen en ellos. Recordemos que el escrito de Lanzarot incluye en el título: *compendio físico-moral...*

3. FUENTES DEL ESCRITO

Aparte de la posible influencia del escrito de José Lanzarot, ya indicada, un dato que queremos resaltar es el conocimiento mostrado por Llétor de personajes de la antigüedad, o de artistas relativamente contemporáneos, y no directamente relacionados con la medicina. Esto, también, pensamos, está encaminado a impresionar al tribunal mostrando una erudición importante. Aunque debemos indicar que, en ocasiones, como es el caso de Torcuato Tasso, la memoria le falla:

> Nacido en el mas bello cielo de Italia, proscripto y desdichado desde la infancia, autor a los veinte i dos años del poema épico que hace la gloria de su nación, en medio de las delicias de una celebridad precoz, fue acometido del amor mas violento i desgraciado para la hermana del Duque de Ferrara, que residia en la costa. Esta excesiva pasión fue la causa de las mas horrorosas persecuciones, envenenó los días consagrados a la Musas, ocasionó una muerte prematura, i quitó a las letras i a la Poesía, lo que, por decirlo de una vez, había producido en su cuarto lustro la obra inmortal de la Jerusalen destruida.

En realidad, el titulo correcto es *Jerusalén Liberada*. Estos son los autores científicos o literarios citados por Llétor, que suponemos le sirven de fuente de inspiración. Algunos son desconocidos por nosotros:

Boerhaave, Herman	Buffon, Georges Louis Leclerc, conde de
Boileau, Nicolas	Cabanis, Pierre Jean Georges
Bordeu, Théophile de	Caventou, Joseph Bienaimé

Dignau
Dumas
Grimaud, Jean-Charles-
    Marguerite-Guillaume
Haller, Albrech von
Hipócrates
Hoffmann, Friedrich
Leroy, Alfonso
Linneo, Carl

Pinel, Philippe
Roucher, P. J.
Rouseau, Juan Jacobo
Selle, Christian Gottlieb
Spallanzani, Lazzaro
Tasso, Torcuato
Triller, Daniel Wilhelm
Van Swieten, Gerard
Zacuto, Abraham

4. OBJETO DEL ESTUDIO Y CONTENIDO DEL TRABAJO

Una de las ideas directrices del escrito, y que justificaría por sí solo su confección, podría ser el que la edad del paciente influyese decisivamente en el comportamiento de las enfermedades: enmascarando algunos síntomas, modificando el pronóstico y variando la terapéutica habitual. Aunque no parece que eso sea realmente lo que sucede en la realidad. El relacionar expresamente las enfermedades con las edades, aparece en las páginas finales del escrito, y es expresado de esta manera. Sin duda se deja llevar por el criterio de autoridad, pues dudamos mucho que consiguiera la curación, si realmente era una enferma epiléptica:

> La edad puede servir igualmente para declarar, en algunos casos, la verdadera naturaleza de una enfermedad. Así, leemos en la Medicina practica de Zacuto Lusitano, que este Medico consiguió curar una joven de una epilepsia revelde a todos los tratamientos, usando los antiflogísticos bien combinados. Manifiesta que solo la edad de la paciente le determinó á emplear este método curativo, aun que el carácter inflamatorio de la afeccion no se declaraba a sus ojos, mas que con síntomas ligeros i casi nulos.

Nos parece que, una vez más, el autor se ha dejado llevar por la especulación, según muestra:

El pronostico necesita también modificaciones de la edad. Facilmente se concibe que el pronóstico de una hemorragia, una fractura también, es mas funesta en la vegez que en la adolescencia. Tambien se sabe que la acción de los órganos que sirven de conducto para descargar a la naturaleza, i por los que se evacuan las sustancias que han sufrido una suficiente cocción, está las mas veces determinado por las circunstancias de la edad. Por ejemplo. Una fiebre inflamatoria se termina en el joven por una hemorragia nasal, i en la edad viril, por un flujo hemorroidal. En la infancia, se terminan frecuentemente las enfermedades por escresiones i sudores, i en la edad viril por flujos de vientre.

En cuanto a la descripción del contenido del trabajo, comienza con una larga introducción mediante la cual delimita las cuatro edades en las que divide la vida: infancia, pubertad, madurez y senectud. Compara las cuatro edades con tres de las cuatro estaciones, adjudicando la infancia a la primavera, la juventud al verano y la vejez al invierno. También emplea como símil el cuadro de Jean Le Pautre donde aparecen cuatro generaciones de personajes troyanos.

La primera de las edades está dividida a su vez en infancia y puericia. Y la infancia ha sido dividida en tres estadios: inicialmente, los siete primeros meses de la vida; después, el segundo, caracterizado por la salida de los primeros dientes que se extiende hasta los veinticuatro meses; y el tercero, que termina con la primera infancia. La puericia no ofrece para Llétor más que una sola época.

La infancia es seguida de la adolescencia, que comprende la pubertad y la juventud. La primera se extiende desde los trece a los diecisiete años, o dieciocho; ahí empieza la segunda, que dura hasta los veintiuno o los veintitrés años en la mujer, o los veinticinco o treinta en el hombre, en la que da comienzo la virilidad o madurez.

La virilidad se presenta en tres épocas. La primera o virilidad principiante, se extiende desde la terminación de la juventud, hasta los treintaicinco años. La segunda o virilidad confirmada, empieza a los treinta y cinco años y se prolonga hasta los cincuenta en las mujeres y cincuenta y cinco en los hombres. La tercera llega a los sesenta años.

La vejez ha sido divida en tres partes: la primera vejez, que empieza a los sesenta años, y abarca hasta los setenta años; la segunda, que no indica los años que comprende; y la tercera que se acaba con la muerte.

Llétor no especifica de quien o quienes han tomado esta división de las edades, pero tampoco afirma que sea suya. Es posible que sea original de Carl Linneo, pues indica a continuación que ese autor tiene tres clasificaciones de las edades. Puede que el escrito de Lanzarot tenga relación con ello.

Seguidamente hace unas consideraciones sobre las distintas etapas de la vida, justificándolas con un contenido aparentemente mucho más filosófico que médico. A continuación, se va ocupando de sus aspectos físicos y morales bajo el punto de vista fisiológico, moral, de las enfermedades más comunes de cada una, y también de la terapéutica.

En los apartados que titula de *moral*, quizás los más llamativos y novedosos, se indican tanto las conductas como las corrientes del pensamiento en cada una de ellas. También se habla de las pasiones como el miedo, la cólera y la ira.

En cada una de las partes indicadas, y más en las dos primeras, el autor se extiende en gran medida en consideraciones muy teóricas, que o bien son innecesarias de rebatir, por lo obvio, o bien se trata de afirmaciones muy difíciles de probar. En ambos casos, que tienen en común el estudio más o menos complejo, del hombre como ser vivo.

En el apartado de la juventud, que el autor detalla muy ampliamente, pues dedica muchas páginas a ello, aparecen las diferencias entre los hombres y las mujeres y podemos estar de acuerdo en la mayoría de ellas, pues muchas parecen muy evidentes.

Sobre la edad viril, lo mismo que en el caso de la vejez, se ocupa de sus pormenores, en la misma línea de los apartados anteriores, aunque de forma mucho más breve. Como ya apuntamos, hay una diferencia muy importante entre el número de páginas que dedica a las dos primeras edades y las que tratan de las dos últimas. Baste decir que si para las dos primeras emplea treinta y siete páginas, en la edad adulta y la vejez utiliza solo diez páginas.

En la vejez nos llama la atención la cantidad de cualidades que, según dice, adornaban al anciano.

5. LAS DIFERENCIAS ENTRE HOMBRES Y MUJERES EN CALISALVO Y LLÉTOR

Calisalvo se ocupa de describir de forma pormenorizada las diferencias entre ambos sexos, diríamos que, con una profusión innecesaria, puesto que Llétor se va a ocupar de ello seguidamente, y de manera pormenorizada. Luego se adentra en las profundidades de las distintas edades, dando su opinión sobre múltiples aspectos, con palabras muy semejantes a las que luego aparecen en el escrito de Llétor. Todo ello, en el más puro ambiente vitalista, que le sirve de norte y que no se mueve de ahí. Quizás, insistimos, su intención fuese hacer de introductor en la materia, pero dada la extensión, más bien debemos considerarlo como una digresión en paralelo, en ocasiones con un carácter más amplio que las del propio contenido de la tesis. Nos hubiese gustado conocer cuál fue su intención real al escribirlo.

Hacemos notar que, como el caso precedente, el autor recurre frecuentemente a una serie de preguntas, las más de las veces encadenadas y sobre todo muy retóricas, a las que no ofrece ninguna respuesta, como si los conceptos expuestos fueran del dominio público, o al menos de la clase médica, lo cual, en la mayoría de las ocasiones creemos que no es así. Sería interesante en muchos casos conocer las respuestas.

Nos llaman la atención una serie de manifestaciones de Calisalvo sobre las mujeres que califica de "pudorosas". En cambio, hoy nos pueden parecer algo mojigatas y también paternalistas y, sobre todo, poco respetuosas con la mujer, pues da la sensación de que apenas la considera algo más que una hembra reproductora. Veámoslo:

> Detengamos la vista, aunque se resienta el pudor, en los órganos de la propagación i se verá presentan un sistema complicado dellos, i de dos distintas estructuras, que el lenguaje distingue como secso masculino y femenino, el útero sensibiliza i modifica á la mujer, influye i simpatísa en su economía i particularmente en su sistema moral: en las edades de la inocencia, i del llanto, i en la del regocijo, i salud, o lo que es lo mismo en la edades de la influencias simpáticas, esto es, en la infancia y puericia, el varon solo tiene inclinación á la hembra, pero nunca traspasa los límites del decoro, aunque se le tache de intrépido, fuerte i atrevido, lijero i poco reflesivo...

Aquí ofrece una serie de notas sobre la pubertad en ambos sexos, que, a nuestro parecer son algo exageradas, y que complementan lo indicado anteriormente:

> ... la niña tiene la misma inclinación al otro secso, mas tampoco traspasará los limites del decoro, aunque se confiere que es blanda, delicada, candida i que la parsimonia preside sus acciones; tienen en común el que los dos son curiosos, robustos, agiles, sanos, impacientes, aficionados al juego y pasatiempo, alegres, vanidosos, engreidos, voluntariosos, crédulos e inconstantes... las diferencias de los secsos casi obscurecidas y encubiertas en los años anteriores, se patentizan, los órganos relativos de la procreación salen de su inercia, se aumentan, se desarrollan, caracterizan al hombre y modifican la vida de la mujer: todo el aparato engendrador del varon manifiesta la fuerza i la agresion y el de la hembra la sensibilidad y la blandura; disfrutan ambos de una sensibilidad extraordinaria i egercen una estensa i grande influencia.

Tiene bastante razón cuando afirma que la aparición de la pubertad es distinta según las regiones geográficas donde se habite, aunque ignoremos de donde toma sus afirmaciones, pues obviamente, no lo ha verificado personalmente:

> Principian á pronunciarse las pasiones y da su primer grito la pubertad, lo cual no principia en una misma edad en todos los hombres pues el clima y la educación pueden retardar su periodo; se anticipan en los que viven bajo el ardiente ecuador i se retarda en los que habitan en las zonas glaciales...

Estas otras afirmaciones puede que si las pudiese comprobar personalmente:

> ... los disolutos entran en ella con mas antelación que los de conducta arreglada, pero en el hombre la impaciencia, la disipación, el orgullo, la reserva y el odio á la sujeccion, i el amor á la independencia son escesivas; el deseo de reproducirse es la pasión mas dominante; en la mujer se nota sobre su rostro los caracteres de su atractivo seductor embuelto con el pudor; la modestia, la afectación, la conversación festiva i agradable, la tumefacción de las mamas, i de las partes genitales, con prurito agradable en ellas, la población del monte de Venus de espeso bello i la presentación de la menstruación.

Sobre lo que indica José de Llétor sobre este tema, en primer lugar, queremos hacer constar nuestra sorpresa al leer en el texto que en un principio pensaba escribir solo sobre los problemas de los hombres, como el mismo indica en una nota. Así, parece que querría prescindir de la mitad de la humanidad, como si eso fuese posible bajo el punto de vista médico. Podemos preguntarnos ¿tendría algún sentido, según la intención del autor, el referirse, de modo exclusivo, solo a las enfermedades de los hombres, dejando de lado al sexo femenino? Creemos que no, aun en esa época en la que la mujer estaba minusvalorada en muchos aspectos. Afortunadamente, no lo hizo así, pues no entenderíamos que, salvo las enfermedades propias del sistema reproductivo en el hombre y la mujer, sabemos que el resto son comunes.

Luego Llétor rectifica de su propósito inicial, aunque dedica ciertos párrafos a describir las diferencias entre el hombre y la mujer y hemos de decir que varias de estas nos parecen hoy absolutamente sin fundamento; son más bien imaginarias, o ideales, y las razones que aparecen a continuación son una muestra de ello:

> ... su sistema vascular es mas delgado y blando, excepto en los vasos que se distribuyen en los órganos de la generación, que son mas gruesos, los nervios son menos solidos i mas delicados, su sistema visceral difiere del hombre, la masa cerebral es menos densa i menos voluminosa, los pulmones menos rojos y mas blandos, el corazón mas pequeño i menos fuerte, las entrañas del abdomen menos gruesas que en el varón, el tegido celular es mas mantecoso i flojo, es mas abundante en el pecho y la pelvis...

¿En qué puede basarse Llétor para afirmar lo que sigue?

> Las mugeres soportan mas difícilmente que los hombres la larga abstinencia; por consiguiente, se debe durante sus enfermedades evitar en cuanto sea posible, una dieta demasiado severa i larga. Tanto en las mugeres como en los niños, es mas fácil promover el vómito que en los hombres, i conviene ser mui circunspecto en las dosis de los eméticos.

Aquí vuelve a generalizar de manera radical, recurriendo a algunos tópicos, incluso de lo más ofensivo:

> Es de notar que la sensibilidad mas viva de las jóvenes desembuelve en ellas las pasiones, con mas anticipación que en los jóvenes, cuando ambos no tienen la mas ligera idea. Pero esta viva sensibilidad da a las pasiones de las mujeres un carácter fugaz, la inconstancia es su distintivo.

Y en el caso que sigue, comienza con una reflexión sin duda acertada, para emitir posteriormente un juicio bastante negativo sobre las mujeres y su locuacidad:

¿Quién es el que no ha admirado la hermosa variedad del canto melodioso del bello sexo? Tambien se diferencia en la formación de la palabra, por la facilidad que disfruta la muger, habla con mas limpieza i agilidad; expresa sus ideas mas fácilmente i de un modo mas sensible. ¡Qué no le fuera dado también callar como hablar! sus encantadores acentos nos arrebatarían mejor si las oyéramos menos veces, o si fueran mas reflexivas.

En este otro párrafo nos muestra otra serie de diferencias muy poco demostrables, producto de la más disparada ideación, como equiparar la menstruación con las epistaxis; y otras son solo una mera especulación, apoyada incluso en ciertas afirmaciones ajenas, igualmente dudosas:

Los hombres tienen, como las mujeres, sus enfermedades particulares, así Hipócrates había observado que la gota, la calvicie, las almorranas, etc. eran afecciones propias de nuestro secso. Por otra parte, la sangre acumulada en la parte superior del hombre le predispone a las hemorragias nasales, hemoptisis, etc. En efecto, lo que es el aparato de la menstruación en la muger, los son para el joven el sistema vascular arterial del corazón y el aparato pulmonar; así está espuesto en su enégica actividad á los peligros que resultan de los esfuerzos o de la violencia.

Nuevamente el autor especula de un modo absoluto, limitándose esta vez a una serie de enfermedades del hombre:

Al hombre, principalmente a los sujetos ardientes i coléricos, sobrevienen los aneurismas del corazón, de la aorta, de los grandes vasos, las fluxiones del pecho, los vomitos de sangre, las anginas, el frenesí, la apoplegia, la epilepsis idiopática, la hidrofobia espóntanea, la mania furiosa, etc, le afectan con mas frecuencia que a las mugeres. Esta superabundancia de sangre en las regiones superiores del cuerpo, hace, que siempre tomen las enfermedades un carácter mas grave i violento, que las afecciones febriles interesen mucho mas el sistema biliar, i que sean mas ardientes i mas agudas en los hombres que en las mugeres i mucho mas en los solteros, según dice Baglivio.

Tampoco creemos que tenga razón alguna cuando indica que los medicamentos pueden actuar de distinta forma en hombres y mujeres. Esta es su visión del tema:

> Sin embargo, los remedios activos estan muchas veces indicados por la naturaleza de los males que atacan a las mujeres, ora por la lentitud del curso de ellos, ora por la tendencia a degenerar en crónicos. El Médico debe saber que cuando lo exige el caso, ha de usar el régimen necesario para prevenir los malos efectos, sea moderando convenientemente sus dosis, sea combinandos con otros remedios capaces de precaver o de corregir lo que su acción puede tener de peligrosa.

Incluso llega a hacer una propuesta de alimentación del todo diferente para hombres y mujeres, basándose en no sabemos qué información tiene sobre ello:

> Si consideramos al hombre i a la muger bajo el aspecto fisiológico, encontraríamos que en esta la acción de la vida se distribuye con una rapidez tal que la digestión se egecuta con mucha mayor prontitud que en aquel por que la delicadeza de los órganos, no admite mas que alimentos proporcionados: las secreciones, siendo conformes a la digestión, aseguran una digestión mas pronta i mas exacta...

Esto que sigue a continuación parece que es algo positivo, pero no es así. Apoyándose en el filósofo Pierre Cabanis, asegura que las mujeres tienen las mismas posibilidades de acceder a estudios abstractos y reflexivos, y que si hasta el momento no ha sido así es a causa de la educación a la que se somete a las mujeres. Pero es una falacia, porque, según dice, se apoya en hechos puntuales, ya que las diferencias físicas entre ambos lo hacen problemático. Y lo que es peor, con Rousseau, sostiene que la enseñanza en ambos sexos debe ser distinta:

...Lo que no es constante, pues en realidad lo son menos por efecto de la educación, que las separa de los estudios abstractos i reflexivos. Los filósofos, dice Cabanis, que sin atender a la organisación ficica de la mujer, no atribuían sus pocos adelantos en las ciencias abstractas, sino al genero de vida que la sociedad les impone, se han apoyado en algunos hechos raros, no pruevan mas que la naturaleza ha podido, en este caso como en otros, traspasar sus propios limites. Por otra parte, como nota muy juiciosamente J. J. Rousseau, una vez que esta demostrado que el hombre y la muger, no son, ni deben ser constituidos lo mismo, ese carácter i temperamento es consiguiente [que] no deben tener la misma educación...

Tampoco aquí se muestra muy afortunado Llétor cuando afirma que, mentalmente, las mujeres tienen con los hombres unas diferencias insalvables, pues son inconstantes, apasionadas y se irritan con facilidad:

Mas sensibles al exterior, espuestas a sensaciones mas circunscriptas, mas efímeras, las mugeres deben tener una imaginasion mas movible que profunda, las ideas mas fáciles i brillantes que solidas, prontas en el pensar, i raras veces disfrutan de una atención sostenida para abstraer i combinar, en fin de la potencia de meditar que imprime un carácter mas estenso á las diferentes operaciones del entendimiento. Las mugeres se apasionan, se irritan i se enternecen con facilidad, pero estas impresiones son ligeras y se desvanecen con prontitud.

La proverbial debilidad de las mujeres, que procede de su timidez, tiene en este autor un defensor acérrimo. Lo mismo se diga de su innata capacidad para intentar agradar y desmayarse ante situaciones que no controlan. Sin olvidar las astucias propias del sexo femenino. También admite que no se dejan llevar por las pasiones:

La debilidad es el patrimonio de la muger i esta debilidad se la dio sin duda la naturaleza, para el temor a los peligros las detuviese en sus hogares i le hiciese menos penosa la vida sedentaria que necesitan los ciudados de la maternidad. Las mujeres, dice Cabanis, conocen su debilidad, de aquí la necesidad de agradar i buscar un protector; de aquí su disimulación, sus modos de obrar, sus maneras, sus gracias. En cuanto a las pasiones, podemos decir que la compasion, la benevolencia, sobre todo el amor que experimentan, y escintándolas mas veces, cada una tiene, dice el elegante Romel, una boca para sonreir, ojos tiernos i animados por la gracia, brazos mas hermosos que temibles, un sonido de voz que no lleva al alma sino tiernas impresiones, no son hechas para unirse a violentas i odiosas pasiones.

Como vemos, las opiniones sobre la mujer de ambos médicos no pueden ser más inicuas, pero es lo que había en ese tiempo: responden a un momento en que las mujeres aún no han alcanzado ninguna de las cotas que lograrían solo un siglo más tarde. Recordemos que las primeras mujeres médicos de España serán de los años ochenta del siglo XIX, y que no conseguirán la equiparación jurídica y el voto hasta los años treinta del siglo XX.

6. LAS ENFERMEDADES Y SUS TRATAMIENTOS

Como comentario general al escrito, creemos que el autor intenta desde el principio ser algo original cuando agrupa las enfermedades según las edades de los pacientes; ello en sí no nos parece significativo, como no sea un intento de facilitar de algún modo el diagnóstico del problema, aunque sabemos que la mayoría de las enfermedades, salvo las pocas que son propias de la infancia, pueden darse en cualquier edad. Muchas de las enfermedades infantiles son comunes, como no podía ser de otra manera, con las de los adultos. Por ejemplo, las paperas suelen darse mayoritariamente en la infancia, pero no es raro que aparezcan bastante después, siendo entonces mucho más problemáticas.

Y con relación a las enfermedades más propias de los niños, echamos en falta una serie de ellas: las indicadas paperas, la amigdalitis, las diarreas, y todo género de infecciosas pulmonares: bronquitis, pulmonía, etc., así como la meningitis o la apendicitis. Por otra parte, está la fimosis, muy frecuente en los recién nacidos, aunque esta podría caer más bien en el campo de la cirugía, que como sabemos era una disciplina independiente en ese tiempo.

También son bastante abundantes las referencias a las enfermedades propias de la mujer, pero no aparece la por entonces muy difundida enfermedad femenina llamada *clorosis*, que se diagnosticaba casi exclusivamente en las jóvenes solteras y que, al parecer, desaparecía con el matrimonio. La existencia de esta enfermedad ha sido descartada recientemente en un trabajo liderado por Juan Luis Carrillo[1].

El escrito, todo el, o bien es producto de lecturas al respecto, o es una muestra bastante palpable de especulación, pues la mayoría de los conceptos en él vertidos no se sostienen por medio de hechos de observación o de investigación. Dado lo temprano del escrito dentro de la biografía de Llétor, tampoco pudo ser reflejo de su experiencia personal, pues apenas tenía veinticinco años cuando compone su memoria de tesis. Un ejemplo:

> Una fiebre inflamatoria se termina en el joven por una hemorragia nasal, i en la edad viril, por un flujo hemorroidal. En la infancia, se terminan frecuentemente las enfermedades por escresiones i sudores, i en la edad viril por flujos de vientre.

Los problemas morales: en los denominados problemas morales de los pacientes, en cada una de las etapas en que divide la existencia,

---

1. Véase: Juan Luís Carrillo; Encarnación Bernal; Juan L. Carrillo-Linares. *Medicina vs mujeres: la literatura médica sobre clorosis (siglos XVII-XX): ¿ciencia o propaganda?...* 2010.

creemos ver un intento de visualizar sus conductas, sea cual fuere su edad; ello nos parece que se aleja un tanto de lo que era habitual para su tiempo, aunque si bien recomienda tratamientos para los problemas orgánicos, el caso es que no lo hace así para los del alma, en un amplio sentido del concepto. Por ejemplo, esto es lo que dice sobre las mujeres. Nueva especulación al respecto:

> ... la mujer en lo moral tiene mas suceptibilidad que aquel, i percibe con mas prontitud las ideas e impreciones que se suceden en su alma con mucha rapidez, sus afectos son vivos i delicados, más pasageros, ella piensa con mucha sagacidad, pero no reflecsiona con la exactitud que el hombre.

De todos modos, nos tememos que las opiniones de Llétor sobre las mujeres, en general, no son nada constructivas, como por otra parte solía suceder de ordinario en su tiempo. Esto es lo que opina sobre su moral:

> La muger no esta sin embargo esenta siempre del odio, de la venganza de los celos, tampoco de la cólera que existe en su sensibilidad física, i de la arrogancia que los obsequios i cortesías deben necesariamente sostener en ellas.

O esto otro:

> Es de notar que la sensibilidad mas viva de las jóvenes desembuelve en ellas las pasiones, con mas anticipación que en los jóvenes, cuando ambos no tienen la mas ligera idea. Pero esta viva sensibilidad da a las pasiones de las mujeres un carácter fugaz, la inconstancia es su distintivo.

Esta fue la patología recogida por Llétor; las enfermedades están relacionadas por orden alfabético. La mayoría de ellas tienen correspondencia con las actuales, algunas no, y otras son más difíciles de encuadrar:

Accidentes cerebrales
accidentes de la preñez
adinamia esencial
afecciones biliosas
afecciones calculosas
afecciones febriles
aftas
almorranas
aneurismas de la aorta
aneurismas de los grandes vasos
aneurismas del corazón
anginas
apoplejía
asfixias
asma
baile de San Vito
calentura intermitente
calvicie
canicie
catalepsia
catarros de la vejiga
catarros de los riñones
cólera morbo
coma
convulsiones
coqueluche
coriza
croup
desviación vertebral
diarreas crónicas
disentería
disminución del flujo menstrual
dolor
eclampsia
eclipses de la inteligencia
enajenación mental

encéfalo, enfermedades del
epilepsia
erisipela
escarlatina
escoriaciones en el cutis
esguinces
estrabismo
fiebres ardientes
fiebres biliosas inflamatorias
fiebres cuartanas
fiebres inflamatorias
fiebres intermitentes
flegmasías del sistema digestivo
fluxiones del pecho
fracturas
frenesí
furores maniáticos
gangrena
gota
hemoptisis
hemorragias nasales
hepatitis
hernia congénita
hidrocefalia
hidrofobia
hidropesías atónicas
hidrorraquitis u osteomalacia
ictericia
incontinencia de orina
inflamación de la mucosa gasto-
    intestinal
irritación
gibosidad
letargo
leucorrea

lienterias[2]
lombrices
manchas rojas en el rostro
manía furiosa
nefritis
obstrucción de los ganglios linfáticos
obstrucción del tejido celular o escirrosarcia
obstrucción el tejido celular o escirrosarcia
oftalmías
parálisis
paroxismos melancólicos
plétora
pleuritis
pneumonitis
pústulas farináceas
pústulas lactoginosas

retardo del flujo menstrual
retención de orina
reumatismos
sarampión
supresión del flujo menstrual
tétanos
tiñas
tisis pulmonar
trismus
tumores blancos
úlceras del útero
úlceras callosas
úlceras escorbúticas
úlceras varicosas
vapores uterínicos
viruelas
vómitos de sangre

Las flegmasías o las fluxiones creemos que es difícil asimilarlas a alguna enfermedad actual. Las enfermedades mentales, como la depresión, están poco representadas, y la verdad es que en ese tiempo los enajenados apenas recibían ayuda. Aún estaba muy reciente la traducción al castellano de la obra de Philippe Pinel[3], verdadero apóstol de los alienados, uno de los primeros en considerar al loco como un enfermo, no como un peligro, por lo que había necesariamente que recluirlo y sujetarlo.

_____

2. Diarreas.

3. Pinel, Felipe. Tratado médico-filosófico de la enagenación del alma, ó manía, escrito en frances por ... ; traducido al castellano por Luis Guarnerio y Allavena... 1804.

Observamos que no se refiere apenas a los tumores, de ningún tipo. Sin embargo, los cánceres de mama, de estómago, de útero, o de vejiga deberían ser suficientemente conocidos. Es muy posible que la, en general, escasa duración de la existencia humana —la esperanza de vida por entonces estaba alrededor de los treinta años— no diese lugar a su aparición. Pero de todos modos es sorprendente. Tampoco nos refiere traumatismo alguno, lo que se justifica porque ese campo no caía en manos de los médicos, sino de los cirujanos que, como sabemos, por entonces era una ocupación distinta. Sin embargo, sí alude a algunos problemas de la piel y aledaños, como la calvicie, o las ulceras dermatológicas, que también eran ocupaciones de los cirujanos. Es cierto que desde finales del siglo XVIII había ya médico-cirujanos, pero serían los menos, y no parece ser el caso del autor.

Tampoco cita enfermedades banales, como puedan ser los catarros, las bronquitis o las pulmonías. Ni otras más, como el tifus, tan frecuente en el entorno, por la mala calidad de las aguas. Hay términos difícilmente encuadrables hoy, como los vapores uterínicos. Vemos que no cita muchos padecimientos que son frecuentes y graves, como la úlcera de estómago, los problemas cardíacos o los ictus. Tampoco se refiere a enfermedades cardíacas como podrían ser la angina de pecho, las palpitaciones o las arritmias.

Tratamientos: Llétor solo menciona unos pocos medicamentos específicos, y sí muchos de los que tan solo indica tan sus características. Lejos están ya los días de los complicados medicamentos compuestos, de origen antiguo, entre ellos la conocida triaca. Pero tampoco figuran aquellos cuya denominación responde a investigaciones recientes en ese tiempo: quinina, narcotina, cafeína, etc. Estos son los que figuran:

aceite de ricino	calmantes
aguamiel	diuréticos
antiflogísticos	emolientes

estimulantes	musgo de Córcega
evacuantes	purgantes
exutorios	sudoríficos
fortificantes	suero
muriato de mercurio dulce	tónicos

7. CLAROS ERRORES DE LLÉTOR

Partimos de la base de que los supuestos médicos de principios del siglo XIX no podían ser los mismos que en la primera mitad del XXI. No obstante, y según nuestro criterio, son muchos los errores médicos que aparecen en el escrito de Llétor, sobre todo porque se deja llevar posiblemente por lo que venían afirmando otros autores anteriores, sin comprobarlo. Un ejemplo de ello: en principio, y tal como lo consideraban sus contemporáneos, aunque sin ningún fundamento, nos asegura que:

> A la edad de siete meses empieza mas comúnmente el trabajo de la dentición, precedido de trastornos generales mas o menos terribles a la vida del infante, que turban el orden que se habia establecido entre las varias funciones, asaltan la debilidad cerebral i parecen hacer retrogradar el crecimiento impreso en el estado anterior... la duración de este penoso travajo esta interrumpido por intermiciones (sic) que dejan descansar a los órganos i les permiten reponerse, así a pesar de todas estas turbulencias, el trabajo de la osificación en los niños robustos continua ó á lo menos detiene poco sus progresos.

Se trata este de un concepto, repetido desde antaño hasta la saciedad, en relación con los perjuicios ocasionados por la primera dentición, que podían llevar a la muerte del niño. Pero no da datos que permitan verificarlo, solo se apoya en la costumbre. Es cierto que, frecuentemente, en el Registro civil encontramos los "trastornos de la dentición" entre las causas de muerte. Por ello afirma:

El segundo año de la vida completa el travajo de la primera dentición i el infante se halla entonces fuera de este periodo borrascoso que hacía mui vacilante su existencia.

En otras muchas ocasiones Llétor nos parece muy poco afortunado cuando nos indica unas situaciones del todo inasumibles. Véase todo lo que sigue a continuación:

La edad del individuo determina pues el sitio de las enfermedades, i esto es tan cierto que una misma causa, obrando en las cuatro edades de la vida, produce las mas veces cuatro enfermedades diferentes. Por ejemplo, no es raro ver desembolverse las convulsiones, los ataques de eclampsia en el niño, la epneumonitis, la tisis pulmonal en el joven, una afectación en el higado, un reumatismo, por ultimo, la gota, i el catarro crónico en el viejo, a consecuencia de la acción del frío, la supresión de un flujo natural, o de una erupción.

Tales asertos, y a los ojos de la medicina actual, son sin duda completamente erróneos. Es cierto que no tenían claro cuáles eran las causas de la enfermedad, al menos en la mayoría de los casos, por lo que de algún modo algo podría aceptarse en ese tiempo, aunque fuese con muchos reparos. Pero una cosa es la mayor gravedad de la enfermedad, por ejemplo, las convulsiones en el niño, o en el adulto, y otra muy distinta que sean enfermedades diferentes. Tampoco es valorable el que confunda una sintomatología larvada según la edad, con que sean enfermedades distintas.

El autor hace constantemente arriesgadas aseveraciones que no puede probar. Por ejemplo, la mayor susceptibilidad de los niños para contraer las enfermedades. En ocasiones, Llétor generaliza de una manera absoluta, y nos parece que sin ninguna base. Y además nos llama la atención el que insista en que sucede *siempre* tal y como indica, cuando solo en algún caso podría tener algún fundamento:

De todo lo dicho anteriormente debemos concluir que hai enfermedades particulares a cada edad, en la primera llevan su accion siempre el sistema nervioso, el cerebro i la caveza; en la segunda, siempre el sistema arterial, los pulmones i el pecho; en la tercera, siempre el sistema venoso, el higado i el abdomen, en fin, en la cuarta, siempre el sistema seroso, los órganos urinarios, i la región de la pelvis.

Tampoco las afirmaciones que siguen se corresponden con la realidad cotidiana, o al menos así lo parece. No creemos que puedan existir tales respuestas del organismo, tal y como se indica:

> También se sabe que la acción de los órganos que sirven de conducto para descargar a la naturaleza, i por los que se evacuan las sustancias que han sufrido una suficiente cocción, está las mas veces determinado por las circunstancias de la edad. Por ejemplo. Una fiebre inflamatoria se termina en el joven por una hemorragia nasal, i en la edad viril, por un flujo hemorroidal. En la infancia, se terminan frecuentemente las enfermedades por escresiones i sudores, i en la edad viril por flujos de vientre.

8. A MODO DE FINAL DEL *ESTUDIO MÉDICO-FILOSÓFICO DE LAS EDADES*

Tras el análisis detenido del *Estudio de las edades del hombre*, en primer lugar, diremos que no nos queda del todo claro cuál fue la intención del autor al escribirlo. Podemos aceptar que quiso indicar la importancia de cada edad y señalar las virtudes y defectos del ser humano en las distintas etapas de la vida, pero no la indudable conexión de éstas con las enfermedades. Además ¿es que tal reflexión facilitaría de algún modo la labor del médico? y también pensamos ¿los tratamientos sugeridos para cada edad son del todo irrebatibles?

Nos cabe la duda de que lo expuesto por Llétor en su trabajo tuviese alguna aplicación práctica, y muy posiblemente debió ser consciente de ello, cuando parece que no hizo nada para conseguir su publicación. Nuevamente, pensamos más bien que la pieza oratoria se hizo con la intención de contentar a un tribunal, y bastante menos para sentar una doctrina en el campo médico.

De todos modos, lo que sí es innegable es que la obra nos ha servido para conocer cuáles eran algunas directrices de la medicina, con sus luces y sus sombras, en un periodo muy raramente estudiado por los historiadores de la medicina española, quizás dada su escasa brillantez.

9. UNA TOPOGRAFÍA MÉDICA BASTANTE ATÍPICA

Nos ocupamos ahora de la topografía médica de José Antonio Calisalvo, la segunda de las obras estudiadas. Tenemos ante nosotros una topografía que debemos considerar bastante atípica, porque, pese a su título, *Topografía médica de Granada*, cumple muy a duras penas con los postulados de las mismas, y escasamente sobre la ciudad de Granada, como veremos a continuación.

Las referencias a Granada son pocas, si las comparamos con otras larguísimas reflexiones sobre temas que desea tratar y que generalmente no tienen relación con las topografías. De forma que, diríase, intenta sentar cátedra disertando sobre distintos aspectos, en relación con la medicina, en vez de referirse a los meros problemas de la ciudad. Y, como ya indicamos, parece que se trata de un conjunto de proposiciones de tipo absolutamente retórico sobre la necesidad de conocer una amplia serie de pormenores que afectan a la formación y desempeño de la medicina. Por ello, las disquisiciones sobre múltiples aspectos filosóficos o médicos es la tónica general, aunque a veces no sepamos por qué.

Sirvan de ejemplo los largos párrafos dedicados a la anatomía y fisiología comparadas entre los animales y el hombre, campos que, creemos, no tienen que ver con las topografías al uso, y parecen que están ahí expuestos solo para lucimiento del autor. Comienza por el oído:

> Resuena en acentos de placer ó dolor el aire recibido en cavidades variadas en infinito, i las observaciones del instrumento local ha dado importantísimas nociones, conquistado preciosos hechos acerca de los grados flecsibilidad i densidad de las láminas cartilajinosas de que se compone, de la profundidad i capacidad de sus senos, de la consistencia de sus ligamentos en los cuadrúpedos i de la doble larinje de las aves: siendo mui conducente al Médico la consideración de la variedad infinita de voces, con cuyo ausilio significan los animales sus placeres, su dolor i sus pasiones ¿no se coronarán los esfuerzos de estas investigaciones con bellísimos resultados? ¿la economía de los animales no está conecsa con la del sistema humano por medio de infinidad de relaciones?

Sigue con el estudio del sentido de la vista y del olfato en las aves, reptiles y mamíferos:

> Si el insinuado fisiologista contempla los diversos órganos de todos los sentidos esternos; si observa cada fenómeno en sus principios, medios i estremos; si despues de haber estudiado el oído, que tanta congruencia tiene con la voz, en las varias familias de las cantadoras aves; si la considera en los mudos moradores de la aguas; si ecsamina su organismo i posición en los lagartos, camaleones i tortugas; se le vé identificado en el aparato olfativo de los cetáceos, si este ultimo sentido, sobre todo, se le manifiesta totalmente mediante la disección esacta de los cuadrúpedos; si compara ¿no llegará á principios ciertos? tal vez esplique el juego i mecanismo secreto de las funciones de los órganos referidos, ya que estamos lejos de haber adquirido todas las suficientes nociones. Siguiendo á el ojo en todas sus estructuras intermedias, desde el medroso topo, hasta el águila altanera, i fijando la atención en el órgano visual de los buhos i demás amantes de las tinieblas ¿penetrará en el misterio de la visión? Si se aplica al ecsamen del sentido por excelencia desde

la tejedora araña hasta el monstruoso elefante ¿percibirá las distintas gradaciones del tacto?

Se centra ahora sobre la respiración y circulación:

> No conocerá á fondo la respiración, hasta que la haya observado con esactitud i comparándola en los libres i esponjosos pulmones de los cuadrúpedos, en los adherentes i celulosos pulmones de las aves, en las tráqueas de los insectos i en las agallas de los peces. La circulación debe estudiarla en todos los animales de sangre roja, i la digestión debe igualmente ecsaminarla profundísimamente en estos seres, como también la misteriosa i sublime función por la que desprendiéndose el animal de una porción de sí mismo, dá vida á un nuevo ser i le imprime el sello de su semejanza.

Sobre la generación y la sensibilidad:

> Busquemos la esactitud que nos suministran la observación i la experiencia ¿Haller i Spallanzani no nos dieron datos de las leyes eternas de los desarrollos ausiliados de la comparación? ¿Las causas de la esterilidad no han hecho presumir que se han de descubrir consecuencias en el ecsámen comparativo de los órganos reproductores en las diversas clases de animales? analizando los que están provistos de nervios, por sistemas separados, i haciendo comparaciones ¿vendrá á saber que solo en estos puede residir la sensibilidad? ¿descubrirá lo que corre por su centro i los resortes de la vida?...

Y continúa en otra ocasión, insistiendo una y otra vez en el tema de la importancia del estudio de la anatomía comparada en la formación del médico moderno, aunque no entendemos cual es la relación propuesta:

> ... estudiemos los órganos tegumentarios, i quizá remediemos los descoloramientos morbosos de la máquina del hombre ¿debe mirarse con desprecio la coloración de los animales? ¿las zoolojía no

concurre á la perfección médica? La irritada víbora despide de sus móviles colmillos el horrible veneno, i todos conocen los veloces furores homicidas de la hidrofóbia ¡cuán ventajoso es el conocer estos venenos, tan pronto, como diversamente deletéreos! ¿procuraremos rasgar el denso velo de la historia de las lombrices chatas ó redondas del trayecto intestinal i el del ténia cuyos chupones son tan funestos? profundizando en los afectos morbíficos de los animales ¿conoceremos su analogía con los nuestros, i daremos luces mayores á la humana patología? aquellos síntomas de afecciones análogas que se espresan con mas intensidad en ciertas especies ¿no suministraremos importantes materiales?

Nos preguntamos, ¿acaso todo lo que indica de esta amplia forma, se aclara con lo que sigue que son las enfermedades que se va a encontrar el del médico que llega por primera vez a una población donde deberá ejercer durante un tiempo?

Las luces de la anatomía comparada, ocupada constantemente en poner en paralelo las estructuras i disposiciones particulares de los cerebros en los seres vivientes, i la consideración de la diferencia de temperamento i predominio tiránico de ciertos sistemas ¿no hará percibir todas las analogías físicas que ecsisten entre individuos que tienen ya entre sí analojías intelectuales? el estudio constante de los actos i fenómenos del sistema moral ¿no servirá de norte en la curativa de las afecciones que aflijen con predilección á los que condenan su vida á los laboriosos esfuerzos del pensamiento? es necesario confesarlo, la Medicina i la metafísica mútuamente deben interrogarse é instruirse.

Igualmente, como vemos en su exposición, Calisalvo sigue el sistema generalmente utilizado de preguntas retóricas, la mayoría de ellas sin una aparente respuesta. Este es el método utilizado para llevar al oyente, o al lector en su caso, al campo que le interesa al autor.

10. POSIBLES FUENTES DEL ESCRITO

Además del *De aires aguas y lugares*, cuyo contenido es usado en todas las topografías médicas, en un momento dado hemos visto que el autor menciona una serie de trabajos que creemos pudiesen servir de antecedentes al escrito, entre los cuales tenemos los *Diálogos* de Pedro Mercado. En uno de ellos se hacen consideraciones acerca de las condiciones climáticas, una de las parcelas básicas de las topografías. En cambio, Mercado dedica todo un apartado a la alimentación y Calisalvo no menciona nada sobre ella, aunque era algo preceptivo. Del resto de autores citados no encontramos nada al respecto.

El propio Calisalvo tiene un escrito titulado *Conocimientos e influencia de las condiciones locales en el curso de las enfermedades* que fue su discurso de recepción como socio numerario en la Real Academia, hecho ocurrido en 1839. Como hemos visto en el texto, dichas condiciones locales son un argumento común en todas las topografías que se precien, y, por supuesto, también en la suya.

Hay una serie de autores contemporáneos que no citó Calisalvo en su obra, pero que tienen escritos que guardan relación con el tema. Muchos de ellos permanecen inéditos en el archivo de la Real Academia de Medicina granadina:

— Del *Método general que debería adoptarse en la enseñanza de la ciencia médica,* un discurso de Juan de Dios de la Rada, pudo Calisalvo tomar algunas referencias sobre la importancia del estudio de las ciencias.

— *Historia natural, vegetación,* es un artículo de Juan Nepomuceno Torres en el que se ocupa de las plantas propias de las distintas regiones climáticas. Apareció en la revista *La Alhambra* en 1839. Puede que tenga algo que ver con la topografía médica de Calisalvo.

José Pareja García escribió en 1832 una *Historia difusa de los remedios*. En ella indica las posibles causas y condiciones de las enfermedades: los temperamentos, la edad del paciente, la época del año, el clima, etc. Calisalvo pudo apoyarse en ella para su topografía. La *Disertación acerca de los climas en general y su influencia en el cuerpo humano*, de 1834, es una revisión sobre el funcionamiento de los distintos aparatos y sistemas orgánicos en los diferentes climas. También pudo serle útil a Calisalvo.

Agustín José García Crespo tiene un trabajo *Descripción geognóstica de Granada y sus alrededores en un radio de tres leguas*, realizado en 1832. En él estudia los minerales de Sierra Nevada y da noticia también de la existencia de otras montañas en las sierras próximas: Huétor Santillán, Nívar, Alfacar, Cogollos, etc. Recordemos que el estudio del medio ambiente en el que viven los habitantes de la zona es una muy importante herencia del hipocratismo y, así mismo, una parte importante de las topografías médicas.

11. DISQUISICIONES ACERCA DEL LUGAR DONDE EL MÉDICO INICIA SU EJERCICIO

Nos ocuparemos ahora del lugar donde deberá ejercer el médico, que, como sabemos, constituye uno de los objetivos claves de las topografías, y cuyo conocimiento es básico para mejor cumplir con su labor. Aunque Calisalvo ejemplifica su empeño en la ciudad de Granada, a la que se refiere para criticar una serie de problemas que la aquejan, en realidad, el escrito podría aplicarse a cualquier población del globo, puesto que se pierde en generalizaciones sobre el tema. Comparemos ésta con las topografías al uso en esa misma época y veremos con qué frecuencia se va por derroteros ajenos al tema.

Una parte de las razones del estudio emprendido por su parte las esboza Calisalvo de este modo:

¿i no son las localidades las que le abren las puertas del saber? el médico instruido en ellas con mas facilidad apreciará las diferencias que observe, conocerá las afecciones que mas frecuentamente reinan i aun podrá, hasta cierto punto, preveerlas; le será menos difícil averiguar sus causas i establecer los planes convenientes; tal vez logre precaverla i recibir las bendiciones de sus conciudadanos.

El axioma, varias veces repetido, de que el médico que llega por primera vez a una población debe informarse de toda una serie de circunstancias, de todo tipo, que serán esenciales para el desempeño de sus funciones, aquí se confirma claramente:

El instruido profesor de la ciencia de curar i conservar la salud estiende su vista sobre la población en que quiere practicar sus deberes i considera con placer secreto la escena mas encantadora; conoce las relaciones que enlazan al hombre con los demas seres i con las ciencias, artes, oficios i facultades; averigua con que tiempo del año viene cada enfermedad i que individuos están mas espuestos á padecerla; ecsamina la temperatura i clima en que está domiciliado i el fuego abrasador de las pasiones que ajitan á los moradores; observa todas las cosas que acompañan á las afecciones, i queda convencido de que todo Médico ántes de dedicarse al ejercicio y práctica de su profesión debe conocer las condiciones locales bajo cuya influencia se orijinan i modifican las afecciones.

Y ya más concretamente, refiriéndose al caso de Granada, especifica, por esta vez:

Ciertas afecciones adquieren de parte de las localidades una fisonomía particular que el Médico debe saber apreciar; luego el tratamiento de aquellas está intimamente ligado á los conocimientos de estas: el físico, por ejemplo, ¿vivirá del mismo modo disfrutando el aire demasiado vivo del alto Jeneralife, que respirando el aire bajo, denso i húmedo de la calle de Gomeles?

E insiste otra vez en ello, reconociendo la importancia de la temperatura ambiente, de la influencia de las montañas, de las aguas, de los vientos, y poniendo ejemplos referidos a distintas regiones españolas, comparándolas con la Granada capital:

¿quién negaría que este Medico que quiera ensayar un método adoptado en otra parte, debe, ante todas cosas, ecsaminar la temperatura del clima comparativamente al del lugar que va á tomar por modelo? ¿de otro modo no se empeñará, quizá, en resultados funestos? ¿no es diversa la influencia de la llanura de la Vega de esta capital, i las nevadas cumbres de Guadarrama? Las cordilleras de montañas, el número de árboles, la calidad del terreno, la cantidad de aguas que la atraviesan i su longitud i latitud hacen variar en alto grado la temperatura del clima, respondan Ciudad Real, capital de la provincia de la Mancha i esta ciudad, que lo es del reino de su nombre ¿es lo mismo la falda i solana de una montaña que la cima ó la umbría? ¿es lo mismo disfrutar de los vientos del norte, que estar espuesto á los de mediodía? ¿es lo mismo una pequeña población, cuyos moradores están diseminados, que una grande capital donde viven los individuos amontonados?

Así señala Calisalvo las distintas propiedades de determinados vegetales, especulando, una vez más, con las propiedades de las mismas. No tiene el menor reparo en hacer afirmaciones que podríamos considerar del todo irreales. Es posible que confundiera algunos especímenes con otros semejantes, pero en modo alguno podría suceder lo que indica de forma muy vehemente, y que sería imposible del todo:

Toda localidad tiene su carácter e influjo particular sobre la salud i enfermedades de todos los seres vivientes aun cuando se identifiquen para la igualdad de relijion, gobierno, educación, jénero de vida, secso, etc: la planta que en un terreno es inocente ó saludable ¿no llega al estremo de ser en otro venenoso? La acedera en Castilla es ágria i sembrada en la Mancha se torna dulce;

el árnica montana en Galicia es sumamente estimulante, cuando la de Cataluña no contiene esta propiedad en tan alto grado; el pimiento dulce de Valencia i Murcia, plantado en la citada Mancha, se vuelve picante:::

Lo propio sucede con los animales, dependiendo del clima, e incluso con las enfermedades; pero nos parece que Calisalvo no deja de especular en todo momento. Por último, vuelve a los comienzos, señalando la bondad de algunos territorios:

> Los animales ¿no dejeneran totalmente en determinados climas de la índole que se tiene como característica de su especie? el caballo andaluz no es el rocín gallego; el toro manchego no es como el navarro, ni este como el zamorano: cuando las enfermedades se trasladan accidentelmente á otros puntos diversos ¿no se estinguen por sí mismos ó dejeneran? Luego á distintas localidades se siguen necesariamente sensibles diversidades...

Aquí vemos que se permite hacer reiteradas llamadas sobre la importancia de la observación por parte del médico, aunque no sobre la experimentación, ya que el vitalismo no confiaba en esta última, dado que según se decía habitualmente "la naturaleza no confiesa en el potro del tormento":

> ...así es que el estudio del hombre físico i fisiológico debe ser la base del estudio del hombre intelectual, moral i patolójico: la observación es quien ilustra la razón, dá pábulo á la experiencia, engrandece el pensamiento, fecundiza el injenio i descubre secretos que aun permanecian escondidos: es preciso comparar los conocidos hechos, juntar á ellos las nuevas observaciones; ecsaminar sus diversos aspectos; estudiar las distintas formas que imprimen las localidades; combinar unas con otras; sentir su semejanza ó diferencia; elevarse á los principios i formación de las afecciones; escudriñar la clase de lesión de los órganos, i tener presente como se aunan, suceden, se modifican i complican para aplicar los métodos curativos.

En muchos casos, algunas de las anotaciones realizadas por los médicos rurales en este campo de trabajo se convertirían más tarde en escritos con el carácter de topografías: ese fue el caso, por ejemplo, de la *Descripción topográfica de la jurisdicción y villa de Noalejo* de Santiago López-Argüeta Landete, más tarde rector de la universidad de Granada, realizada durante su permanencia allí en 1831. Constituye un escrito que aún permanece inédito en el archivo de la Real Academia de Medicina granadina[4].

12. LA UBICACIÓN DE LA CIUDAD Y DEMOGRAFÍA DE LA MISMA

Calisalvo en este caso sí se ocupa de la ciudad de Granada, señalando la amplitud del valle donde asienta y mencionando las montañas y los ríos que la riegan. Se encuentra en un cierto promontorio enclavado en el centro de la Vega, abierta a determinados vientos, con ríos, multitud de árboles y con toda suerte de cultivos:

> ... está situada en la parte superior de uno de los valles de sierra Nevada; construida, su mayor parte, en forma de anfiteatro; su descubierto ó aspecto celeste al punto cardinal del poniente de estío; disfruta los aires más saludables; las cordilleras de las montañas, que la circundan, la defienden del ímpetu de los vientos surduestes i nordestes; el cielo sereno i despejado; las aguas abundantes i buenas; las inmediaciones cargadas de vegetales de todas las clases i alamedas; temperamento benigno i saludable; huertas, cármenes i caserías abundantes de plantas alimenticias; su territorio, salpicado de yerbas medicinales, acude al bien de los que le ocupan ...

La ciudad, esto no lo recoge Calisalvo, está situada alrededor de los 650 metros sobre el nivel del mar.

---

4. Archivo RAMAO, legajo M1, pieza 28.

Sobre las mejores o peores comunicaciones con los centros poblacionales más próximos, igualmente eran de consignación obligada en cualquier topografía médica, ya que propiciaba las relaciones comerciales, e incluso, la posible llegada de forasteros al lugar, con lo que de peligroso tenía para la difusión de las epidemias. También solían informar sobre las posibles dificultades que éstas presentaban, pues los caminos de la época eran muy deficientes y en el tiempo del invierno las lluvias solían hacerlos intransitables, aunque Calisalvo no hace referencia a ello. Nosotros sí creemos importante hacer una serie de consideraciones:

El comercio, que seguramente podría ser muy activo dada la producción de los telares, o de los excedentes de productos de La Vega, especialmente de cereales y frutas, se veía dificultado por las pésimas comunicaciones, dada la complicada orografía del Reino de Granada, y por ello, casi todo lo producido se destinará al consumo interior. Los caminos intraprovinciales son denominados generalmente "de herradura" o todo lo más "de carros", un grado superior, durante una gran parte del tiempo estudiado. Y no se diga nada de los caminos vecinales, que resultan impracticables la mayor parte del otoño e invierno[5].

Baste decir, por ejemplo, que no se dispondrá de una mediana comunicación con Málaga y con la Costa granadina, hasta bien mediado el siglo XIX[6]. En el caso de Motril, durante demasiado tiempo estará en construcción el camino que unirá ambas poblaciones. Y es que en 1839 se había comenzado a realizar una carretera a tal fin, pero al poco tiempo se desvían los fondos hacia la de Málaga, que estaba todavía en obras y había que salvar algún puerto y fuertes desniveles[7]. Esta era de un grado superior a las

---

5. *La Constancia*, 19/5/1853.

6. En abril de 1844 aparece una noticia sobre ello en *La Campana*, 2/4. Las obras estaban a la altura de la localidad de Béznar, en el Valle de Lecrín.

7. *El intermitente Granaino, periódico avisador*, 1-3-13/5/1848.

anteriores, lo que se conocía como "arrecife", y que, en realidad, era solo grava depositada sobre el lecho de tierra apisonada, pero que era suficiente para evitar los habituales baches y los charcos que dificultaban la marcha con demasiada frecuencia.

Una amplia red de los llamados "cosarios" comunicaba Granada con las principales poblaciones del Reino, incluso con algunas de fuera de él, situadas en el Levante[8]. En 1845 se proyecta una carretera de Granada a Alhama, pasando por Gabia y la Malahá.

Aun con Madrid, que hay una carretera principal, la comunicación se resiente con las lluvias; en 1853 se indica en la prensa que entre la Venta del Zegrí y Campillo de Arenas, era imposible circular con normalidad, y eso que ya estaban en el mes de mayo[9]. Y a todo esto Granada había de proveerse de tejidos llegados desde las fábricas catalanas, de hierro de las ferrerías de Vizcaya y Málaga, etc. El ferrocarril no hará efectiva la unión de Granada con Córdoba y Málaga hasta el año 1874[10].

Hay algún dato sobre el comercio y su relación con la enfermedad. La escasa producción de telas granadina tenía que competir, en evidente desventaja, con los géneros de contrabando que llegaban a todo el Reino desde Gibraltar y el norte de África, lo que resultaba muy importante, pues eran muchas las pérdidas económicas ocasionadas. Veamos. Cuando en 1813 se declara fiebre amarilla en Gibraltar, el temor al contagio hará aflorar abundantes cargamentos de tejidos de algodón, obviamente introducidos de matute, no ya en Marbella, Salobreña o Almuñécar, sitios de la Costa, sino incluso en los lugares más alejados, como puede ser el caso de la villa de Montefrío, que está muy en el interior. Y es que los porteadores que habían llevado el alijo a esa villa se asustan y ante la posibilidad de

8. *Diario de Granada,* 15/1/1848.
9. *La Constancia,* 31/5/1853.
10. J. Gay Armenteros; C. Viñes Millet. *Historia de Granada...* p. 512.

ser responsables de propagar la epidemia lo notifican a las autoridades para que tomasen las medidas oportunas[11]. Como vemos, comercio y salud van regularmente unidos de la mano, pues se pensaba que en los fardos de mercancías deterioradas podría ocultarse el vínculo para el contagio. Ello haría necesaria la inspección de mercancías en las puertas de las murallas granadinas, antes de autorizar su entrada en la ciudad: varios médicos bien conocidos se encargarían de ello, como veremos.

La ciudad, como se indica en otra fuente, está asentada sobre siete colinas, como Roma, al menos eso es lo que leían los granadinos en la prensa de finales del siglo XVIII. También opinaban que sus aires serranos la preservaban de la peste y de las enfermedades contagiosas. Evidentemente, esto no sería real, como lo demuestran las sucesivas epidemias de cólera de 1834, 1855 y 1885, así como como la llamada *grippe* de 1918, que se encargarían de demostrar lo contrario. Sin embargo, estas son las palabras con las que comienza la descripción de Granada en el primer número del periódico titulado *Mensajero económico y erudito de Granada*, que apareció en el año 1796.

Según el viajero francés Teófilo Gautier, que recorrerá Granada ampliamente durante un tiempo en el año 1840, la ciudad estaba formada por cuatro grandes barrios, tres de ellos situados en sendas colinas: uno, la Antequeruela; dos, la Alhambra y el Generalife; tres, el Albaicín y el cuarto, la Granada moderna propiamente dicha, que se extendía sobre el llano.

Vista la ubicación de cualquier zona objeto de estudio, era importante, en primer lugar, en cada topografía que se preciase como tal, recoger de inmediato los datos sobre la población humana, pero, aunque no es el caso de la que nos ocupa, pues Calisalvo lo omite, sí podemos decir que Granada en los años cuarenta del siglo

---

11. Archivo Diputación Provincial de Granada, LAJS, 28/10/1813.

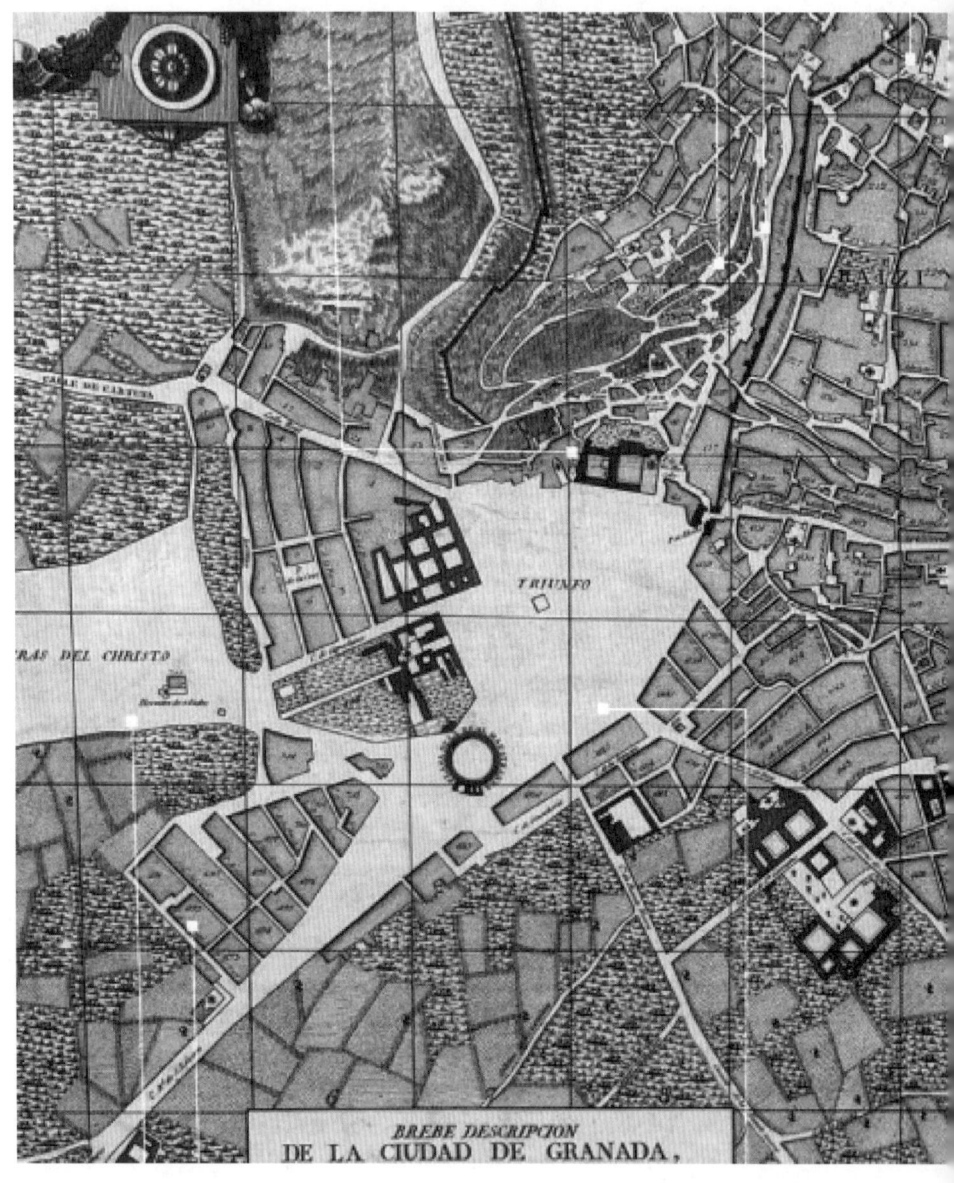

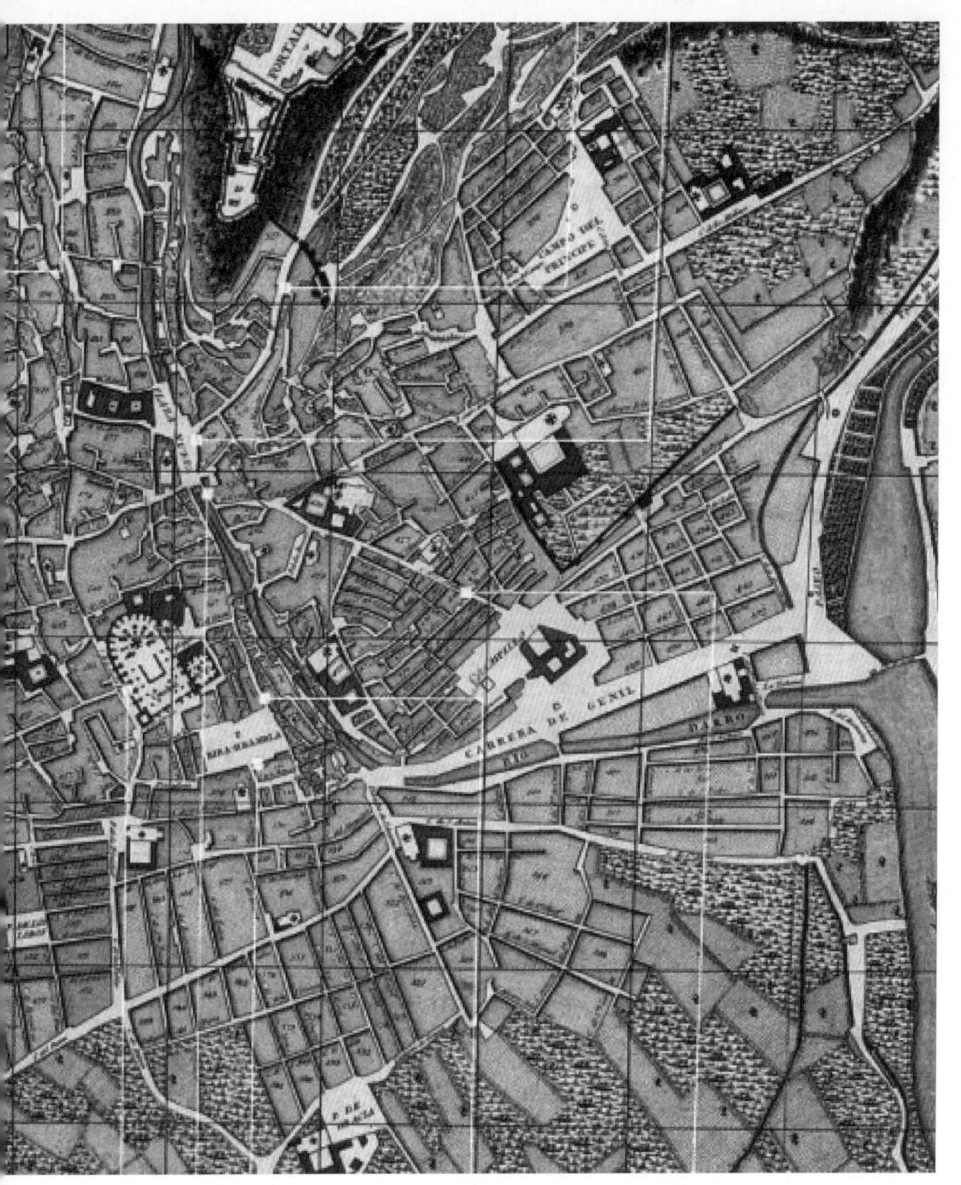

Plano de Granada de Francisco Dalmau, 1796.

XIX tenía sobre 60.000 habitantes, según un censo por entonces realizado.

Sin embargo, sabemos que en 1810 se afirmaba que la población podría tener alrededor de 80.000 habitantes, o al menos eso es lo que dice un periódico contemporáneo, la *Gazeta de Granada*. Pero es casi seguro que la cifra era un tanto exagerada, pues, por otras fuentes, parece ser que no se llegaba a alcanzar tal cantidad, y ni siquiera se logrará a lo largo de todo el periodo analizado. Según los censos, y esto no eran elucubraciones, solo datos, la población en 1845 era de 61.610 almas, que correspondía a 14.225 vecinos, o cabezas de familia, lo cual nos indica 4,33 miembros por cada una de ellas. De todos modos, en ese tiempo Granada era una de las mayores poblaciones de España.

El número de defunciones solía ser ligeramente superior al de nacimientos, pero la ciudad atraía a muchas personas de fuera de su entorno. Un dato que confirma lo que decimos es éste: de los 3.331 fallecidos en 1841, un total de 1.218, es decir más de un tercio de ellos, o claramente no habían nacido en Granada o bien se desconoce dónde lo habían hecho efectivamente[12]. Pero ese desconocimiento nos habla en favor de que hubiesen nacido fuera y venido a la ciudad en busca de acomodo.

13. LAS CALLES, LAS PLAZAS Y LAS CASAS DE GRANADA

El autor parece estar muy convencido de que la salud pública no se beneficiaba para nada con el laberinto formado por las calles de Granada, un fenómeno común a todas las poblaciones españolas de la época, sobre todo las más antiguas. Según se afirmaba, por ello, las calles no reunían las condiciones higiénicas requeridas. Y

---

12. Registro Civil de la época. Defunciones.

lo propio sucedía con las casas existentes, a las que atribuía muy pocas virtudes saludables, por ser incómodas y estar mal ventiladas. Muchas familias convivían en un mismo edificio, con una única entrada. En ese tiempo, se consideraba fundamental la presencia de espacios abiertos, la libre circulación del aire, evitando que éste se estancase en los recodos, lo que podría dar lugar a la aparición de los llamados *aires epidémicos*.

La presencia de pocas calles empedradas, sabemos que casi todas eran de tierra, favorecía la formación de charcos, en cuanto llovía, donde, si estos persistían durante un tiempo, provocaban la aparición de las nocivas *miasmas* que infestaban el aire que se respiraba. También se valoraba como muy negativo el estar viviendo muchas personas en contacto íntimo, y durante bastante tiempo, cercanos a detritus orgánicos, que producían malos olores. Lo mismo se diga sobre el hacinamiento en cárceles y hospitales, pues, aunque las teorías microbianas aún no se habían desarrollado, sí se especulaba con la fácil presencia de miasmas en estas instituciones:

> Granada tiene sitios elevados, bajos, en umbría i ventilados; la desigualdad de su terreno no permite que, á la vez, se enfilen en todos los distritos unos mismos vientos: unos departamentos gozan mas abundante el agua que otros; por consiguiente no disfrutan todos de igual temperatura: en la Alhambra i Albaicín se prolongan la salud i la vida... cuando en Quintaalegre, barranco de la Zorra i ribera de los Molinos sufren de continuo las afecciones intermitentes ¿es igual la atmósfera del final de la calle de San Isidro dónde está el río Jenil i la casa de la matanza, siempre húmeda i poco ó nada aseada, que en la Cerrajería en la q[ue] arden unidas i sin cesar un número crecido de fraguas,...

Nada se indica sobre las viviendas en lugares circundantes a Granada, caserías o cármenes, donde era muy posible que, dada la mejor ventilación, un elemento importante, al ser las casas más grandes, y generalmente unifamiliares, fuesen mucho más saludables para habitarlas. Los espacios libres, aquellos que constituían los lugares de general esparcimiento, solían reunir mejores condiciones en cuanto a la ventilación, etc., y de ello Calisalvo se muestra algo más satisfecho, y afirma que eran muchos. Entre ellos las plazas, que eran consideradas lugares más saludables, al estar muchas de ellas empedradas. Sin embargo, no se mencionan las de Bibarrambla, o de Bibataubin, por ejemplo, utilizada la primera para festejos. Plaza Nueva no existía en ese tiempo, pues se constituye al cubrir el Darro en tiempos del reinado de Isabel II.

Nosotros podemos añadir todo lo que sigue sobre las viviendas donde habitaban los granadinos: una buena parte de la población vivía en auténticas covachas, donde la higiene brillaba por su ausencia; la casi totalidad de los artesanos y jornaleros viven en casas frías y húmedas, en las que las inclemencias del tiempo se colaban por grietas y goteras. Están situadas generalmente en el Albaicín y el Sacromonte, y en el laberinto de calles angostas del primero, generalmente sucias y malolientes, hay múltiples casas en ruinas, lo que hace proliferar a roedores, indeseables transmisores de enfermedades.

Por el contrario, las casas de la burguesía, situadas en las zonas bajas de la ciudad, son mucho más amplias, bien ventiladas mediante balcones, que permitían tener habitaciones resguardadas y soleadas, propias para el invierno y otras más ventiladas y frescas, para el estío. Suelen tener un patio central, empedrado o enlosado, enmarcado por columnas de mármol, que sostienen la galería superior. Una fuente baja o un pilar comunican frescura al edificio en el verano, que habitualmente está protegido de los rayos del sol por un toldo. "Sin los patios, dirá Teófilo Gautier, las casas de Andalucía no serían habitables". Y es que el aire caliente sofocante se desplaza habitualmente hacia arriba, dejando algo más frescas las habitaciones de la planta baja.

En este tiempo se construyen las viviendas situadas en los barrios de Las Angustias y La Magdalena, donde asienta por lo general la burguesía granadina constituida por profesionales, artesanos y comerciantes acomodados. Como veremos, muchos médicos ubicarán en estos barrios su lugar de trabajo, la consulta particular y, generalmente, la vivienda propia.

El plano realizado por Francisco Dalmau en 1796 presenta un índice de calles ordenado alfabéticamente y un índice de materias referentes a iglesias, hospitales, puentes, ríos, fortaleza de la Alhambra, etc. Incluye una breve descripción de la ciudad como se hallaba en dicho año. Según la documentación del Archivo Histórico de la Ciudad de Granada, fue el propio Dalmau, miembro de una minoría ilustrada, quien propuso al cabildo municipal la confección de un nuevo plano, que completase la conocida Plataforma de Vico, que había sido realizada en el siglo XVII.

En el original, en el ángulo superior izquierdo, aparece una cartela con el título y nombre del autor, situación geográfica de Granada en el globo, clima saludable y calidad de aguas; se enumeran edificios e instituciones religiosas y públicas. Este plano nos permite ver cómo, pese a los casi dos siglos transcurridos desde la llamada Plataforma de Vico, la primera de las representaciones del plano de Granada, ésta ha tenido un crecimiento muy escaso. Además, es un mapa muy interesante porque nos muestra la última imagen secular antes de grandes transformaciones del XIX.

14. LA ALIMENTACIÓN Y LA VESTIMENTA

No nos indica nada Calisalvo sobre lo que comían los granadinos. Y es una omisión muy importante, a nuestro juicio, el que no mencione las costumbres de la zona referentes a la comida y la bebida, pues ello constituía uno de los apartados obligados en las topografías. Es cierto que se ocupa de algunos alimentos, los que ingerían los pudientes y los que no lo eran, pero no de su distribución. Sobre todo, ignora a qué hora se solía almorzar, comer o cenar, pues había ciertas reglas con respecto a ello, que tenían que ver con la salud o la enfermedad. Este capítulo, tradicionalmente importante en las topografías, venía siendo tomado de los antiguos regímenes de salud medievales. El llegar a conocer detenidamente lo que se consumía en forma de alimentos o bebidas, formaba parte importante de las cuestiones que debían plantearse al escribir las topografías. En una alimentación inadecuada o, más frecuentemente, insuficiente, podría estar el origen de algunas enfermedades, como no deja de señalar el autor, refiriéndose a las malas cosechas:

> ...es necesario informarse si los moradores del lugar dónde campea han tenido buena ó mala cosecha i si sus campos sembrados han sido inundados por la creciente de algún rio. Estas averiguaciones ayudan á descubrir la verdadera causa ¿es efecto de malos alimentos?

Aunque José Antonio Calisalvo no dice apenas nada sobre este aspecto de la vida diaria de los granadinos, por otras topografías de la época podemos aportar algo sobre ello. Además, está a nuestro alcance tomar ciertas noticias de los diarios granadinos.

La carne, junto con el pan, constituía el alimento por excelencia en la época, por supuesto, para aquellos que podían sufragar el crecido gasto, que no eran ni mucho menos la mayoría de los habitantes. Las carnes de carnero se consideraban por entonces las más exquisitas y alimenticias, de ahí que se citasen en primer lugar. Por otras vías sabemos que era la carne de elección para alimentar a los enfermos y convalecientes. El macho cabrío parece que le seguía en calidad y precio. El resto de las carnes se consumían según las temporadas, pues al no poder conservarlas en frío, había que gastarlas al poco tiempo de ser sacrificadas. Ello hacía que, por ejemplo, el cerdo fresco solo se consumiera en invierno, pues en tiempo caluroso se estropeaba enseguida. Sin embargo, el salado, podía tomarse en cualquier época.

Tampoco se indica nada sobre las aves de corral, en especial las gallinas, de las que existirían varios ejemplos. Ni sus huevos. Suponemos que las especies montesinas serían objeto de caza mayor o menor: cabras montesas, jabalíes, perdices y codornices, zorzales, patos, etc. Lo propio sucedería con los conejos y liebres, que creemos solían abundar en las mesas granadinas, sobre todo en el invierno, durante la temporada cinegética.

Sobre el pan conocemos lo que sigue: era el ingrediente obligado de la mesa diaria, y sabemos que fue objeto de algunas revueltas en la época, cuando su precio subía de manera importante, pues era un alimento vital, sobre todo para los más desfavorecidos. Las clases acomodadas solían consumir regularmente pan de trigo, del que había diversas variedades, según la proporción entre trigo y salvado y el tipo de harina. Era el pan por antonomasia. Los menos afortunados lo consumían de maíz, cebada, centeno e incluso de habas, garbanzos y almortas, estas últimas lo convertían en muy nocivo, pues su uso reiterado producía latirismo.

Las legumbres, en especial los garbanzos, eran de consumo casi diario. Las hortalizas y frutas acostumbraban a ser, generalmente, el alimento de los pobres, los ricos hacían un menor uso de ellas, y sobre todo alimentaba a la gente del campo que eran quienes las cultivaban. Las frutas, sobre todo las que tenían zumo, eran tenidas desde antaño por muy perniciosas, ya que su gran humedad podría producir fiebres. Los frutos secos, almendras y pistachos, por el contrario, eran muy recomendados.

Esta podría ser la lista de los productos vegetales consumidos en Granada, similar a la que hemos tomado del *Proyecto de Topografía Médica de Murcia*[13]:

---

13. Archivo RAMAO, legajo M3, pieza 2.

Garbanzos	Fresas
Apio	Cebolla
Guisantes	Berenjena
Rábano	Alcauciles[14]
Almortas o Guijas	Cardo Común
Berza o col	Broccoli
Lentejas	Calabaza
Nabo	Oruga
Judías	Melón
Col y nabo	Pimiento
Batatas o criadillas	Sandía
Coliflor	Tomate
Lechuga	Pepino
Ajo	Espinacas
Escarola	Acelgas

Suponemos que el pescado sería traído desde la costa granadina, salvo los arenques que se vendían salados, apilados en los característicos barriles, y el bacalao que también se vendía salado para su conservación. Ya sabemos que el pescado salado no era del todo recomendado en los antiguos regímenes de salud: y es que su excesiva frialdad, que le comunicaba la sal empleada en la conserva, no aconsejaba su consumo.

Sobre la alimentación hemos de decir también que el fenómeno urbano del siglo XIX siguió favoreciendo la economía de mercado. Los pequeños pueblos de los alrededores de Granada aportaban diariamente lo necesario para que se sobreviviese. Así, las "siete villas obligadas", continuaban realizando su labor, en cuanto al trigo y el vino, que debían llevarlo por ley a la ciudad, forzosamente, y La Vega que aportaba toda clase de legumbres, hortalizas y frutas. La lenta, pero continua expansión demográfica exigió pronto la ampliación de las tierras destinadas a la producción de cereales, que

---

14. Alcachofas silvestres.

se realizó en detrimento de los espacios tradicionalmente consagrados a la ganadería y la caza. Este cambio en la agricultura tuvo como consecuencia un aumento de los granos en la alimentación popular, pero, de hecho, la alimentación se volvería cada vez menos variada y más deficiente en proteínas animales.

Esta degradación de la ración alimenticia dejaría huellas innegables sobre la población cuya precaria salud se vería aún más perjudicada. Por otra parte, mientras más importancia tuvieron los cereales en la alimentación del pueblo llano, más impacto tuvieron las crisis cerealistas debidas a las malas cosechas, un hecho frecuente, desgraciadamente. Esto tenía consecuencias sobre la salud, pero también sobre la tasa de mortalidad y, sobre todo, la estabilidad ciudadana. Las autoridades fueron cada vez más conscientes de que el problema del precio del pan en Granada se hacía explosivo. Para solucionarlo, en ocasiones, se comisionó a los "concejales", los por entonces llamados caballeros XXIV, pues ese era su número, para que recabaran trigo en las zonas vecinas.

Las proteínas y las fibras, los ácidos grasos esenciales, así como las otras vitaminas de la harina quedaban casi completamente descartados en el curso de la operación de refinamiento, tras la aparición de los nuevos sistemas de molturación, que se irán adoptando paulatinamente. Hasta el momento, lo que resultaba era un pan casi integral. Para determinadas clases sociales, a las que el pan seguía constituyendo la base de la alimentación, su consumo, ahora desprovisto de una parte de su valor alimenticio, iba solamente a acentuar las carencias. El ejemplo de la escasa talla media de los españoles varones (1,65 m.), puesta de manifiesto por Federico Olóriz al finalizar el siglo XIX, se debía, en buena medida, a los déficits alimenticios crónicos[15].

---

15. Federico Olóriz y Aguilera. Discursos leídos en la real Academia de Medicina para la recepción pública... [*La talla humana en España*]... 1896.

Dicha época, ya a final del siglo, se caracterizó, en especial, por la creciente, aunque lenta industrialización en la alimentación; sobre todo en la elaboración de los productos tradicionales (harinas, aceites, mermeladas, mantequillas, quesos, etc.), mientras que antes su producción era del todo artesanal, generalizando bastante más su uso. Sin embargo, la llamada actualmente "dieta mediterránea", con aceite, cereales, legumbres, poca carne y algo de pescado fresco, continuó siendo en Granada la base de toda la alimentación.

Ante la situación de hambrunas, las autoridades municipales buscaron desesperadamente alimentos de substitución. Se propuso el consumo de la patata, pero habría que esperar hasta mediados del s. XIX para que se impusiera como alimento básico. Además, se introdujo progresivamente el azúcar en la alimentación del conjunto de la población. El azúcar no era un alimento nuevo, pero mientras se produjo únicamente a partir de la caña de azúcar, se mantuvo casi como un ingrediente muy selecto, puesto que resultaba cara su producción, molturación y transporte desde Motril y su comarca. Pero gracias al descubrimiento del proceso de extracción del azúcar de remolacha en La Vega granadina, aparecerían una multitud de fábricas de azúcar, que dieron trabajo a los jornaleros y produjeron excelentes dividendos a aquellos que habían capitalizado la transformación. El catedrático de Cirugía Juan Creus y Manso, junto con el farmacéutico José López Rubio, fueron pioneros en este sentido, pues montaron el "Ingenio de San Juan", la primera fábrica de extracción de azúcar de remolacha. Y a esta siguieron otras muchas.

En cuanto a los vestidos, tampoco se indica nada sobre las vestimentas en la *topografía*, que entendemos eran distintas en los individuos de la ciudad y los de la Vega, incluso había grandes diferencias según los oficios y profesiones. Solo se ha indicado, en ocasiones, que los pobres apenas poseían ropas de abrigo, que les permitieran superar el frío del invierno granadino.

Otro aspecto a reseñar en relación con la higiene era el lavado de la ropa. La menuda se lavaba en casa, pero las sábanas, por ejemplo, era preciso hacerlo fuera. Conocemos la existencia de muchos lavaderos públicos en la ciudad y también que se lavaba la ropa en el río Genil. Del oreo de la ropa mojada, correctamente realizado al inclemente sol, dependía, de algún modo, que esta se esterilizase. Y más si se trataba de ropas de cama de enfermos. Por otra parte, según se ha afirmado "los lavaderos públicos eran una especie de casinos femeninos" donde una parte importante de la población convivía durante unas horas, con sus ventajas e inconvenientes.

15. MEDIOS DE VIDA DE LOS GRANADINOS

Este era otro de los grandes ítems que debían estar contenidos en las topografías al uso, pues de ello dependía el bienestar de los residentes en la región y su salud. Nuevamente Calisalvo omite cualquier referencia a ello, pese a su importancia.

La contribución directa del Reino de Granada, en 1813, que estaba establecida en el 8% del valor de la riqueza territorial, era de 35.354.726 reales. En ese tiempo era muy superior a la del Reino de Andalucía, con capital en Sevilla. Equivalía al 7% del total del país, que, en suma, era algo mayor de quinientos millones de RR. Sin embargo, conforme vaya transcurriendo el siglo XIX, la ciudad de Granada perderá importancia social, política, militar y económica. En este último aspecto, la inadecuada explotación de los abundantes recursos existentes, producto de una falta de efectivos, la descapitalización de la agricultura y las pérdidas de capitales, por las continuas guerras, comenzando por la de la Independencia que arruinó al país, y otras más, y las persistentes sequías y malas comunicaciones, harán el resto.

Granada era tenida, todavía a mediados del s. XVIII, como una de las ciudades más industrializadas de España. Sus mil quinientos telares de seda, la producción de lonas para los barcos, y las hilazas de lino o de cáñamo de La Vega, mantenían un artesanado bastante pujante. La industria surgida en su derredor, que prometía el mejor desarrollo para el s. XIX, tal como había sido de excelente en el siglo anterior, que llegó a dar trabajo a más de 2.000 personas, se verá yugulada por una serie de circunstancias adversas ajenas a la ciudad: la Marina Real Española, principal cliente, rescinde su contrato con la industria granadina en 1802 y, para rematar, ocurre la casi total desaparición de la escuadra, principal consumidor de lonas y cordajes, a consecuencia de las tremendas derrotas del Cabo San Vicente en 1797 y Trafalgar en 1805, que redujeron prácticamente a la nada la flota de guerra española, hasta ese momento la tercera del mundo. Consecuencia de ello fue dejar sin salida a esos productos vitales para la economía granadina.

Más tarde, cuando el poderío naval español comience a desarrollarse tímidamente, el vapor ya ha comenzado a sustituir a la vela, haciendo innecesarias las lonas. En 1848 se establece que, en igualdad de circunstancias, se supone que se refiere al precio, se prefiera el cáñamo de Granada para las jarcias fijas de los barcos, que son las que sujetan la arboladura, es decir, obenques y estays; y el procedente de Orihuela para la fabricación de jarcias de labor, o sea, toda suerte de cabos y drizas que permiten las maniobras de las embarcaciones.

Por otra parte, en la época que estudiamos, son muchos los habitantes de Granada que están inmersos en la más absoluta pobreza: son mendigos, vagos, lisiados, y ancianos sin hogar, de los que generalmente se ocupan las instituciones asistenciales de la Iglesia. Otra parte de la población, la gran mayoría, son jornaleros y peones, que dependen del jornal diario y, simplemente, malviven. Pascual Madoz se extrañará en 1850 que en Granada se pueda subsistir con la renta que se le atribuye sobre el papel[16]. En efecto, realizadas las correspondientes deducciones, queda una

---

16. Pascual Madoz. *Diccionario...* 1848-1850, vol. VIII, p. 547.

renta media por habitante y día de 6,86 maravedís, muy por debajo de la adjudicada, por ejemplo, a la ciudad de Huéscar, con 9,87, la máxima de la provincia; o la de Motril, con 7,59. Con esos 6,86 maravedís, concluye Madoz, "sencillamente, no se puede vivir".

16. COSTUMBRES DE LA CIUDAD

Nada se contiene en el escrito estudiado sobre la siesta, más generalizada en el verano, o el leve ejercicio que pudiesen hacer los granadinos: nos referimos concretamente a la costumbre hispánica del paseo, celebrado al atardecer, cuando se habían acabado las tareas habituales y en verano había decrecido el calor del día. El ejercicio mediante el paseo era una forma mínima de hacerlo, pero seguramente la única, que se convertía en un medio de socialización, donde los amigos y conocidos podían intercambiar confidencias, y donde solían surgir noviazgos entre la gente joven. Pero nada de esto se menciona. Para ello, jugaban un papel esencial los jardines, muchas especies vegetales se titulan *de jardín*, llamados a veces paseos o glorietas, que eran recorridos en una, o más frecuentemente, en ambas direcciones. Pero tampoco se indica su ubicación. El Salón y el Violón, junto al Genil, eran los espacios adecuados para ello. Únicamente sabemos que allí se celebraban las ferias de ganado, que tenían lugar periódicamente.

En fin, se omite cualquier referencia a las fiestas o a las pequeñas diversiones que se establecían en las casas, como cenas seguidas de saraos, donde se producía un importante contacto físico, fundamental en épocas de epidemias. Nada expone tampoco sobre teatro o cualquier otro espectáculo. Lo suplimos nosotros mediante los datos que poseemos.

El teatro: tenemos un testimonio directo sobre este espectáculo. Una joven de 18 años, madrileña, María Luisa Ferrándiz Bendicho y Luzzi, más tarde obligada a emigrar fuera de España junto a su padre, un afrancesado, escribe en 1801 al embajador de la República de Génova en Madrid, Ottavio Sappia, un conocido suyo. Y le cuenta lo mucho que se aburría una burguesa ilustrada en la Granada de sus pecados. Según afirma, el teatro era malo; no había bailes ni tampoco otra clase de diversiones para la gente joven[17]. Efectivamente, es cierto que existía un corral de comedias situado próximo al Campillo, que funcionaba, al menos, desde 1797[18], y que seguiría existiendo, pero solo como edificio diez años después, ya que servía de cuartel de las milicias urbanas creadas en 1808[19]. Sin embargo, parece que se trataba de un local muy desangelado, sin las condiciones precisas para ello, y en el que la audición de las obras resultaba muy defectuosa.

A partir de 1810, la aristocracia y la burguesía granadinas podrán disfrutar ya de un auténtico teatro moderno, pues los invasores franceses habían terminado de construir el teatro municipal, prácticamente acabado a su llegada, y que sería bautizado como Teatro Napoleón. Es el que muchos de los granadinos, ya de una edad, hemos conocido como Teatro Cervantes, desdichadamente derruido por la creciente especulación urbanística en la zona. Pero, de todas maneras, el espíritu excesivamente conservador de las clases dirigentes granadinas, que se palpaba en casi todos los hechos de la vida cotidiana, hizo que, durante mucho tiempo, hombres y mujeres debiesen ocupar localidades situadas en lugares separados, y que los espectáculos ofrecidos en el mismo tuviesen un cierto tufillo gazmoño.

17. Rafael Mª Girón Pascual. «Mon cher Sappia, ¿cómo está vuestra merced?» *La Granada de Godoy a través de las cartas de doña María Luisa de Bendicho* (1801). Revista del CEHGR 2012: 24, 173-188.

18. *Mensajero económico y erudito de Granada*, 16/2/1797.

19. Juan Gay Armenteros; Cristina Viñes Millet. *Historia de Granada...* vol. IV, p. 102.

Por ejemplo, tras la función teatral se acostumbraba a ofrecer en el escenario un baile: éste era, invariablemente, un bolero, o bien una seguidilla, una cachucha, o cualquier otra tonada propia de la tierra, pero que los elegantes liberales de la época consideraban como algo propio del pueblo. Por ello, para estar a la moda, se le consideraba un espectáculo poco adecuado, y que no debía prodigarse excesivamente, aunque se ganasen la rechifla generalizada del público cada vez que intentaban sabotear alguno de estos números[20].

Casi todos los días aparecerá en la prensa una sección dedicada a la crítica de las funciones del Teatro, firmada por conocidos personajes de la época. También había compañías de aficionados que actuaban generalmente en la llamada Casa de la Moneda, el antiguo *Maristán*, el hospital árabe. En ella se estrenarían algunas obras de la genial escritora granadina Enriqueta Lozano[21], que da su nombre a una calle en el barrio donde nació, junto a la plaza del Campillo[22].

Los toros: ese era otro punto supremo de diversión, pues sabemos que había en Granada una gran afición a las corridas. Observemos lo que sucede, por ejemplo, en el domingo de Corpus, en junio del 1797. En el llamado "Anfiteatro de la Maestranza", situado en la explanada del Triunfo, recientemente puesto en evidencia gracias a unas obras de un aparcamiento subterráneo, hay un festejo por la mañana, en el que se lidian cuatro toros. Comienza a las 10,30

---

20. *Diario constitucional de Granada*, 2/6/1820.

21. *Diario de Granada*, 7/1/1848.

22. Enriqueta Lozano y Velázquez (1829-1895) fue una novelista, poeta, autora dramática y publicista granadina del Romanticismo tardío, con profundos rasgos costumbristas y una mentalidad muy conservadora. Sus escritos son de tipo tradicional, moralizante y profundamente religiosos. Fue nombrada cronista oficial de Granada y su provincia por el Ayuntamiento en 1895. Página web, consultada el 10/8/2023.

y las entradas de gradas valen 5 reales[23]. Por la tarde, a las 17,30, son ocho toros los que salen a la plaza. Y esto cuesta 10rr. Hay un único matador, con su cuadrilla, y un sobresaliente.

Las romerías: otra forma de esparcimiento en la Granada de la época son las romerías. Una de las más concurridas era la de San Miguel Alto, junto a la muralla superior del Albaicín, que se celebraba todos los años el 29 de septiembre. Hay granadinos que suben al cerro en coche de caballos, suyo o alquilado, lo que molestaba sobremanera a los que van a pie y que son la inmensa mayoría. Una vez allí se acude a las llamadas cantinas de la Feria[24]. Con frecuencia la romería era motivo de borracheras, disputas y pendencias, que alteraban la convivencia de los que solo habían ido a pasar un rato agradable al fresco de la tarde-noche de finales de verano[25].

Las fiestas del Corpus: tenían especial relevancia, siendo casi lo único que apenas rompía la rutina anual. Así vemos que constituyó una completa tragedia el no poder sacar la procesión en mayo de 1853, debido a que las copiosas lluvias tenían la ciudad medio inundada. Una cosa así, se puede leer en la prensa del momento, no había sucedido desde el año 1779 que, por lo que suponemos, debió ser algo sonado. Casi un siglo. Se pensó hacerlo en la octava, pero tampoco fue posible.

Con motivo de dichas fiestas los comerciantes, normalmente vendedores ambulantes y hosteleros hacían su agosto. Conocemos incluso, las comidas que ofrecían estos últimos a los forasteros que llegaban durante esos días. Este era el menú titulado "superior" ofrecido por una casa de comidas granadina en 1853: costaba 10

23. 5 reales era el jornal medio que recibía un peón por un día de trabajo en la mayoría de los lugares españoles. *Mensajero económico y erudito de Granada*, 8/6/1797.

24. En una de ellas, montada por la denominada Fonda Española, se ofrece merluza con mariscos a 2 reales y pollo asado a 6. *La Constancia*, 29/9/1853.

25. *El Granadino*, 1/10/1854.

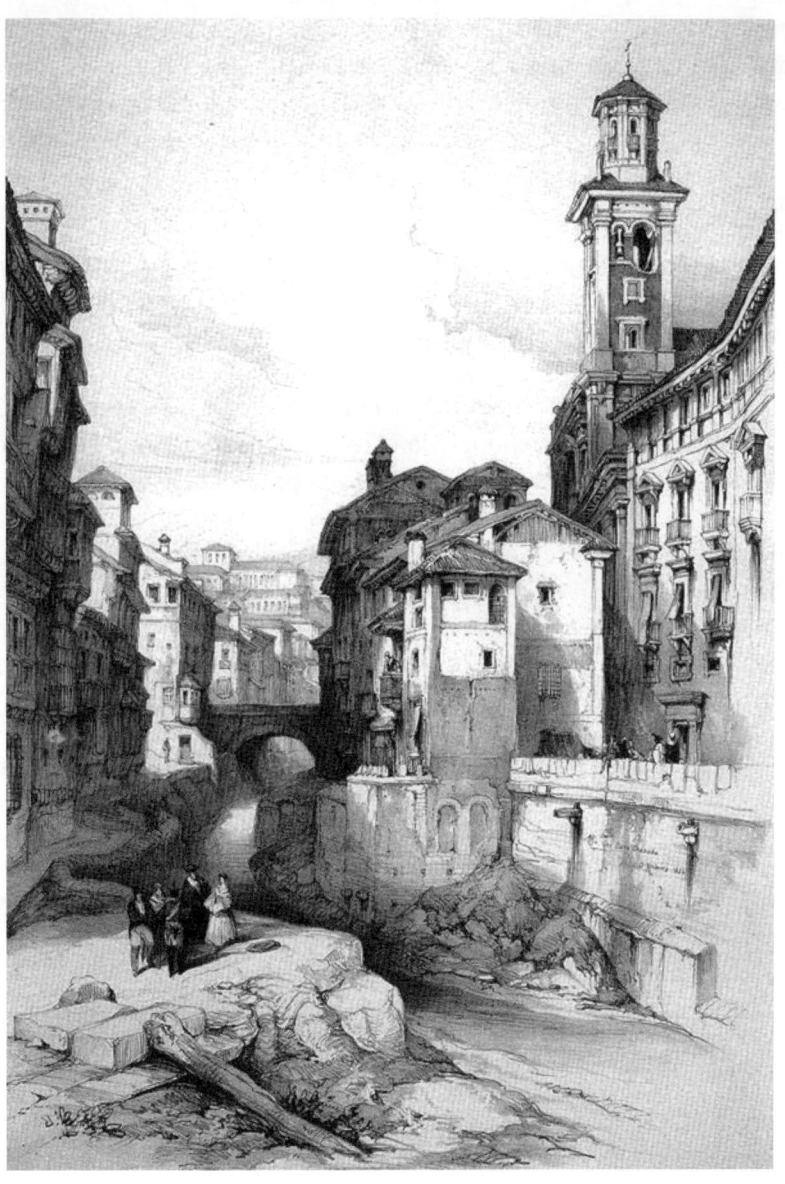

Río Darro a su paso por Granada. 1836.

reales e incluía lo que sigue: sopa, cocido, tres principios, tres asados, ½ botella de vino y dos postres. Por supuesto que había otros bastante más económicos, de 4 y 6 rr., pero, razonablemente, con menos platos que el indicado[26]. No creemos que difiriera mucho la situación en los años anteriores.

17. EL AGUA PARA EL CONSUMO DIARIO. FUENTES E HIGIENE PERSONAL. LOS BAÑOS PÚBLICOS, LOS BALNEARIOS Y LAS FUENTES MEDICINALES

Otro capítulo importante que había que incluir en las topografías y que servía para valorar la correcta conservación de la salud de los habitantes, era la calidad del agua para su consumo diario y, sobre todo, su procedencia. Hoy sabemos que de su pureza dependía que no se contrajesen enfermedades gastrointestinales y en algunos casos, incluso epidemias. Algo de esto se intuía por entonces, aunque estuviesen bastante lejos de conocer el papel del agua en la propagación de las enfermedades producidas por los gérmenes patógenos. Esto nos dice Calisalvo con respecto a las epidemias:

> Las diferentes localidades, los distintos aspectos, la esposición á ciertos vientos, las ecsalaciones de los pantanos, las variedades en las estaciones, las intemperies del aire, el viento del mediodía que acelera la putrefacción de las aguas corrompidas, de dónde se levantan continuamente en la atmósfera materias fétidas que lo infectan, contribuyen prodijiosamente á causar las diferentes epidemias...

Para el consumo, en Granada capital se utilizaban las aguas procedentes de los manantiales de Alfacar, aunque también usaban

---

26. *La Constancia*, 26/5/1853

la de los ríos Darro y Genil. El que se utilizara agua del río, o de sus acequias, justificaría las habituales enfermedades digestivas, muy en especial las diarreas, que se solían producir generalmente en el verano. Era posible, al menos, decantarlas, y así lo hacían los granadinos pudientes, para lo que se usaban unos especiales aparatos de cerámica vidriada, con un deposito superior y unos filtros intercambiables de arcilla, que sabemos eliminarían la mayoría de las impurezas, pero que eran del todo ineficaces para evitar la presencia de los microorganismos que sin duda contenían.

El autor es consciente del problema básico de las aguas potables granadinas, cuya mezcla con las aguas de desecho era algo de sobra conocido, y se las intuía como origen de enfermedades, aunque aún no se supiese muy bien cuál era el mecanismo para ello:

> ¿los empresarios de darros inmundos no trabajan con los mismos instrumentos en estos, que en las cañerías de aguas potables? ¿están por ventura, encañadas estas, separadas de los citados darros, cubiertas sus acequias i conductos i esentas de impuridades? ¿se depositan limpias i claras en las tinajas ó depósitos?

En realidad, lo que hace Calisalvo es poner claramente en evidencia un problema que sufría Granada desde hacía siglos: sabido es que las conducciones de agua databan del tiempo de los reyes Nazaríes, y seguramente de aún antes, que habían construido una compleja red de aguas que, por medio de canales y acequias, servía para llenar los múltiples aljibes existentes, sobre todo en el Albaicín; o bien surtía a los pilares, públicos en las calles y privados en los patios de las viviendas, así como para hacer correr los pilares y las fuentes de las plazas.

Pero venía sucediendo, especialmente ya en el s. XIX, por acumulaciones de siglos, que las tomas de agua de los manantiales circundantes no se solían limpiar, por lo que, ya en su origen, el agua estaba en mal estado. Además, dentro de la ciudad, muchos tramos de las acequias discurrían al aire libre, incluso en el centro de la misma, como sucedía con la de Santi Spiritus, que bordeaba la Acera de curtidores y la iglesia de los Hospitalicos, y que estuvo sin tapar hasta el año 1848. Y aun yendo cubiertas, como ya se ha señalado, los continuos arreglos de los "cañeros" propiciaban el dejar abiertos frecuentemente los cauchiles, o mal tapados por una losa exigua. Expuestos durante mucho tiempo a la intemperie, podían recoger cuantas porquerías les cayeran encima. En ocasiones, continuaba saliendo el agua de los boquetes durante días, inundando a los alrededores y mezclándose con las aguas sucias.

Igualmente obsoletas que los canales que llevaban las aguas para el consumo doméstico, eran las conducciones de aguas negras, los llamados darros, como hemos visto, que exigían de limpiezas continuas, y cuyos lodos permanecían varios días a la vista. La lluvia los derivaba hacia las conducciones de las supuestas aguas limpias, con lo que la mezcla de ambas casi podría garantizarse, con los resultados que conocemos en la difusión de enfermedades infecto-contagiosas, tal como sucedió con el cólera de 1834 o el más habitual tifus, endémico en Granada.

Eso, cuando no ocurría que personas o animales se bañaban impunemente en el agua destinada al consumo, pues las acequias que las llevaban estaban abiertas en multitud de sitios. Y si acaso se tomaba el agua de alguno de los abundantes pozos existentes en el Albaicín, cuyo control por las autoridades sanitarias era prácticamente nulo, era casi seguro que su agua estaría seriamente contaminada por las aguas negras que circulaban a su alrededor, sin que los usuarios advirtieran el peligro que corrían.

Es cierto que, siendo los granadinos conscientes de todo esto, aunque de forma meramente empírica, una parte de la población, por supuesto la más acomodada, recibía el agua, al menos la destinada a la bebida, de "los aguadores", que, teóricamente, la traían con sus mulos desde de la conocida como Fuente del Avellano, o, en todo caso, de los aljibes de la Alhambra, cuya pureza parecía ser la mejor. Una vez al año, en el menguante de enero, éstos se vaciaban y se limpiaban; se mostraban al público y se llenaban de nuevo, porque las aguas de ese tiempo eran consideradas como las más saludables. La extracción de la misma era libre.

Pero acarrear el agua desde esos lugares distantes exigían de los aguadores un largo desplazamiento, mal soportado en las épocas de calor, por lo que no era infrecuente que se surtieran de caños o pilares situados mucho más cerca, dentro de la propia Granada, y por tanto fácilmente expuestos a la contaminación, como fuese denunciado en su día. Uno de los lugares preferidos para este pobre matute eran los caños de los leones de la Casa de la Moneda, el antiguo *Maristan* u hospital árabe, situado en la parte más baja del Albaicín, muy cerca del Darro, cuya agua procedía de una acequia del rio, y a donde los problemas referidos llegaban con toda su crudeza por el simple efecto de la gravedad.

Fueron muchas las propuestas realizadas para solucionar el problema, como por ejemplo las de un catedrático de Higiene llamado Rafael Branchat, aunque estas se hiciesen bastante después del tiempo que nos ocupa[27].

Las Fuentes públicas y la higiene personal, los baños públicos, los balnearios y las fuentes medicinales: el autor no se refiere a los aljibes, pilares y fuentes públicas que sabemos existían, algunos todavía podemos verlos, pues su uso era primordial en ese tiempo. Lo mismo que los pozos instalados en determinadas casas, sobre todo en el Albaicín. Allí se surtirían de agua, al menos, la mayoría de los habitantes de la ciudad, que estaba destinada al uso general de la bebida, con las salvedades indicadas, gasto de cocina, limpieza de utensilios y aseo personal. Y ya conocemos el grado de

---

27. Rafael Branchat y Prada. *Plan ordenado sobre la canalización de las aguas potables de Granada: arreglo del alcantarillado, y sistemas de pavimento para las calles de esta ciudad,* por el Dr ... 1887.

salubridad de esta agua, por los problemas de las conducciones. Calisalvo no ofrece ningún análisis de las aguas, lo que en ese tiempo era ya obligado. Conocemos un estudio sobre aguas enviado en 1832 a la Real Academia, que fue rechazado por carecer de estos[28]. Por otra parte, el conocimiento de las mismas y del barrio que se beneficiaba de ellas permitiría más tarde realizar estudios sobre ciertas enfermedades, tal como hizo en Londres John Snow, (1813-1858), sobre el cólera, considerado actualmente como padre de la epidemiología moderna. El hecho es que determinó en torno de qué pozo se habían surtido de agua contaminada los habitantes, analizando las defunciones[29].

A principios de siglo XIX, era frecuente leer en los diarios granadinos y alguna propaganda ocasional repartida, ya lo hemos visto, unas consideraciones como estas: "las aguas de La Fuente Nueva curan las obstrucciones, las lombrices y la arenilla de los riñones; facilita la salida de la orina y elimina el dolor de la ijada". ¿Por qué?, pues no se daba razón alguna, pero es que así se venía afirmando desde antiguo. Otra cosa será cuando se hagan los análisis químicos de las aguas que permitan determinar sus propiedades; ello, muy posiblemente, reactivó la publicación de escritos sobre el tema que alcanzaron en esta época un volumen notable. Sin embargo, pese a ello, no será fácil romper con las tradiciones acumuladas durante tanto tiempo, aunque fuesen sin el menor fundamento.

Quizás al lector le extrañe el que Calisalvo tampoco mencione apenas nada sobre la higiene personal de los ciudadanos. Tan solo hace una leve referencia a que los pobres no se cambiaban de ropa, ni la desparasitaban. La realidad es que, en sus tiempos, la costumbre de lavarse o asearse en una bañera, estaba restringida

---

28. Archivo RAMAO, legajo M3, pieza 19.
29. Nigel Paneth. *Cholera, cloroform aut the Science of Medicare: a Lite of John Snow*. Cary: Oxford University Press, 2003.

a las clases pudientes, y reservada para ciertas ocasiones. Estos defecaban en orinales, bacines o pericos, de barro o porcelana, que la servidumbre se encargaba de verter en el corral, si lo había, o en la calle, junto con los desperdicios de las comidas. Periódicamente, estos residuos se solían trasladar a un estercolero o muladar, donde, mezclados con paja y debidamente fermentados, servían de abono en las huertas.

Para lavarse, lo usual era el empleo de una toalla, que se humedecía ligeramente, y una jofaina o palangana, con agua vertida por una jarra, dada la inexistencia de agua corriente en las casas. El baño necesitaba de una bañera, una tina o, al menos, un barreño, y una abundante provisión de agua caliente, lo que limitaba mucho su empleo. Al no haber agua corriente en los domicilios, solo los más afortunados tenían el acceso casi directo gracias a un pilar en el patio de su propia casa, de donde solían tomar el agua para las distintas funciones domésticas, excluyendo la usada para la bebida, cuya traída estaba encomendada a los aguadores. Luego había que calentarla, por supuesto, pero parece ser que, la mayoría de veces, solo se tomaban baños en los casos de recomendación médica, por ejemplo, para tratar el tifus abdominal, que era endémico en la ciudad.

Del conjunto de propuestas recogidas al respecto, los baños con fines medicinales tenían una larga tradición que empieza en Roma, pero solo ofreceremos unos pocos ejemplos: el baño, realizado generalmente con agua templada, la fría se reservaba a los jóvenes, y la muy caliente era poco recomendada, atenuaba los humores desbordados, que producían dolores erráticos en el organismo. O actuaba sobre los que producían jaquecas. Así mismo, era un recurso casi obligado en caso de padecer cualquier tipo de fiebre. En efecto, la fiebre, según se afirmaba, estaba producida por un calor y una sequedad *preternatural*, que se vería atenuada por la humedad que aportaba el baño templado al organismo. Por tanto, el remedio de elección para dicho problema lo constituía la leche de cabra recién ordeñada, considerada de suma frialdad, junto con el baño diario. El baño con agua fría podría ser útil a aquellos enfermos que padeciesen una tisis (consunción) porque actuaría como revulsivo.

También era aconsejado, en determinadas enfermedades, usar los baños medicamentosos, en los que se había añadido al agua determinados fármacos, reforzando así la acción de los que debían ingerirse. Con ese mismo fin se utilizaban también los baños minero-medicinales, tomados en sus lugares de origen, a donde debían desplazarse, o bien usando tinas situadas en los domicilios, pues los enfermos no eran bien aceptados en los baños públicos, donde acudía mucha gente y, por otra parte, no podrían recibir una atención personalizada.

Los baños públicos, los balnearios y las fuentes medicinales:

Sabemos que en la propia Granada existían desde la segunda década del siglo instituciones dedicadas a ello, como eran los baños templados del Genil, situados en la calle de las Arrecogidas, que son los más tempranos de los que tenemos noticia en Granada, pues ya funcionaban en 1813. Se abrían el 6 de julio [30].

Calisalvo, una vez más, apenas se ocupó de este tema. Constituían una mezcla de distracción y cuidado de salud, pero solo para aquellos con un buen nivel económico, que acudían durante el verano a los balnearios. La eventual presencia de personas en los baños de aguas minero medicinales, la mayoría de ellas termales, situadas en las cercanías a Granada, tales como podrían los de Alhama de Granada, a 60 kilómetros de la capital, no haría factible su uso habitual por los granadinos, y creemos que solo acudirían a él los enfermos, deseosos de poner fin, o al menos mejorar, determinados males que padecían. Los baños en el río no siempre se aconsejaban, aunque las clases populares así lo hiciesen. Es posible

---

30. *Diario del Gobierno de la provincia de Granada*, 6/7/1813.

que, en La Vega, durante el estío, se empleasen las albercas de riego para darse un chapuzón los más atrevidos para aliviarse del calor.

Especialmente durante los veranos, los granadinos que podían permitírselo, acudían a lo que se llamaba "tomar las aguas" y que consistía en pasar una temporada en los balnearios que estaban más o menos próximos a la capital. A las condiciones de descanso por la tranquilidad existente y algo menos de calor que en la ciudad en el estío, se unían las supuestas propiedades medicinales de algunos y determinados manantiales. En cambio, a las proximidades del mar, y únicamente con el fin de bañarse, irán mucho más raramente. El agua de mar, por su gran salinidad, que comunicaba una extrema frialdad al cuerpo, no se recomendaba para el uso humano desde antaño.

La provincia de Granada era, y es, especialmente rica en manantiales termales. Agustín José García Crespo fue autor, en 1838, de un informe encargado por la Real Academia de Medicina en el que recoge los lugares con aguas medicinales situados dentro del territorio que abarcaba la misma. De casi todos los sitios estudiados se afirma que no tenían un fácil acceso, y que carecían en general de instalaciones adecuadas, excepción hecha de los baños de Alhama, Graena y Lanjarón.

La ausencia de instalaciones no era óbice para desestimar su empleo, sobre todos por aquellos que tenían escasez de recursos. Con frecuencia, si no había un estanque, una simple poza abierta por los usuarios junto al manantial, servía para que los pacientes se bañasen en ellas, aunque fuese de forma rudimentaria. Con el paso del tiempo, los propietarios de los terrenos se darán cuenta del potencial económico que tienen ante sí, y comenzarán a construir las instalaciones pertinentes: una o varias albercas, lugares para el reposo y habitaciones para pernoctar, dado que los tratamientos solían durar varios días.

En relación con lo indicado, vemos que se constituye en este tiempo un género literario importante en la medicina del siglo XIX.

Como señalara Juan Antonio Rodríguez Sánchez, la terapéutica hidrológica y sus templos, es decir, los balnearios, aunaban una serie de elementos: el recreo de una sociedad burguesa que disfrutaba reuniéndose con sus iguales, aunque fuese solo de modo estacional; el propio ser de los santuarios donde se concentraban ciertas fuerzas telúricas, siempre desconocidas; la existencia de unos saberes médicos que procedían del mundo antiguo, pero que estaban siendo reafirmados en esa época a la luz de la Física y la Química, y que, además, intentaban ser reconocidos en forma de una especialidad médica; añadido todo esto de unos importantes factores económicos basados en una floreciente industria termal y, por último, una paulatina mejora considerable de las vías de acceso, harían el resto[31].

Al crearse el Cuerpo médico de baños, en 1816, ya se especificaba que, en la selección de los médicos encargados de la dirección de los establecimientos balnearios, había que valorar "la capacidad de los aspirantes para adquirir el conocimiento químico de las aguas", lo que significaba que los médicos no los poseían habitualmente. Más tarde, en 1840, leemos que ya no bastaba con conocer las propiedades físicas y químicas de las aguas, sino que era igualmente importante el tener constancia del clima reinante, vientos, ríos, montañas, propiedades de la tierra, etc. Todo ello será vertido en la confección de las conocidas como "topografías médicas", como ya sabemos. Dice Calisalvo sobre esto:

> La temperatura depende de los abrigos; estos de las cadenas de las montañas i especialmente de sus posiciones; igualmente de los ríos cuyo curso han determinado las citadas montañas, i de los ríos que han formado los valles i las llanuras; pero no son estas causas jenerales las únicas que la mudan, hai otros puramente

---

31. Juan Alfonso Rodríguez Sánchez. José Salgado y Guillermo (1811-1890) y la madurez de la Hidrología medica española. *Medicina e Historia*, 1993.

locales que la hacen varia i distinta, tales son los grandes bosques, las lagunas, el número de estanques, los abrigos situados al norte ó mediodía, los desmontes etc. etc. Es verdad que el calor de los climas se modifica; más también lo es que el calor ó el frio de estos se aumenta ó disminuye á proporcion de las circunstancias físicas que causan la mutación...

Por último, recordemos que el tema de las aguas minero-medicinales era uno de los más gratos temas a las Reales Academias de Medicina y Cirugía, caso de la de Granada, ya que estaban específicamente contempladas en el capítulo XIX del Reglamento que había sido aprobado en 1830. Por ello, no es de extrañar la gran cantidad de memorias presentadas a la misma, o la existencia de discursos inaugurales glosando las ventajas de determinadas aguas. También disponemos de varios libros publicados sobre ellas, pues sin duda su venta producía abundantes beneficios.

A modo de ejemplo, hay muchos más, citaremos a dos autores que escribieron en ese tiempo sobre las aguas. El primero de ellos es José María Serrano sobre las aguas de Alhama. En 1831 era médico de Gabia la Grande y en ese mismo año fue nombrado académico correspondiente de la Real Academia granadina gracias a un opúsculo sobre ellas. Tras una breve historia de los baños desde los romanos a nuestros días, se centra en los de Alhama, para acabar con una descripción físico-química de sus aguas[32]. Fue subdelegado de Medicina y Cirugía en Alhama de Granada y médico titular de su Hospital de la Caridad. Tiene un tratado sobre el desarrollo del cólera de 1834 en Alhama, que veremos en su momento.

Otro de los más fecundos escritores sobre aguas medicinales de la provincia de Granada fue Manuel Rodríguez Carreño, nacido en Almería en 1820 y fallecido en 1870. Fue padre de Rafael Rodrí-

---

32. José María Serrano. *Opúsculo sobre las aguas termales de Alhama en la provincia de Granada* por ...1850.

guez Méndez, el gran higienista granadino, más tarde rector de la universidad de Barcelona. Manuel Rodríguez fue médico de Dalías, La Malahá y Granada; miembro de la Real Sociedad de Amigos del País y académico correspondiente de la Real Academia de Medicina de Granada. Entre 1848 y 1853 fue director del balneario de la Malahá. En 1841 vivía en Granada, en la calle Gallinería.

Tiene tres trabajos, que conozcamos, dos sobre las aguas de La Malahá[33], de 1849 y 1850[34] y otro sobre los baños de Guardas viejas, en Dalías, Almería, compuesto en 1859. Este último está encuadrado en un escrito del tipo de las topografías médicas, ya que incluye numerosos factores climáticos y de todo tipo.

En cuanto a las fuentes medicinales, tampoco dice Calisalvo nada sobre este importante aspecto, muy a tener en cuenta en las topografías, pues se decía que curaban padecimientos, pero nosotros sí podemos aportar algo al respecto, tomándolo de la prensa de la época. Nos dice el *Mensajero económico y erudito de Granada*: "hay próximas numerosas fuentes medicinales: la Salud, el Mono, la Teja, y el Avellano. Las aguas con azogue de la Fuente Nueva curan las obstrucciones, las lombrices, la arenilla de los riñones, facilita la salida de la orina y eliminan el dolor de la ijada"[35].

Todo esto debía satisfacer extraordinariamente a los granadinos, cuya vida media, en 1848, calculada por las compañías de seguros de vida, que sin duda debían afinar sobremanera para no equivocarse, era tan solo de 30 años. Por supuesto, hay que tener en cuenta la elevada mortalidad infantil, que solía alcanzar un 50%. El invierno era, según se decía en el mismo escrito, "tan benigno,

---

33. Malahá deriva de la voz árabe *al-milah*, la salina.

34. Manuel Rodriguez Carreño. *Memoria descriptiva de la villa de la Malá en la provincia de Granada: su salina y baño termal; historia natural y general de ella y sus contornos...*1850.

35. Se refiere al dolor en el vacío del lado derecho, que pensamos podría ser compatible con una apendicitis o similar.

que apenas se nota su rigor y, a excepción de un corto número de días, no se siente ni frío ni calor". No podemos sino mostrar nuestra extrañeza ante tales afirmaciones, puesto que, salvo que haya cambiado enormemente el clima, son bastantes los días que hace un frío intenso y no digamos nada del enorme calor del que se disfruta durante el verano.

18. LA PRODUCCIÓN ECONÓMICA. LA VEGA GRANADINA Y SUS CULTIVOS.

La economía de la zona era otro de los elementos constantes e imprescindibles en las topografías. Lo afirma Calisalvo recabando: "... la naturaleza, riqueza i cantidad de sus producciones..." Pero, nuevamente, omite cualquier referencia a Granada en este aspecto. Pero veamos, en cambio, qué es lo que podemos aportar por nuestra parte. Uno de los más celosos defensores de los intereses de la Granada de la época, José Giménez Serrano, autor de numerosos artículos de periódico y de una ponderada guía de Granada, nos ofrece, ya en 1846, una pormenorizada relación de todo cuanto se fabricaba en ella. Creemos que no sería del todo distinto tan solo unas décadas antes. Pese a su entusiasmo, pensamos que no parece que estemos ante algo de importancia en comparación con un pasado reciente que había sido mucho más halagüeño[36]:

> ... Dos martinetes de hierro y cobre, dos fábricas de papel continuo [...] varias de blanco y estraza, de hilazas de algodón, de cordelería, paños[37], estameña, casimires para pantalón y mezclados con seda para chalecos, de fajas de lana, de sayales, de cobertores

36. José Giménez-Serrano. *Manual del artista y del viagero en Granada...* 1846.
37. Hubo en tiempos una fábrica de paños en el antiguo convento de San Diego, donde en 1810 se instalará el lazareto para enfermos de fiebre amarilla. *Diario de Granada*, 7/2/1848.

y mantas, de paños comunes y de bayetas [...] doce de fideos, varias de jabón duro y blando, de tinajas, de brocales, ladrillos, losetas, azulejos de vidriado granadino, de aguardiente y licores, de chocolate, dos de papel pintado, otras de peinetas, de planchas y tubos de plomo, de velas de sebo y cera, de bordones y cuerdas de tripa, de fósforos, de abanicos, de paraguas, de grabados en paño, de hilos torcidos, de fundición y copelación, de aceite de linaza, de elásticos, de cuchillería, de espejos... tres prensas litográficas, grabadores en hueco, en cobre y en acero, varias imprentas bien surtidas.

Y, al parecer, muy poco más. Calisalvo recogerá la existencia de unas fábricas de almidón, de aguardiente y unas tenerías. De industria mediana o tal vez pesada, nada. Según parece, no hay fábricas harineras, ni almazaras, ni medianas fábricas textiles. La incipiente industria, que tímidamente va surgiendo en nuestro país, pasa casi de largo por esta capital; Málaga, sin embargo, sabrá subirse a ese carro de progreso económico. La floreciente ocupación de la seda, aunque todavía resultaba de bastante interés, se trata de la segunda fuente de ingresos de la ciudad, tras el trigo, se encuentra actualmente en regresión dada la competencia que le hacen otros lugares del extranjero[38]. Hay también una cierta actividad lanera. Pero, la falta de capital con destino a la industria, generalmente se solía invertir en el campo —ahora son muy abundantes las ofertas de tierra tras las desamortizaciones— y la estructura gremial de las ocupaciones, junto con las malas comunicaciones, hace muy difícil adoptar nuevos supuestos productivos.

La Vega granadina y sus cultivos: así la describe José Antonio Calisalvo, de forma algo pormenorizada, cosa a lo que no nos tiene

---

38. Las cotizaciones de los diferentes tipos de seda, en Granada y fuera de ella, aparecen cotidianamente en cualquiera de los periódicos consultados. v.g. *El Granadino, Diario de fomento, de noticias y anuncios,* 13/6/1848.

acostumbrados, La Vega de Granada y sus especiales condiciones climatológicas:

> ... sin embargo, en el globo no hai rejion ninguna que por la variedad de objetos puede escitar mayor ni mas fuerte interés: [la Vega] está situada en la parte superior de uno de los valles de sierra Nevada; construida, su mayor parte, en forma de anfiteatro; su descubierto ó aspecto celeste al punto cardinal del poniente de estío; disfruta los aires más saludables; las cordilleras de las montañas, que la circundan, la defienden del ímpetu de los surduestes i nordestes; el cielo sereno i despejado; las aguas abundantes i buenas; las inmediaciones cargadas de vegetales de todas las clases i alamedas; temperamento benigno i saludable; huertas, cármenes i caserías abundantes de plantas alimenticias; su territorio, salpicado de yerbas medicinales, acude al bien de los que le ocupan ...

El mismo autor define así la influencia de la Vega sobre el clima granadino:

> ¿no es diversa la influencia de la llanura de la Vega de esta capital, i las nevadas cumbres de Guadarrama? Las cordilleras de montañas, el número de árboles, la calidad del terreno, la cantidad de aguas que la atraviesan i su longitud i latitud hacen variar en alto grado la temperatura del clima.

El medio rural, con sus cultivos, era muy importante en esta clase de estudios, y muy especialmente debía serlo en Granada, donde muchos habitantes del entorno residían en las alquerías próximas. De todos modos, en cualquier lugar que se considerase, estaba sobrentendido que siempre se haría sentir la influencia del campo sobre la ciudad. Era muy necesario recoger, en primer lugar, su carácter de regadío o secano, predominando, en el caso de Granada, la gran diferencia del primero sobre el segundo.

Nosotros podemos aportar algo sobre los cultivos de la Vega, ya que no lo hace José Antonio Calisalvo. La Vega había venido condicionando desde siempre la vida económica de Granada, de tal forma que, muy posiblemente, la población surgiese desde antiguo gracias al potencial agrícola que representaban las tierras de la depresión regada por el río Genil y otros cuantos ríos menores más, procedentes de Sierra Nevada. Sus crisis eran las de la ciudad y sus bonanzas, igual, pues sus 350.000 marjales marcaban el ritmo de la misma.

En el tiempo que nos ocupa, la rotación de cultivos de estas tierras bien podía ser algo parecido a esto: lino o cáñamo, que precisaban un fuerte abonado; luego trigo, cebada y habas; nuevo abonado y vuelta a empezar. Además, verduras, frutales, trigo, cebada, tabaco, lino, cáñamo, patatas o habichuelas, eran casi siempre los principales cultivos. Su tradicional riqueza de agua no parecía dar problemas en este sentido, pero si el abonado, por el alto precio del estiércol, y por la falta de abonos minerales.

19. OTRAS CIRCUNSTANCIAS REMARCABLES

Granada era por entonces una ciudad bien iluminada por la noche, pues durante la breve ocupación francesa, entre 1810 y 1812, el gobernador galo, Pierre D´Augerau, hizo que se la dotase a la ciudad con abundantes farolas de aceite. Claro es que sus intenciones no eran otras que el poder vigilar mejor a los granadinos que violasen el "toque de queda", que estuvo permanente desde su llegada. Es lo que tiene ocupar una ciudad *manu militari*. A partir de las once de la noche, nadie, salvo los religiosos o los médicos y cirujanos, como encargados de velar por moribundos y enfermos, estaban autorizados a circular por sus calles[39].

---

39. *Gazeta del Gobierno de Granada*, 23/2/1810. El bando es del 19 de febrero y lo firma el político afrancesado Antonio Falces.

Años después, los granadinos que se viesen precisados a salir de noche se quejarán amargamente, pues el Ayuntamiento no las había mantenido de forma adecuada. Se le acusará de tener en activo únicamente las farolas de los paseos más transitados, como sucedía con el Salón, durante la primavera y el verano, que sí estaban bien alumbrados, pero el resto de calles permanecían completamente a oscuras. Claro que, cuando se levantaba un poco de aire, las farolas se balancean y, con frecuencia, volcaban el aceite sobre los viandantes, con gran contento por su parte. También encontramos quejas abundantes, porque las apagaban demasiado pronto, para ahorrar aceite[40]. De todos modos, los granadinos presumían, todavía en el año 1840, de tener la ciudad con mejor alumbrado de toda Andalucía, según recoge, nuevamente, el francés Theophile Gautier[41].

La prensa: Granada contó desde fechas bastante tempranas con una prensa periódica, que mantenía una relativa continuidad desde el año 1796, gracias a la aparición del *Mensajero económico y erudito* editado por Francisco Dalmau; antes hubo otras publicaciones, pero desaparecieron pronto[42]. Lamentablemente, la gran mayoría de los periódicos que han llegado a nuestros días, salvo el citado *Mensajero*, en el que ese tema está prácticamente ausente, todos tienen una finalidad casi exclusivamente política, lo que nos priva de otras noticias interesantes. Así nos encontramos con el *Diario de Granada*, de 1810, que continuará en 1812, cuando regresen al gobierno ciudadano los patriotas españoles, tras el abandono de las tropas francesas; el *Ciudadano Español*, de 1813; el *Diario Constitucional de Granada*, de 1820, con carácter liberal; *El Trueno y la Centella Constitucional*, de 1837, con dieciséis páginas, todo un

---

40. *La Constancia*, 9/8/1853.

41. Théophile Gautier. *Voyage en Espagne...* p. 225.

42. Por ejemplo, la *Gazetilla curiosa o Semanero granadino, noticioso y util para el bien comun...* 1764-1765.

alarde para una época, en la que los periódicos habitualmente solo tenían cuatro, que cambiará a *El Trueno y la Centella iliberitana de las Bellas Letras, Artes y Materias amenas* y el *Diario de Granada* de 1847. Hay también una proliferación de auténticos libelos, con sonoros nombres como son *El Duende*; *El Lince de los Españoles* o *El Despabilador*, que sólo se dedicaban a zaherir a otros periódicos o a las personas que habían publicado los artículos.

Bastante más útil para nuestros propósitos resulta *El Granadino, diario de fomento, de noticias y anuncios*, de 1848, dirigido por José Giménez Serrano, buen conocedor de Granada y sus gentes[43], que recoge los turbulentos momentos por los que atravesaba el país por los intentos republicanos de hacerse con el gobierno. Pero también inserta artículos sobre agricultura, vías de comunicación, salud pública, consejos médicos, etc. Muchos periódicos tuvieron una corta vida, aunque ninguno como la *Gaceta del Gobierno* publicada por los ocupantes franceses y sus acólitos, que solo se publicó entre 1810 y 1812.

Las noticias generales contenidas en dichos diarios, que nos permitirían tomar el pulso a la vida ciudadana, son muy poco frecuentes. En cambio, las publicaciones semanales, que tienen un carácter literario, artístico o científico, aunque solo sea de divulgación, como sucede con *La Alhambra*, nos aportan algo distinto. Lo mismo sucede con *La Campana de la Vela, periódico político, religioso y literario, dedicado a promover los intereses de la provincia de Granada*, de 1844, un periódico altamente conservador, que salía los martes y viernes, también con un carácter misceláneo.

---

43. Como hemos visto, en 1846 había aparecido el *Manual del artista y del viagero en Granada* de José Giménez-Serrano...

20. LA FIGURA DEL MÉDICO Y LA IMPORTANCIA DE LA MEDICINA SEGÚN CALISALVO

Debemos decir que, ciertamente Calisalvo tiene un elevado concepto sobre ambos, como creemos que no podría ser de otro modo. Para él, el médico bien formado encarna la mayoría de las virtudes del ser humano y sus conocimientos pueden y deben solucionar los problemas de los enfermos. A modo de ejemplo, debe ser solícito y compasivo a la hora de velar por la salud de sus pacientes y la medicina es su baluarte:

> La Medicina debe considerarse semejante á aquellos robustos i fecundos árboles, que burlando la impetuosidad de los vientos i la gran influencia de los ardientes rayos del astro luminoso, favorece i defiende todo cuanto le rodea; el hombre es el blanco de todas las ciencias, i el hombre [el médico] lo es especialmente de la ciencia de curar: solícito i compasivo asiste el hombre al hombre en el desórden, en la agitación i la ruina de sus órganos: las afecciones varían á par de los vicios, las pasiones, las costumbres, las necesidades, los hábitos de los pueblos etc., etc.

La vida humana, siempre resguardada por el médico, constituye el último eslabón de una cadena benéfica:

> La vida i la salud fueron i serán siempre los objetos del primer interés: aquella se pierde, esta se quebranta i el consolador benéfico del hombre ansía sin cesar por obtener resultados felices; ¡cuántas veces se derivan estos de las causas mas simples i mas sencillos en la apariencia! ¿i deberá el Médico ignorarlas?

Este debe velar tanto por la salud del cuerpo como la del alma:

> ... el cotidiano de la beneficencia eleva constantemente al Médico; aplica un bálsamo consolador á las llagas del alma que tan lentamente se cicatrizan; disputa la vida á los últimos golpes de la muerte... Si la ciencia de curar el cuerpo es la ciencia de los Médicos, la ciencia

de curar el alma es la ciencia de Dios; pero el Médico ¿no es el que conoce que la salud i la virtud anda siempre á vueltas una de otra? ¿no debe aplicar la moral á los individuos, como al legislador á las naciones? ¿i puede esta hacer adelantos sin que las haga la ideolojía?

Calisalvo le da mucha importancia a los estudios sobre la anatomía y la fisiología, porque considera que son la base del resto de las disciplinas del curriculum:

> ...Seguros debemos estar que la educadora de los sentidos no dará paso si no se apoya en la fisiolojía; mas esta no esplicará á las leyes i funciones de la organización sin que primero la anatomía descubra los físicos resortes: de este modo prevenido, conservará con la higiene, ó cursará con la terapéutica.

El médico responsable debe estar siempre atento a los posibles cambios que se produzcan en las enfermedades, según sea donde viva, para sentar el oportuno diagnóstico, fijar el tratamiento y, seguidamente, evaluar los resultados:

> Ciertas afecciones adquieren de parte de las localidades una fisonomía particular que el Médico debe saber apreciar; luego el tratamiento de aquellas está intimamente ligado á los conocimientos de estas: el físico, por ejemplo, ¿vivirá del mismo modo disfrutando el aire demasiado vivo del alto Jeneralife, que respirando el aire bajo, denso i húmedo de la calle de Gomeles?

El médico tiene, según Calisalvo, una urgente necesidad de comprobar los efectos de la terapéutica seguida, verificados mediante la autopsia clínica, cosa que solo puede hacerse en los hospitales. En esto sí sigue firmemente las directrices de aquellos que hemos calificado de "anatomoclínicos":

> ... se vuelve á componer el estado morboso; se atiende á su principio, aumento, estado, declinación i fin; se deducen las indicaciones curativas mas convenientes; se establecen los planes dietético,

quirúrjico i farmacéutico, i se acerca el Médico, armado de escarpelo, no al hombre, sino al ruinoso edificio donde moraba el hombre
para hacer sus investigaciones anatómicas...

Básicamente, el médico, desde los tiempos hipocráticos, es solo
un colaborador de la naturaleza en la tarea de sanar al enfermo,
esto debe considerarlo siempre, pero después debe indagar en
los paradigmas, y como buen vitalista, las causas no le llaman la
atención. El párrafo que sigue constituye toda una declaración de
intenciones:

> Cuando el Médico llega al estado de afinar su entendimiento,
> i de dar mayor estension á su inteligencia con las experiencias i
> doctrina de sus antepasados i contemporáneos se siente impedido
> por el deseo de escudriñar los arcanos de la naturaleza i por la
> curiosidad de descubrir la fuente de dónde nacen las sensaciones,
> pues el orijen de las verdades naturales i ciertas es la naturaleza:
> esta se debe buscar en ella misma, para que su estudio no es el de
> las causas, sino el de los hechos: observando, comparando i juzgan-
> do con esactitud se encuentran las diferencias i conduciendo con
> órden las ideas, empezando por las más simples objetos i fáciles
> de conocer para subir poco á poco, por grados, á los conocimientos
> mas complicados...

Esta es la importancia del empleo de los sentidos en el estudio
de la medicina, por lo que podría ser considerado, de algún modo,
como seguidor del movimiento sensualista, propio de los filósofos
del momento:

> ...nuestros sentidos no deben solamente emplearse en nuestra
> conservación i reproducción, deben también entender, ver, sentir
> i abrazar las maravillas i los desórdenes de nuestras máquinas:
> una atención superficial solo dá nociones incompletas ó falsas, i
> la ciencia de curar [...] al primer eslabón de la cadena de los seres
> vivo i muerto, sano i enfermo, físico i moral, aislado i relacionado,
> simple i compuesto de unas partes que contienen con inmediación

los líquidos, de otras que son el instrumento de los movimientos i de otras, en fin, que son la base en quien se apoya; ora observa los líquidos que la inundan, ora analiza los que espele como inútiles i ora ecsamina los que guarda en determinados receptáculos como necesarios...

Los médicos, junto con los magistrados, son los que tienen la obligación de velar por la salud de los individuos, vigilando los lugares peligrosos donde pueden acechar posibles causas de enfermedad, en este caso por envenenamiento, recomendando su ubicación preferente en las afueras de la ciudad, e incluso cambiando de sitio los ya existentes:

> Los bodegones, hosterías, fondas, botillerías, cafés, confiterías, alfarerías, fábricas de aguardientes i licores ¿evitan los envenenamientos? Las fábricas de almidón y tenerías ¿están todas extra muros? ¡Cuántos males ocasionan, aumentan ó desenvuelven! Los Médicos por obligación, los Majistrados por deber, deben remediarlos i removerlos.

Calisalvo recomienda que el médico estudie a fondo la botánica, para discernir qué plantas son útiles o nocivas para el hombre y prohibir su consumo en este último caso. Tengamos en cuenta que por entonces no existían, prácticamente, otros medicamentos:

> ¿cómo se mide la acción saludable de las plantas? ¿cómo se reconocen sus siniestros efectos? el Médico tiene que patentizar á cada instante la malignidad de estas: comparando las enfermedades de los vejetales con las que sufren los animales ¿hallaríamos congruencias que contribuyesen á la conservación de unos i otros? ¿no debemos saber hasta que punto los males de los vejetales pueden malear sus virtudes? ¿la anatomía vejetal no dá luz á la ciencia del hombre? ¿quién negará que son fecundas en consecuencias aplicables al ejercicio i perfección de la ciencia médica las nociones del reino vejetal?

El médico generalmente bien instruido debía ser el garante de la salud pública, concepto que había comenzado su andadura en el siglo XVIII, con la aparición de los primeros tratados de higiene pública, que venían a sustituir a los de higiene privada, vigentes desde hacía muchos siglos. Calisalvo es, al parecer, un firme defensor de la primera:

> Ecsiste una íntima correspondencia entre la felicidad procomunal i la individual, que consiguientemente se confunden sus resultados por lo que las sanas i vigorosas leyes toman su orijen del profundo conocimiento de las leyes físicas de la humana naturaleza; así fue como Marco Aurelio tomó en las sublimes obras del anciano de Cos los elementos de su código: un tratado de constitución orgánica del hombre ¿no será un preliminar al estudio del cuerpo social? ora juntas, ora separadas ¿no contribuyen á la conservación i prosperidad del hombre? el Médico tiene que meditar las constituciones políticas para que además de descubrir las causas de las enfermedades, está obligado á ilustrar continuamente á las Autoridades i á los Legisladores en objetos relativos á la hijiene pública...

No debe, por tanto, el médico, limitarse su actuación al ejercicio de la medicina forense, que por entonces empieza a estar ya consolidada, sino buscar unas metas más altas. Este párrafo muestra sin duda la gran altura de los conocimientos que podrían exigírsele al médico:

> [el médico] dá nociones sanas sobre las costumbres i el carácter de los ciudadanos; descubre la fuente de las calamidades sociales; demuestra el vicio de las instituciones; dá medios eficaces para multiplicar i mejorar la población; comprueba los delitos; señala los casos en que se debe usar el castigo; lejitima los juicios i aplicación de las penas; disipa funestas sospechas; descubre injustas delaciones; detiene el brazo de Témis, i auyenta la infamia del asilo del acusado; luego la Medicina está estrechamente unida con la ciencia de nuestras relaciones sociales: esta alianza de la Ciencia

de Curar con la política ¿no nació al mismo tiempo que entrambas? si los juristas aprendiesen la ciencia del hombre moral para sus verdaderos principios ¿se limitarían á ser unos meros consultores de las doctrinas i consejos de la medicina forense? el hombre de la lei ¿no es el mismo que el de la naturaleza? es necesario confesarlo, las leyes entienden en arreglar la moralidad de las acciones, i la medicina en averiguar los instrumentos que la determinan i modifican.

Es muy importante tener en cuenta los consejos proporcionados por las generaciones de médicos anteriores, como venía sucediendo desde antaño, aunque el exceso de confianza en el criterio de autoridad sin duda retardó en gran manera el progreso de la medicina, al suponer que todo estaba ya cerrado y sin posibilidad de ser superado:

> Aun aquella facultad que nos instruye de los pasados hechos i remotos sucesos se enlaza con la Ciencia de Curar: se abren los fastos de la historia i de repente los muertos salen de la nada; todo se rebulle, todo se apiña en derredor nuestro; las jeneraciones salen triunfantes de la noche del sepulcro demostrando que ha habido talentos que con sus producciones literarias han ilustrado á los amigos del saber...

21. LA INFLUENCIA DEL MEDIO EN LA SALUD DE LOS GRANADINOS

Como se ha visto, este era un apartado muy necesitado de atención por parte del médico iniciático, ya que se suponía que de ello dependía la salud de los moradores del entorno y, por tanto, era algo a lo que debían dedicar todos los esfuerzos para su perfecto conocimiento. Sin duda es uno de los capítulos más importantes de las topografías. En esta ocasión, Calisalvo opta por ser bastante explícito, haciendo mención de cuantos elementos pudiesen modificar la conducta de las enfermedades: constitución del suelo, vientos, ríos, etc., todo ello en el mejor estilo de las topografías médicas.

...su configuración particular, las accidentales modificaciones que haya sufrido en los pasados siglos, sus relaciones con los cielos i mares; los vientos principales que reinan de un modo mas constante, la naturaleza, riqueza i cantidad de sus producciones, lo pernicioso o saludable; las epidemias a que está espuesto, los medios que han surtido mejor efecto en su curación...

Igual sucedía con los ríos, las montañas cercanas, las tierras fértiles, las aguas potables, minerales y estancadas, también las medicinales, las charcas, etc. La composición del suelo:

... la forma, composición, situación, dirección, distancia respectiva i elevación de las montañas, la caída de estas, i medios de enriquecer los valles, la fertilidad de estos, los ríos, arroyos i estanques, el origen, estension, i medios de conservación de las corrientes, las aguas potables, estancadas, salinas y medicinales, las propiedades de estas, las sustancias que concurren a componer los terrenos primitivos, secundarios o terciarios, las capas calcáreas, siliceas, arcillosas, carbonosas, sulfúreas, jipseas (sic) etc.

Calisalvo dedica todo un apartado a la influencia del viento y de la estación reinante en cada momento, pues se consideraban actores importantes en la producción de enfermedades de los seres humanos, cosa habitualmente sostenida en la época. Esto es una constante en las topografías y todo ello ya estaba recogido en el escrito hipocrático *De aires, aguas y lugares,* del que sabemos seguían tomando muchas de las normas reseñadas[44]. Y no olvidemos que José Antonio Calisalvo vive en un medio neohipocrático, absolutamente común entre los médicos de la España del momento.

Y es que entonces se aseguraba que, según la dirección desde donde soplasen los vientos, y la época del año en que los hiciese, podrían ser considerados como el origen de muchos males. Por otra

---

44. Véase: Hipócrates. *Oeuvres complétes* ... par É. Littré... 1839.

parte, afirmaba que cada estación del año tenía sus enfermedades propias: "¿es lo mismo disfrutar de los vientos del norte, que estar espuesto á los de mediodía?"

Aquí vemos que se añaden muchos componentes más: las lluvias y tempestades; época del año; lugares ventilados, secos y húmedos; temperamentos de las poblaciones; enfermedades propias, etc.

> ...reflecsionar sobre el orijen i efectos de las lluvias, tempestades, vientos, vapores etc.; seguir i comparar estos fenómenos en las épocas diversas del año i singularmente en el pérfido otoño; es preciso ecsaminarla en cada localidad considerándola con respecto al temperamento i enfermedades de los pueblos; es necesario valuar las diferencias que hai entre el aire sano de los lugares secos i bien ventilados i el infecto de los sitios bajos i húmedos que sopla el contajio i aun la muerte misma...

La tradición mandaba que los vientos procedentes del norte, que solían ser más fríos, contribuyesen a mejorar la salud de los habitantes del lugar, salvo en el otoño e invierno; mientras que los del sur, mas cálidos, eran los portadores de las fiebres y las epidemias. En lo que también estaban de acuerdo todos los médicos del momento era que los bruscos cambios que aparecían en el tiempo reinante iban en detrimento de los individuos: un prologado tiempo seco, seguido de una amplia serie de lluvias, pronosticaban unas constituciones médicas propias del estado de enfermedad.

Recordemos que en su tiempo se desconocía, casi por completo, cuál era el origen real de la mayoría de las enfermedades. Apenas se vislumbraba, como tendremos ocasión de mostrar, que muchas de las que hoy sabemos tienen un origen infeccioso, es decir, producidas por un microorganismo, podrían ciertamente tener algún tipo de vehículo orgánico que las propagase. Por ello, nuestro autor debía acudir a otros condicionantes para explicar, de alguna manera, por qué se enfermaba. Y no duda en culpar a la climatología, es decir, el calor o el frío, o los vientos que predominasen en una determinada estación como causantes, o al menos, desencadenantes de muchas de las enfermedades que afligían a los granadinos de la época.

Por otra parte, no es descartable, en absoluto, que el autor, que llevaba algún tiempo ejerciendo en Granada, hubiese ido anotando lo que él consideraba importante en la relación entre calor, frío o vientos y la enfermedad. Y es que así se recomendaba en las topografías al uso, y que plasmara algo de esto en su escrito. Pero nos tememos que, en cambio, la mayoría de lo expuesto no fuera propio, sino que lo hubiese tomado de textos médicos anteriores en los que tales asociaciones venían siendo de uso cotidiano.

Y es que, para haber sido de algún modo original, creemos que tropieza con un elemento importante, y es que sigue confiando en que la base de todo lo constituye la doctrina de la fibra, que igualmente le proporciona elementos, como acortarse éstas con el frío o dilatarse con el calor. Los tejidos del cuerpo humano, propios ya del siglo XIX que, por supuesto considera no le aportarán nada nuevo. El excesivo calor del estío dice que ayudaba a la producción de fiebres, que no son más que una manifestación de un calor *preternatural* excesivo, y la relajación de las fibras por el mismo, que causaba pesadez, entorpecimiento y parálisis:

> ... pero en una misma localidad, repito ¿tiene el hombre igual aptitud para ejercer sus funciones? no por cierto; el calor escesivo hace lento el círculo i entorpece las acciones; el frio endurece el solido i aumenta la masa de los líquidos: en los lugares húmedos predomina la atonía, languidez, malicencia i lobreguéz, i en los ventilados la acción, vida, lozanía i hermosura.

La buena ventilación de las ciudades era un motivo importante de consideración en las topografías médicas. La presencia de unas calles estrechas, y por tanto mal ventiladas, donde el viento entraba, pero no tenía salida, propias de ciudades medievales como sucedía con Granada, era una mala recomendación para la salud de sus moradores. El frío o el calor excesivo era tenido, así mismo, como causas de enfermedad. Lo mismo que la excesiva humedad. Así nos lo indica el autor que, por una vez, se centra en las condiciones de Granada:

> Granada tiene sitios elevados, bajos, en umbría i ventilados; la desigualdad de su terreno no permite que, á la vez, se enfilen en todos los distritos unos mismos vientos ... por consiguiente no disfrutan todos de igual temperatura: en la Alhambra i Albaicín se prolongan la salud i la vida; los catarros simples son las enfermedades más comunes de sus habitantes, cuando en Quintaalegre, barranco de la Zorra i ribera de los Molinos sufren de continuo las afecciones intermitentes ¿es igual la atmósfera del final de la calle de San Isidro dónde está el río Jenil i la casa de la matanza siempre húmeda i poco ó nada aseada, que en la Cerrajería en la que arden unidas i sin cesar un número crecido de fraguas, consumiendo para la combustión grandes cantidades de carbón? ¿es idéntica la atmósfera en lo alto de la cuesta del Realejo en la que hai una cloaca que convierte la virtud vivificante del aire en deletérea i amortiguadora, que las del campo del Triunfo i carreras de Darro i Jenil?

La situación de Granada, y la zona templada del hemisferio norte donde se ubica, comparada con las diversas latitudes del globo, resultaba para Calisalvo del todo excepcional:

> Todos los climas son habitados por el hombre, pero ecsisten diferencias que caracterizan á los moradores de cada rejion, i aun en un mismo lugar no tiene iguales aptitudes... en la zona templada septentrional de nuestro hemisferio goza de una mayor prosperidad; hácia el norte los órganos pierden mucho de su finura: su talla disminuye mal allá del circulo polar; bajo del ecuador se ennegrece i se vuelven toscas sus facciones; aquí es mui rara una mujer rubia; allá lo es una morena; acá se anticipa la terminación de la infancia; acullá se siente menos el hombre...

Sin duda sus lecturas le hacen poder emitir tales afirmaciones, ya que dudamos mucho de que lo hubiese podido comprobar por sí mismo viajando. Lo que sí parece tener claro es la relación hombre-clima-suelo, aunque posiblemente él lo magnifique un tanto:

> ... considerar la correlación del hombre i el clima que habita ... su configuración particular, las accidentales modificaciones que haya sufrido en los pasados siglos; sus relaciones con los cielos i mares; los vientos principales que reinan de un modo mas constante ... la forma, composición, situación, dirección, distancia respectiva i elevación de los montañas; la caída de estas i modo de enriquecer los valles; la fertilidad de estas; los ríos, arroyos i estanques; el orijen, manantiales, estensión i medios de la conservación de las corrientes...

Dentro de todo esto, igualmente importante era el conocimiento del papel de los minerales, vegetales y animales que debían ser también tenidos en cuenta para el desenvolvimiento correcto de la actividad del médico:

> ...los metales; la naturaleza de los mineros; los vejetales; las alteraciones que la naturaleza de las tierras puede ocasionar en sus ordinarias virtudes; las diferentes especies de mamíferos, aves carnívoras, granívoras, insectívoras ó piscívoras; los peces, reptiles, insectos, gusanos, moluscos i zoofitos, i hasta los animales fósiles.

Incluso resultaban de gran importancia las costumbres, las razas y la temperatura del lugar. Y no se olvida de generalizar sobre los habitantes del globo, una vez más, aunque creemos que con poco fundamento:

> ...á cada paso parece que está en acción la naturaleza, por que se diferencia siempre de sí misma: unos habitantes tienen una imaginación rica i activa; estos son frívolos i lijeros, i aquellos cambian totalmente en su modo de ser, costumbres, lejislacion i hábitos; i aunque el cruzamiento de las razas hace se comuniquen las cualidades, la naturaleza ha formado muchas variedades; así es que los únicos países de Europa en que la temperatura media es

algunas centésimas mayor que la de España son la Grecia i Portugal; la temperatura media de esta ciudad es parecida a la de Beziers; en España es menor la cantidad de lluvia que en Italia pues la diferencia es de 7 ó 8 pulgadas castellanas; así también las naciones se distinguen unas de otras; el inglés es tétrico, el italiano muelle, el francés voltario, el español vigoroso...

Nos podemos preguntar ¿acaso estuvo en la ciudad francesa de Beziers, tal como la nombra? De ser así, ¿cuál fue la razón de esa estancia? ¿Por qué cita esta ciudad y no otra?

Y es que el influjo del medio, y sus posibles cambios por la mano del hombre, podría ser, directamente, una causa de enfermedad, de las llamadas predisponentes, favoreciendo la actuación de otras causas internas o externas. Aunque también su modificación podría ir seguida de un efecto benéfico:

> ... mas la temperatura i el clima influyen poderosamente en la cantidad i frecuencia de acción de las causas ocasionales ó predisponentes: con el cambio de ciertas disposiciones, haber plantado ó talado un bosque, secado una laguna, etc. ¿no se han destruido muchas veces todas las influencias morbosas de una población? ¿no se observa que las afecciones nacidas bajo la influencia de algunas causas locales se curan radicalmente con el simple cambio de clima, habitando un país de disposiciones contrarias á las del primero?

Resulta algo curioso, pero en ese tiempo había una hipervaloración de las propiedades del lugar donde se había nacido, de forma que era una constante en la actuación de muchos médicos. Es un tema absolutamente recurrente, por lo demás muy cuestionable: el enfermo incurable mejoraba yendo al lugar que le viera nacer. Dada la influencia del clima, el regreso a los sitios de origen para curar las enfermedades terminales, también tiene un origen hipocrático:

> ... cuando el hombre muda repentinamente de localidad sufre una transformación mas ó ménos sensible i se predispone mas ó

ménos: no será insignificante la diferencia que la diversidad del clima produce en nuestra especie, cuando en las enfermedades rebeldes, contraídas en países estraños, suelen los conservadores del hombre aconsejar, como postrer recurso, el mudar de aires para proporcionar la temperatura mas análoga al lugar nativo i a la constitución del paciente ¿nuestros gallegos y aragoneses no padecen con frecuencia la nostalgia? ¿el remedio mas seguro i eficaz no es el de regresarlos a sus hogares? ¿no puede considerarse como incurable en los que están imposibilitados de volver al país que les vió nacer, aunque se corrijan los secundarios males con indicados medicamentos?

En un cierto sentido, se especula en el texto que analizamos con el hecho, más o menos discutible, de que las enfermedades del cuerpo tienen repercusión en las del alma, y viceversa. Y se considera a la mente como un arma poderosa, capaz de producir alteraciones notables, y en cadena:

> Los viajes ¿no producen un beneficio mui notable en un gran número de enfermedades? á la lesión de ciertos de órganos suelen corresponder en el alma ciertos sentimientos particulares: esta sufre extravíos por por las novedades del cuerpo, pues es el instrumento de que tiene que valerse para sus funciones: una i otro parten el bien i el mal hasta el último suspiro: el valor i la esperanza caracterizan al pulmoniaco i al asmático, así como al hipocondriaco el temor i la desconfianza: vice versa ¿no hai ejemplos bien contestados de sujetos que mandados purgar rompieron en despeños solo á la presencia del medicamento? otros, al leerles la sentencia de muerte ¿no se les ha puesto blanco el cabello? ¿algunos no han perdido la ecsistencia para vehementes pasiones de ánimo? luego á diferentes disposiciones del cuerpo se siguen distintas calidades del alma; á distintas calidades del ánimo distintas modificaciones de sensibilidad: de distinto temple resulta distintas inclinaciones; de distintas inclinaciones distintas costumbres; de distintas costumbres distintas modificaciones de sensibilidad; i de distintas modificaciones de sensibilidad distintas idiosincrásias,

distintos modos de ser i de afectarse i distintas modificaciones que satisfacer.

El estudio lo más pormenorizado posible del suelo, las tierras y minerales que se podían encontrar en los alrededores del lugar en donde se habitaba era también muy importante en los estudios sobre topografías médicas. Por ello, vuelve una y otra vez sobre ello. Y es que se consideraba que el influjo de los componentes del suelo en el que los pacientes vivían, podría alterar positiva o negativamente en la evolución de la vida de los mismos. Además, influía en el desarrollo de los vegetales que tan útiles eran al hombre y sus animales. Especialmente importante era la presencia de metales nobles, como el oro o la plata, que se suponía añadían un plus de bonanza en el medio en que se habitaba. Por ello, la geología del lugar formaba una parte necesaria en cualquier topografía médica. Las indicaciones que siguen nos muestran que Calisalvo no fue del todo sensible a ello y, por ende, no lo consignó de una forma amplia. Es posible que se ayudase de alguien con conocimientos más específicos en la materia:

> ... estudiar todos los fenómenos relativos á la ecsistencia física i moral de los individuos i localidades i desvincular de la mediocridad estas observaciones para conocer i calificar la constitución del suelo; su configuración particular, las accidentales modificaciones que haya sufrido en los pasados siglos; sus relaciones con los cielos i mares...

O también:

> ... no se puede negar, que el influjo del suelo aumenta ó disminuye la frecuencia é intensidad de las lesiones: las afecciones, en verdad, son las mismas en todas partes en cuanto á su naturaleza ó esencia; mas la temperatura i el clima influyen poderosamente en la cantidad i frecuencia de acción de las causas ocasionales ó predisponentes...

22. SOBRE LAS EPIDEMIAS

Otro de los apartados clave de todas las topografías era el referente a las epidemias sufridas por la población estudiada, sobre todo en los últimos tiempos. Sabemos de las repetidas mortandades producidas por la peste o la viruela en Granada, propias de los siglos XVII y XVIII, pero también las hubo más cercanas en el tiempo. Calisalvo no hace referencias a la fiebre amarilla, la más sonada de principios del XIX, pero a nosotros nos parece interesante hablar de ella. Afectó a la ciudad en el año 1804 y hubo otras más que se siguieron inmediatamente. Dieron lugar a la mortandad más extendida en el sur de España, causando en Cádiz, por ejemplo, un gran número de víctimas, según nos asegura Juan Manuel de Aréjula[45]. En Granada, pese a que la incidencia fue menor, según el estudio de Carlos Jiménez Ortiz[46], propició la aparición de escritos y folletos, como, por ejemplo, las disposiciones del capitán general de Andalucía, Tomas de Morla: *Del Gobierno al pueblo de Granada, y á todos los que se hallan á corta diferencia acometidos hasta cierto grado de la fiebre amarilla*[47]. Algunos de ellos fueron mucho más tardíos como el de Llétor Castroverde y otros[48], y también el de Francisco Granizo, pero ya en la segunda mitad del siglo[49].

Calisalvo debió vivir personalmente estas epidemias, que fueron causa de una gran pérdida de vidas humanas. Pero hubo más. La

---

45. Juan Manuel de Aréjula. *Breve descripción de la fiebre amarilla padecida en Cádiz y pueblos comarcanos en 1800...*
46. Carlos Jiménez Ortiz. La epidemia de fiebre amarilla en Granada. *Medicina e Historia*. 1976.
47. Tomás de Morla. *Del Gobierno al pueblo de Granada, y á todos los que se hallan á corta diferencia acometidos hasta cierto grado de la fiebre amarilla.* .... 1804.
48. José Benjumeda; Ángel José Cowley; José de Llétor Castroverde. Cuestión Humboldt. Memoria que sobre la falsedad del descubrimiento del doctor Humboldt ... 1857.
49. Francisco Granizo Ramírez. *La fiebre amarilla: estudio teórico práctico...* 1884.

viruela a lo largo del XVIII, la fiebre amarilla a principios del siglo XIX, junto con el cólera que aparecería en España en 1834, seguido de otras pandemias de igual entidad, las más graves las de 1855 y 1885, debieron diezmar los hogares granadinos, al igual que sucedió en casi toda España. Sobre todo, en las oleadas del cólera.

Como bien se indica, en ese tiempo la fiebre amarilla o "vómito negro" ya se sabía que procedía de las Antillas. Por otra parte, en una época en la que se desconocía la existencia y el papel jugado por los microorganismos en la transmisión de determinadas enfermedades, se podría intuir de alguna manera lo que se denomina hoy "doctrina del contagio" que tendría su confirmación en los años finales del siglo XIX gracias a la labor de Pasteur (1822-1885) y de Koch y de sus respectivos discípulos. También fue muy importante el paso dado gracias a los descubrimientos del médico hispano-cubano Carlos Finlay (1839-1915) quien demostró en 1881 el papel de un mosquito en la transmisión de la fiebre amarilla[50].

Caso aparte fue la epidemia de cólera de 1834, y habrá otras más en años sucesivos[51]. Se habían conseguido controlar, hasta cierto punto, las oleadas de peste por medio de los cordones sanitarios que cerraban las poblaciones a posibles contagiados; también la viruela, gracias a las vacunaciones masivas que se iban efectuando, como la denominada "Expedición de la vacuna de Balmis", pero ambas cosas no servirían de nada ante este nuevo y terrible reto sanitario, puesto que, como hoy sabemos, el cólera se transmite por medio del agua de bebida, contaminada por deyecciones de pacientes que están padeciendo la enfermedad. Y ya hemos comentado las condiciones tan deplorables de las conducciones de agua en Granada.

---

50. Carlos E. Finlay. El mosquito hipotéticamente considerado como agente de transmisión de la fiebre amarilla. *Anales de la Real Academia de Medicina de la Habana*, 1881.

51. Esteban Rodríguez Ocaña. *El cólera de 1834 en Granada...* 1983.

La epidemia de cólera de 1834 tuvo un especial significado entonces, pues los médicos se enfrentaban a diario con un peligro mortal, también para ellos mismos, que tenía un origen hasta el momento desconocido y sobre la que no poseían ninguna experiencia anterior. Ello les hará adoptar una perenne actitud de duda, y la terapéutica empleada solo podrá estar encaminada a combatir los síntomas conforme vayan apareciendo. Aunque pronto se darán cuenta que todo les desborda: no saben la causa, la achacan a alteraciones atmosféricas, como venía sucediendo en otras epidemias y, sobre todo, no existen tratamientos específicos verdaderamente eficaces. Y, evidentemente, el número de defunciones crece cada día, pues, prácticamente, nada de lo que hagan surtirá los efectos deseados. Hay una mortalidad cercana al 50% de los afectados.

Las sucesivas desamortizaciones llevadas a cabo en España han ido arruinando los conventos granadinos, tanto de hombres como de mujeres, que ciertamente eran excesivamente abundantes. Algunos, antes de que los edificios se hundan físicamente por completo, servirán de lazaretos para las epidemias. Así sucede con los ex conventos de San Diego o San Antonio, muy próximos a la carretera de Guadix, que servirán de albergue a las gentes y mercancías venidas desde el Levante. Y el de los padres Basilios, situado junto al puente del Genil, que será útil para aislar a todo viandante que provenga de la Costa. Pero su progresivo deterioro, producto de los constantes hurtos a los que se ven sometidos con frecuencia, pues parece que son unos lugares que ya a nadie importan, hará que durante la epidemia de cólera de 1855 tengan que emplearse otros ex conventos situados ya en el interior de la ciudad, como son el de La Victoria en el Albaicín, o el de los Capuchinos de El Triunfo.

Quizás se trate de una cruel paradoja, pero resulta que la asistencia a los enfermos ingresados en estos edificios estará encomendada, precisamente, a los frailes pertenecientes a aquellos conventos que aun sobrevivían en ese tiempo. También, en 1841, se dedicarán a fines distintos, municipales y militares, antiguos cenobios, como ocurre con los de Capuchinas y de San Agustín, donde se construyen unos nuevos mercados. Y lo mismo sucede con el de San Jerónimo, que será destinado a cuartel de caballería.

Fueron varios los escritos a que dio lugar esta epidemia. *La enfermedad mortífera, o sea el cólera en Granada*[52] fue uno de ellos, compuesto por Benito María Caballero. Se trata de un folleto de 32 páginas, más un desplegable, que resume los tratamientos empleados contra el cólera. Está realizado por un no profesional de la medicina, e impreso solo unos meses después de cesada la mortandad.

José María Ruiz Pérez publicó una *Memoria sobre la enfermedad del cólera morbo asiático, su método curativo y régimen preservativo* en 1834[53]. Otro caso similar fue el de Manuel de Góngora y Peña, autor de un folleto titulado *Modo de preservarse del cólera-morbo asiático y curarlo en sus primeros momentos...* que apareció en el mismo año 1834[54].

En otro orden de cosas, como solía suceder muy a menudo, la Iglesia no fue ajena al problema, ofreciendo consuelo espiritual y medios religiosos para su prevención. Un ejemplo de ello lo constituye el escrito de Luis de San José Villa y Molina, (O.SS.T.) titulado *Juicio religioso de la epidemia designada con el nombre de cólera-morbo y medios espirituales, preservativos de esta plaga*[55].

---

52. Benito María Caballero. *La enfermedad mortífera, o sea el cólera en Granada...* 1834.

53. José María Ruíz Pérez. *Memoria sobre la enfermedad del cólera morbo asiático, su método curativo y régimen preservativo según las experiencias y doctrinas más recientes* coordinada y anotada por. ...1834.

54. Manuel de Góngora y Peña. *Modo de preservarse del cólera-morbo asiático y curarlo en sus primeros momentos, según sus principios y progresos,...* por ...1834.

55. Luis de San José Villa y Molina. *Juicio religioso de la epidemia designada con el nombre de cólera-morbo y medios espirituales, preservativos de esta plaga...* 1834.

Lo que sigue a continuación es la visión de Calisalvo sobre los orígenes de las epidemias. Como vemos, se adscribe claramente a la teoría miasmática: el mal esta siempre en nuestro derredor y si se dan las circunstancias precisas, solo hay que esperar un funesto desenlace:

> La naturaleza no es como aquellas damas comunes cuyos favores se consiguen de una vez; una causa secreta é inexplicable que ordinariamente reside en el aire ó en las cosas, que su uso es inevitable por ser necesarias á la vida, desenvuelve enfermedades jenerales que infectan i atacan indiferentemente á toda clase de personas, manifestándose en todo lugar sin ser accidentales i reinando solamente miéntras dura una determinada constitución: estas afecciones varían según la diversidad de las estaciones que las producen i los lugares dónde aparecen...

Por ello, el médico novel dedicará gran parte de su tiempo en examinar aquellos elementos que hipotéticamente pueden facilitar la aparición de una epidemia: la atmósfera, en las aguas corruptas, en los alimentos en mal estado, o soplando determinados vientos o las proximidades a las aguas pantanosas:

> ... luego es preciso ecsaminar el terreno, las aguas, la exposición ó inmediaciones al campo á fin de distinguir i conocer si traen su oríjen de algún miasma, ó de que la atmosfera esté cargada de ecsalaciones de agua corrompida: es necesario informarse si los moradores del lugar dónde campéa han tenido buena ó mala cosecha i si sus campos sembrados han sido inundados por la creciente de algún rio... Las diferentes localidades, los distintos aspectos, la esposición á ciertos vientos, las ecsalaciones de los pantanos, las variedades en las estaciones, las intemperies del aire, el viento del mediodía que acelera la putrefacción de las aguas corrompidas, de dónde se levantan continuamente en la atmósfera materias fétidas que lo infectan, contribuyen prodijiosamente á causar las diferentes epidemias: los años presentes, siembran la semilla de la destrucción de los venideros años...

El conjunto de preguntas que aparecen a continuación marcha en la misma dirección: se trata de demostrar mediante la analogía que los miasmas existentes en la atmósfera son los productores de las epidemias que asolan las poblaciones. Lo mismo que la conducta humana:

... ¿no vemos enfermedades particulares que atacan indistintamente á varios sujetos en diferentes tiempos i distintos lugares? ¿no observamos otras que como aves de paso llegan i marchan a determinadas épocas? ¿otras no se presentan durante cierto número de años? ¿no parece, algunas veces, que el prodijioso círculo de nuestros padecimientos jira con los signos diversos de que se corona el año i marca las estaciones? ¿aquí no se desenvuelven estos por la insalubridad de las prisiones? ¿allí no se producen por la impresión mas ó ménos funesta de los miasmas, ó por un envenenamiento atmosférico, tales como las asficsias i los tifos? pero ¿tienen todas la misma frecuencia, la misma intensidad etc. etc. en todas las localidades? Las costumbres, legislación, guerras, educación, relijion, clima, electricidad, enfermedades:::

Como podemos ver, a falta de una explicación microbiana, que tardará un tiempo en llegar, para este autor las causas de las epidemias son una serie de circunstancias que aparecían ocasionalmente, y que, si se daban conjuntamente algunas de ellas, originaban las enfermedades. Las resumimos:

Un terreno geológicamente inadecuado
Aguas corruptas
Malas cosechas
Los vientos procedentes del sur
Las exhalaciones de los pantanos
La insalubridad de las prisiones y hospitales
Corrupciones de la atmósfera
Estaciones del año propicias para ello

La posibilidad de contagio, de enfermo a sano, ni siquiera tal como se entendía entonces por parte de algunos médicos, no aparece en el escrito.

23. LOS SITIOS ESPECIALMENTE INSALUBRES DE GRANADA

Un aspecto que sin duda ofrecía un serio motivo de cuidado para los médicos granadinos de la época era el peligro que suponía la existencia de algunos lugares llamados "sucios", como sucedía con el matadero, situado a pocos pasos de Puerta Real. Y lo mismo podría decirse de las industrias derivadas del curtido de pieles que estaban en sus inmediaciones. En 1832 y 1833 hay sendos informes de la Real Academia de Medicina y Cirugía criticando duramente ambas circunstancias. Además, en 1848 existían en la calle Párraga dos fábricas de velas de sebo, que en su proceso de elaboración producían un nauseabundo olor que molestaba terriblemente a los viandantes y suponemos que más aún a los que tenían la desgracia de vivir en sus inmediaciones.

Por otra parte, el Ayuntamiento tenía la obligación de realizar periódicas operaciones de limpieza, una suerte de monda, —siempre menos frecuentes de las que el ciudadano granadino consideraba necesario— con el fin de despejar la ciudad de todo tipo de basuras; restos de animales muertos que se acumulaban en las calles; excrementos humanos y de animales, etc. Y ello debía hacerse antes de que comenzase la primavera, pues esa era la época que se suponía daba inicio a las fiebres. Los abundantes y grandes charcos en las calles, generalmente de tierra, producto de las lluvias que duraban todo el invierno, eran, así mismo, considerados como productores de miasmas, que se afirmaba eran las causantes de muchas enfermedades llamadas hoy infecciosas. Por ello se requería, insistentemente, una y otra vez, que fueran de inmediato desecados.

Las quejas de los ciudadanos sobre la falta de limpieza que reinaba en la ciudad, y sobre las interminables obras que dificultaban el deambular por las estrechas calles, eran constantes, en todo tiempo. Y lo mismo sucedía con el paso de caballerías y carruajes, que amenazaban con atropellar a sus habitantes. Las protestas en los periódicos sobre ello son muy habituales. Por cierto, que Teófilo Gautier dirá que los coches de caballos granadinos son más bellos y los hay en mayor número que en Madrid. Sin duda, una exageración. Lo primero quizás fuera posible, lo segundo, desde luego que no.

Otra lacra de la Granada de esta época era el gran número de animales de todo tipo que deambulaban, casi libremente, por sus calles. Encontramos manadas de cabras que van caminando con el cabrero para dejar a domicilio la leche, que se ordeña delante del usuario. Las piaras de cerdos que van hacia el matadero constituyen también un espectáculo habitual, que más semeja a un pequeño pueblo español cualquiera, que a una capital. Junto a esto, están los animales de tiro: caballos, mulos y burros que circulan habitualmente formando recuas, o que esperan en determinados lugares para ser herrados; por lo que no será raro el día en que no sea coceado o arrollado algún descuidado transeúnte. Y a esto habría que añadir multitud de perros sin dueño que vagaban por las calles, constituyendo otros focos de suciedad y enfermedades.

Buena parte de los residuos orgánicos solían verterse en el río Darro, que discurría al descubierto en su recorrido por Granada, hasta mediados del siglo XIX. Aunque el tramo final, comprendiendo desde Puerta Real a su desembocadura en el Genil, deberá esperar hasta bien entrado el siglo XX. Las inmundicias, con su mal olor, hacen muy molesto el pasear junto a él. A ello se suman las alcantarillas que vierten al mismo, de forma que, dichas salidas conteniendo las aguas de desecho de las casas se conocen, aun hoy, y únicamente en Granada, como "darros". Los afluentes de los "darros" eran los "hijuelos" y todos ellos se obstruían, antes o después, y a continuación reventaban, llenando las casas, las calles y las plazas de lodos malolientes, que persistían durante largo tiempo antes de ser retirados.

En una ciudad en la que todo esto sucedía, los higienistas, ya en número creciente desde el siglo XVIII, reclamaron insistentemente lograr una mayor limpieza pública, sobre todo porque, desconociendo las causas productoras de enfermedad —la bacteriología estará aún en mantillas durante buena parte del siglo— achacaban muchas de estas a la suciedad, a la falta de higiene y a las pésimas condiciones ambientales. Pero normalmente clamaban en vano. Y es que, de forma tradicional, todos los vecinos se habían acostumbrado a convivir con las basuras de todo tipo, y contribuyendo no poco a ello, el "agua va" como aviso antes de arrojar agua sucia a la calle, es un ejemplo. Pero es que tampoco había medios para conseguirlo, pues los distintos ayuntamientos granadinos de la época estarán perenemente embargados.

En la enumeración de los elementos que configuraban el entorno del paciente granadino y, por tanto, regulaban la conservación de la salud de los ciudadanos, no se le escapa al autor que la inexistencia de los desagües adecuados que impidiesen el estancamiento de aguas de lluvia, susceptibles de corromperse con el paso del tiempo y dar lugar a la formación de las temidas miasmas, era una de las causas productoras de determinadas enfermedades, según se venía sosteniendo:

> ¿es igual la atmósfera del final de la calle de San Isidro dónde está el río Jenil i la casa de la matanza siempre húmeda i poco ó nada aseada, ... ¿es idéntica la atmósfera en lo alto de la cuesta del Realejo en la que hai una cloaca que convierte la virtud vivificante del aire en deletérea i amortiguadora, que las del campo del Triunfo i carreras de Darro i Jenil?

Tres parecían ser a todas luces los focos de producción de los olores perjudiciales: a) Mataderos y lugares donde se corrompían los productos orgánicos; b) Sumideros de edificios y charcas que quedaban como residuo de las lluvias y avenidas; y, por último, c) Industrias que producían emanaciones nocivas.

Y es que los malos olores se tenían entonces como causas de enfermedad. Por ello, los higienistas de la época se mostraban partidarios de alejar de la ciudad dichos focos, especialmente los mataderos, los lugares con aguas estancadas, los estercoleros o las fábricas de jabón o de velas de sebo, que estaban situados en el centro de la misma. También era importante preservar a la población de los posibles envenenamientos, como podría suceder con el contacto con el albayalde, usado en cosmética, que era blanco de plomo y por tanto tóxico.

Resumimos las circunstancias que, según se afirmaba, causaban daño en las poblaciones:

— Muchas personas reunidas en una misma casa sin que hubiese una buena ventilación. Esto sucedía generalmente en las viviendas de los pobres.

— Presencia de un gran número de indigentes, mal alimentados y peor vestidos, sucios, llenos de inmundicias y comidos de insectos, ya que no podían mudarse de ropas con la frecuencia debida.

— Emanación continua de gases perjudiciales para la salud procedentes de la transpiración de los cuerpos, las propias excreciones humanas y de los animales que vivían en el entorno.

— Presencia de animales de varias especies que se criaban en corrales estrechos y en cuadras subterráneas que generalmente se limpiaban con muy poca frecuencia.

24. CEMENTERIOS, LUGARES PÚBLICOS E INSTITUCIONES DE LA CIUDAD

Muy poco de lo que ahora indicamos aparece en la memoria de Calisalvo. No se mencionan, por ejemplo, los cementerios granadinos; sin embargo, algo podemos aportar sobre el tema pues tendrán una particular importancia en las epidemias que iría sufriendo Granada en este tiempo. Nos consta la existencia de un cementerio en el Cercado bajo de Cartuja, que estuvo operativo hasta 1844. Hubo otros más, situados en las afueras de la ciudad, como el cementerio de Armengol, sito en la ribera del río Beiro, donde fue inhumada Mariana Pineda en 1831; el de Fajalauza y también el del Camino de San Antón el Viejo. Eran camposantos pequeños, puesto que hasta hacía muy poco tiempo se venían usando para los enterramientos los suelos de las iglesias o los camposantos de sus inmediaciones.

Aunque se había legislado que no se continuase depositando cadáveres en el interior de las iglesias —así lo exigía la Real Cédula de 1787, elaborada al respecto— la realidad es que en la mayoría de los casos se seguía haciendo. Y sucedía que el mal olor de los cuerpos, amontonados y sepultados muchos de manera apresurada, hacía que la atmósfera de las iglesias fuera cada vez más irrespirable.

Los nobles tenían enterramientos en propiedad en las capillas laterales de las iglesias, muchas de las cuales las habían costeado sus antepasados con ese fin, y los burgueses compraban una porción de suelo de la iglesia, lo suficiente para que cupiese la caja fúnebre. Tras el sepelio se volvía a pavimentar, caso que estuviese así, generalmente sin inscripción alguna.

Los pobres debían conformarse con un entierro por caridad —había cofradías de seglares que se encargaban de ello— en los pequeños cementerios adosados a las iglesias, cuya existencia nos recuerda el nombre de alguna calle, como sucede con la del Cementerio de Santa Escolástica, en el barrio del Realejo, o bien, si morían en un hospital, algo buscado con este fin, tenían el privilegio de ser sepultados en el cementerio adyacente al mismo.

Las epidemias de fiebre amarilla de principios del s. XIX y, muy especialmente, la de cólera de 1834, obligarían a establecer nuevos camposantos en todo el antiguo Reino. En el caso concreto de los pueblos, en la tercera década del siglo, los ayuntamientos proponían a la Real Academia de Medicina el lugar que pensaban destinar para enterrar a los difuntos, y ésta respondía si le parecía oportuno, o no, el emplazamiento. Son múltiples los escritos con este fin contenidos en el archivo de dicha institución[56].

En 1805, la comisión nombrada para ubicar un gran camposanto en la ciudad, eligió la denominada "Haza de las Escaramuzas", situado extramuros, en el entorno de la Alhambra, dando lugar al que se conoció como "Cementerio de Las Barreras". Y es que en ese tiempo hubo una epidemia de fiebre amarilla que produjo un número de enterramientos algo mayor de lo habitual. El Cementerio de San José, el actual, comenzaría a utilizarse a partir de 1842, junto al de Las Barreras, al que absorbió seguidamente, tras la construcción de los patios primero y segundo y pronto llegaría a convertirse en el único cementerio municipal de Granada, tras clausurarse el resto de los existentes.

Dada la insalubridad que comportaba, como vemos, se prohibió taxativamente enterrar en las iglesias o en pequeños cementerios de sus alrededores, situadas generalmente en los centros de las poblaciones, como se venía haciendo desde antaño. En cambio, se escogerían para ello unos terrenos elevados, bien ventilados, y cercados por tapias. De este modo se pretendía evitar la acumulación de las "miasmas fétidas" que producían los cadáveres al corromperse y que podrían influir sobre la salud de los habitantes. De ahí la normativa de sacarlos de las ciudades.

Durante las varias epidemias que asolaron a Granada en el siglo XIX, fundamentalmente el cólera morbo, el alto número de fallecidos hizo que los cadáveres se amontonasen en las calles, pues nadie quería recogerlos y llevarlos al cementerio. Sabemos que, en la de 1885, hubo que recurrir a los presos de la cárcel para su traslado, pues muchos de los que lo hacían habitualmente habían fallecido y el resto no quería contagiarse. Y una vez allí, se volvían a

---

56. Archivo RAMAO, Oficios.

acumular peligrosamente, pues los escasos enterradores vivos no daban abasto para cumplir con su función.

Sobre las cárceles no indica apenas nada Calisalvo. Las cárceles, como los hospitales, los hospicios, etc. constituyeron siempre un general foco de atención para los higienistas de la época[57]. La razón principal era el hacinamiento que sufrían los que allí estaban, lo que producía un ambiente del todo insalubre. Por ello es extraño que no las mencione *in extenso*.

> ...tampoco tendrá los mismos grados de salubridad la de las casas particulares, que la de esos grandes hospitales, ó públicos establecimientos, focos del infortunio, dónde la guadaña hace sus estragos incesantemente; dónde se juntan cien víctimas desgraciadas...

Por otra parte, se trataba, generalmente, de edificios poco adecuados para su cometido carcelario, pues eran antiguos centros dedicados a los más diversos usos, generalmente viviendas particulares, en los que convivían una gran cantidad de personas con escasa formación y en los que las medidas higiénicas debían brillar por su ausencia. La mala calidad de la alimentación era un tercer elemento que hacía aún más penosa, si cabe, la estancia de los presos internados.

Había por entonces dos cárceles, denominadas alta y baja, que constituían unos auténticos antros de suciedad. Ambas dan nombre hoy en día a sendas calles, lo que nos recuerda su existencia. Más tarde, los confinados pasarán al extinto convento de Belén, situado a las afueras de la ciudad, junto a la calle Molinos. Una vez más, el hacinamiento de sus moradores, en tiempo de calor, junto con la falta de higiene, se nos dirá, podían ser origen de unas peligrosas

---

57. Louis René Villermé. *De las prisiones consideradas en su actual estado y según las reformas que deben experimentar con respecto á la higiene, á la moral y á la economía política ... 1823.*

fiebres recurrentes, que pronto se generalizaban al resto de la población.

Y ya que nos referimos a las cárceles, debemos indicar que, en los años 1820, había un gran número de presos políticos, producto de la disidencia con el gobierno del felón Fernando VII. Los que no habían podido emigrar o no lo consideraron necesario, grave error, llenaban dichos locales, cuando no estaban destinados a trabajos forzados, como eran el construir carreteras, tales como la que lentamente se dirigía a la Costa. Para ellos nos consta que se estableció un hospital en El Padul.

Hubo al menos dos edificios con estas características, que son prácticamente desconocidos hoy. En la Carrera del Darro, en un lugar no determinado —podría ser el antiguo Hospital de Santa Ana— existía en 1814 una dependencia de la Chancillería destinada a los presos políticos. Y hay constancia de que contenía 286 presos de esta naturaleza. Y otra distinta, en 1815, cuya denominación era el "Calabozo del Dragón", que tenía 55 presos más de esa naturaleza. De ello dan fe, de modo absolutamente inequívoco, los censos de la Granada de la época[58].

Por último, al referirnos a las instituciones, es notorio que la religión impregnaba completamente el discurrir diario de los granadinos: hay en todas las iglesias y conventos múltiples jubileos, horas, triduos, novenas y otros encuentros religiosos y que, en tiempos de epidemias, tales actos se suprimen. Y los repiques de las campanas de las iglesias regulaban la vida diaria: una buena parte de la tarde granadina se mueve alrededor del "toque de oración". Por ejemplo, dicho toque regulaba el cambio de los médicos de guardia en el Hospital Provincial. Cuando se produjo la invasión colérica, sobre todo durante los primeros días, las

---

58. Así consta en Manuel Morell Gómez. *De la vecindad de Granada entre los años 1800 y 1935* ... 2002, p. 162.

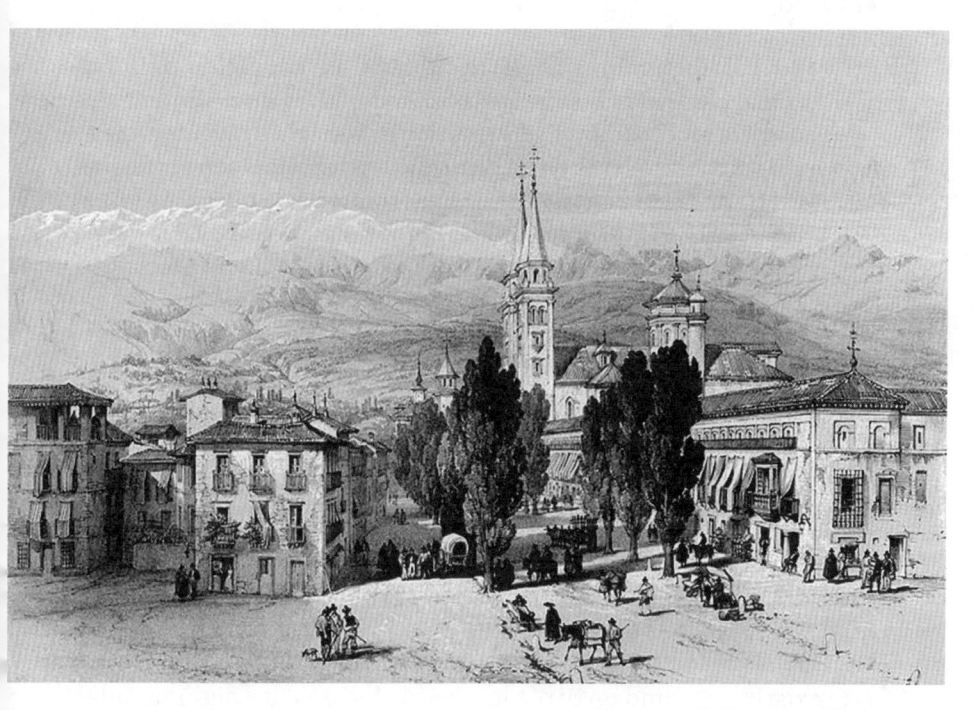

Carrera de la Virgen. c. 1830.

campanas de las iglesias no pararán de "doblar" por cada falleci-do. Más tarde, se acordará con el arzobispado el que cesen esos toques, con el fin de no alarmar aún más a la diezmada población granadina.

Esto es lo que nos dice sobre la religión Calisalvo, indicando que absolutamente todo influye en la salud de los habitantes del entorno:

> Las costumbres, legislación, guerras, educación, relijion, clima, electricidad, enfermedades; todo marca un distintivo mui notable en el ser inteligente, racional, sociable é inventor; luego para el conocimiento de las constituciones médicas son ventajosas estas consideraciones; materia importante i descuidada, en la que están por resolver innumerables problemas, i en la cual los dias, los meses, las estaciones i las localidades se modifican i fecundan recíprocamente para producir fenómenos morbíficos.

25. LA FORMACIÓN DE LOS GRANADINOS

Otro aspecto a considerar en las topografías al uso era la for-mación de los habitantes de un lugar. Por eso es extraño que José Antonio Calisalvo no dedicara un espacio de su escrito a relacionar aquellos centros en los que se pudiese recibir algún tipo de instruc-ción en la Granada de su tiempo.

Apenas sabemos nada sobre la enseñanza elemental. Suponemos que existirían, como en otros lugares de España, las denominadas *migas* para los párvulos y que las clases acomodadas podrían per-mitirse tener en sus domicilios un instructor o una institutriz. Con respecto a los estudios primarios, menos de una cuarta parte de la población granadina sabía leer y escribir, y en algunos casos, como sucede con los reclusos en las cárceles, tan solo el 15%; situación que mejorará muy lentamente a lo largo del período indicado. La instrucción elemental en los primeros tiempos, tanto pública como privada, mediante los "dómines" era absolutamente inadecuada, pues apenas alcanzaba a escolarizar algo menos del 5%.

Igualmente, la enseñanza media era casi irrelevante, pues durante mucho tiempo solo existían tres colegios para varones: Sacromonte, Santiago y Eclesiástico, y uno para mujeres, el de Niñas Nobles. Todo esto partiendo de la base de que esos estudios solo estaban al alcance de las clases acomodadas. Las noticias más tempranas sobre la enseñanza en la ciudad de Granada en el siglo XIX nos las ofrece el llamado Colegio José I, en 1812, cuyo director fue el afrancesado catalán Francisco Dalmau que aquí estaba afincado. Se trata pues de un esfuerzo por difundir los conocimientos por parte de un personaje liberal, que ya conocemos por ser el autor de un plano de Granada en 1796[59].

Francisco Dalmau se afincó en Granada, lugar en la que morirá en 1824. Fue profesor de matemáticas de la Real Maestranza de Caballería y editor *del Mensajero económico y erudito de Granada,* el periódico granadino más interesante de su época. Escribió el *Ensayo sobre el Adelantamiento de instrucción pública,*[60] y también unos *Ensayos de estadística, practicados en la provincia de Granada*[61]. Mantuvo una estrecha relación con los mandos de los ejércitos franceses que ocuparon la ciudad a partir de 1810, hasta el punto, como vemos, de usar el nombre del rey intruso para denominar el colegio que dirigía.

En 1813, niños de 7 a 12 años procedentes de clases pudientes solían ser recibidos en pupilaje en la casa de un maestro. En ella aprendían escritura y cuentas; lengua castellana, latina, francesa e italiana y matemáticas elementales. Para los monaguillos, canto

---

59. *Gazeta de Granada*, 25/9/1810.

60. Francisco Dalmau. *Ensayo sobre el adelantamiento de instrucción pública...* 1813.

61. Francisco Dalmau. *Ensayos de estadística, practicados en la provincia de Granada por...* 1820.

llano, moral y ceremonias de la misa[62]. En 1820, durante el trienio liberal del reinado de Fernando VII, hubo una consigna generalizada de establecer escuelas de primeras letras, para que pudiesen votar todos aquellos ciudadanos que les correspondiese ejercer ese derecho por primera vez, según prescribe el artículo 366 de la Constitución de 1812[63].

Parece realmente importante, aunque tampoco se indique en la *Topografía*, la presencia de la Real Sociedad de Amigos del País que, según nuestros datos, fue fundada en Granada en 1775. Y nos llama la atención lo temprano de su erección, pues comienza su actividad paralelamente a la de Madrid. Ello habla de un interés excepcional por parte de las autoridades granadinas por el tema. La realidad es que venía a rellenar un hueco, aunque siempre sería de forma minoritaria, para niños y niñas pobres y más importantemente aun, encauzada a la formación de los futuros artesanos.

Creemos que es notable el que, en este caso, se ocupase de la enseñanza primaria de las niñas, un capítulo del todo descuidado para la época. De todos modos, dada la notable población de Granada, estimamos que solo podría llegar a una ínfima parte de la misma.

Como la mayoría de ellas, la Sociedad de Granada fue consecuencia del empuje dado por el ministro conde de Campomanes. En 1775 diversas personalidades de la vida granadina solicitaron su creación y el fiscal del Consejo de Castilla concedió el permiso necesario para celebrar las primeras juntas y redactar los estatutos. Los promotores tuvieron para ello como modelo los vigentes para la misma sociedad matritense pues en ese mismo año se expedía la Real Cédula que aprobaba la Sociedad Económica de Amigos del País de Granada. Fue ésta la primera capital andaluza en tener una

---

62. *El Ciudadano español*, 11/9/1813.
63. *Redactor Político y Literario*, 23/7/1821.

sede, dado que la de Sevilla, por diversos motivos, no sería aprobaba hasta dos años más tarde.

La composición de sus socios fundadores era bastante parecida a la de las restantes, aunque con una mayor presencia de personal de la administración, como correspondía a una ciudad con un amplio elenco de instituciones administrativas de primer nivel. Muchos médicos de la época pertenecían a la misma. Comprendía un número no fijo de socios, organizados en tres categorías: numerarios, que debían residir necesariamente en la ciudad, sin otros especiales requisitos que el pago de una cuota (60 reales al año); socios correspondientes, que vivían en otros lugares de la provincia, y socios agregados, procedentes del resto de España. Para su gobierno, se elegía una directiva compuesta por el director, el secretario, un censor, un contador y un tesorero, cargos todos ellos de duración trienal, excepto el secretario que tenía carácter perpetuo. Los socios se distribuían en tres comisiones: Educación, Agricultura y Artefactos e Historia Natural.

Tuvo una especial relevancia en los intentos de mejorar el panorama educativo granadino, pese a las concepciones ilustradas que consideraban que la enseñanza no debía tener un sentido universal y homogéneo, sino que debía ser diferente según la clase social a la que fuera destinada. Ello incluía que solo los jóvenes pertenecientes a las clases acomodadas tuviesen acceso a los estudios superiores, pero no así el resto. Estos deberían dedicarse a la agricultura o a la industria.

Sobre la educación popular, la actuación de la Sociedad se centró en los niveles más elementales de enseñanza, y consistió sobre todo en estimular a los niños y maestros de las escuelas de primeras letras por medio de premios anuales[64]. También se

64. Real Sociedad Económica de Granada. Distribución de premios entre los profesores y discípulos de la Escuela de Diseño, hecha en el año de 1781 por la ... [s.a.]

potenció el campo de la enseñanza de los distintos oficios, que fue donde tuvo sus mayores logros: creó una escuela de hilado de lino y cáñamo para niñas en el centro de la ciudad, y una escuela de hilados de lana en el Albaicín. En 1777 abrió una Escuela de arquitectura, pintura y escultura, aunque según el Consejo debía ser una escuela de dibujo práctico, útil solo para formar a los artesanos. En cambio, fue orientada preferentemente a las bellas artes, con alumnos de los grupos sociales más pudientes. También promovió algunas iniciativas destinadas a la enseñanza secundaria, como la dirección de una escuela de latinidad sostenida con fondos de propios de la ciudad, y una academia de Química y Botánica, que fue organizada en 1797.

El otro gran campo de actuación fue el desarrollo de la economía; así, la Comisión de Agricultura promovió los cultivos de la zona por medio de premios en metálico, fomentando las plantaciones de moreras y morales, cuyas hojas eran imprescindibles para relanzar la producción de la seda. También, en La Vega, se potenciaron los cultivos de arroz y de plantas textiles, como el lino y el cáñamo, deficitarias en nuestro país. Mantuvo interés por las manufacturas populares, con mano de obra poco especializada, que proporcionaran, por un lado, empleo, y por otro, unos productos asequibles.

La Sociedad asumió la dirección de la Real Fábrica de Lonas de la Ciudad, que daba trabajo a más de dos mil operarios. Así mismo, en 1802, intervino en el traslado de la fábrica de abanicos de la Corte a la ciudad, encomendando su supervisión a dos socios protectores. Entre 1804 y 1805, en el marco de la gran hambruna que asoló el país, ideó unos comedores económicos, y contribuyó a popularizar un alimento como era la patata, de momento considerado solo un vegetal propio para alimentar el ganado[65].

---

65. Tomado de Inmaculada Arias de Saavedra Alías. Las Sociedades Económicas de Amigos del País en Andalucía, *Chronica Nova*, 28: 2001, 9-47.

Aunque su periodo de mayor influencia fue a finales del siglo XVIII, continuó con la meritoria actuación de sus socios a lo largo del siglo XIX, insistiendo en los temas ya indicados. Así, vemos que anualmente se repartían premios en las diferentes categorías para fomentar los estudios e iniciativas.

En cuanto a la enseñanza media y también la denominada superior, parece que solo tenían carácter de seminario y solo se atendía aquella que era precisa para el estado eclesiástico y eso aún con gran precariedad. En ese sentido, no parece que existiese ningún colegio de religiosos o seglares dedicados a la enseñanza que pudiéramos decir de tipo general. Así, sabemos que, en este mismo período de tiempo, otras ciudades de provincias, como Granada, hubo una serie de colegios particulares dedicados a la formación de varones, y que cubrían el ámbito que podríamos calificar de laico.

Curiosamente, en este tiempo, tras las desamortizaciones, un gran número de frailes, cuya vida hasta el momento estaba encuadrada entre las paredes del monasterio, se vieron en la calle y necesitaron buscar una ocupación que les permitiera, usando sus conocimientos, llevar su existencia adelante. Fueron muchos los que se decantaron por la enseñanza, y dentro de ésta, la mayoría de ellos actuaron como tutores de los vástagos de las familias pudientes, si bien, en general, desempeñaron unas tareas mal recompensadas.

Por último, la universidad, que fue fundada en 1531, inicialmente con cuatro facultades mayores y diversos colegios, en la época que nos ocupa, habían aumentado aquellas, pero llevaban una vida muy precaria. Carlos III había legislado ciertas modificaciones tendentes a hacerla más competitiva, pero los resultados no fueron los programados.

Esta institución no vivía precisamente en ese tiempo, primera mitad del XIX, sus días más felices. En efecto; en este periodo sufrirá un paulatino abandono por parte de las autoridades y su facultad de medicina no es ajena a ello. Una novedad reseñable, con posibles repercusiones, consistirá en un intento de reforma por parte del gobierno de Carlos III y la construcción de un anfiteatro anatómico en un espacio del Hospital de San Juan de Dios, donde a partir de ahora, 1796, puedan llevarse a cabo demostraciones con cadáveres[66]. Pero nada de laboratorios ni de jardines botánicos como se propugnaba insistentemente en las directrices carolinas.

Desde la segunda mitad del siglo XVIII, las clases de la Facultad de Medicina de Granada ya no se imparten en el vetusto edificio fundacional, frente a la catedral. La segunda sede de la facultad, donde permanecería tan solo alrededor de un siglo, se situó en una parte del edificio del antiguo Colegio de San Pablo, en la Plaza de la Universidad, que había pertenecido a la Compañía de Jesús. Fue cedido por la Corona en 1769, a solicitud del arzobispo de Granada Pedro Barroeta y Ángel[67], tras la expulsión de los jesuitas de España en 1767, llevada a cabo bajo los auspicios de Carlos III.

Sin embargo, la facultad no dispondría para sí de todo el espacio indicado: además del resto de facultades existentes en ese tiempo, y los colegios de San Miguel, Santa Catalina y la Santa Cruz, una buena parte del amplio edificio lo ocupó un cuartel. Eso hizo que no hubiera excesivas posibilidades de expansión, incorporando nuevos elementos, como hubiese sido, por ejemplo, un laboratorio. En realidad, las clases seguían siendo meramente teóricas, y se prescindirían casi absolutamente de cualquier tipo de prácticas todavía durante algún tiempo, precisamente hasta 1825.

La facultad de Medicina permaneció cerrada de 1810 a 1812. Volverá a estarlo entre 1831 y 1832 y, finalmente, en 1845 recibirá una estocada casi mortal, al pasar a Escuela de Medicina de Segunda Clase, por obra del "Plan Mata". Como importante nove-

---

66. En el periódico de la época titulado *Mensagero erudito y económico de Granada*, día 3/11/1796, se anuncia su inauguración para el próxima día 6 de noviembre.
67. María del Carmen Calero Palacios; Cristina Viñes Millet; Inmaculada Arias de Saavedra Alías. *Historia de la Universidad de Granada ...* p. 19.

dad, se dispondrá, a partir de 1825, de una nueva disciplina que es denominada *Cátedra de Clínica*. Era algo largamente esperado —en Madrid y Barcelona ya existía desde hacía un tiempo— dotada naturalmente con un carácter práctico, y que complementará los estudios de medicina que hasta el momento eran únicamente teóricos, basados en las cuatro disciplinas tradicionales. Los alumnos, guiados por Miguel Tortosa, su primer catedrático, desarrollarán las actividades propias utilizando los enfermos del Hospital de San Juan de Dios, un centro próximo al que ahora ocupa, hasta mediados de siglo.

26. LAS CLASES SOCIALES

Este era otro punto igualmente importante que el médico que llegaba a una localidad debía tener en cuenta. Sin embargo, nuevamente, no es objeto de estudio por parte de José Antonio Calisalvo.

El clero. Por otros trabajos, sabemos que tan solo los estamentos religiosos parece que gozaban por entonces de una relativamente buena salud económica. Creemos que los diversos recortes acaecidos, a los que hemos hecho mención, han afectado más a los pobres que se sustentaban de una parte de sus rentas, que a los propios religiosos.

En la época de Calisalvo se estaba produciendo la denominada "Desamortización de Mendizabal", que ocurrirá a partir de 1836, y es cierto que el clero había ido perdiendo gradualmente mucho de su poder político y económico desde el siglo XVIII. En ello habían intervenido previamente la "desamortización de Godoy", el reinado de José I y algunas disposiciones de las Cortes de Cádiz. Sin duda habían recuperado una buena parte de sus privilegios con Fernando VII, que restablece la Inquisición, aunque solo de forma parcial.

La nobleza. Había una cierta representación de la misma que residía permanentemente en Granada, pero que no era excesivamente amplia; a modo de ejemplo citaremos solo a los duques de Gor; los marqueses de Caicedo, Casa de Villareal y del Salar; los condes de Villa Amena de Cozbíjar, de Luque, de Gabia, etc. [68] El absentismo de los nobles propietarios de las tierras y la falta de inversiones por parte de los mismos, era una de las circunstancias que deberían llamar la atención del autor del escrito. Pero tampoco creemos que esto fuera especialmente privativo de La Vega granadina.

El resto de estamentos de la ciudad parecen estar todos en absoluta decadencia, aunque es posible que exageremos un tanto. No todo podría ir tan mal. La burguesía era una parte importante como motor de la ciudad. Estaba constituida, fundamentalmente por los terratenientes y los grandes comerciantes. Los campesinos y artesanos jugaban también un papel importante. Y en cuanto a la pobreza de los habitantes de la zona, aunque esta fuera grande, es casi seguro que no sería muy superior a la de otros lugares de la España de la época. Como sucediese habitualmente, los pobres eran el eslabón más débil de la cadena estamental y el que se veía más afectado por las enfermedades.

Mal instruidos, mal alimentados y viviendo en lugares insalubres eran presa fácil de cualquiera de los problemas de salud. En principio, tal como se indica en otro lugar, eso significaba que, al caer enfermos, podrían de alguna manera contribuir a la difusión de enfermedades que hoy denominamos infecto-contagiosas. La situación de los pobres era, quizás, lo más relevante para las *topografías médicas*, pues se suponía que eran transmisores de enfermedades epidémicas. En cuanto a que las instituciones religiosas que les sirviesen de apoyo perdiesen relevancia, caso de los Hermanos Hospitalarios de San Juan de Dios, esto sin duda es innegable, pero no tenemos cifras que nos permitan valorar su cuantía.

---

68. *Elenco de la grandeza y títulos nobiliarios españoles…* 2015. Agradecemos a Rafael Mª Girón Pascual la búsqueda realizada.

De todos modos, creemos que deberíamos distinguir entre pobres que tenían un trabajo, jornaleros, pero que apenas ganaban lo imprescindible para atender a las necesidades básicas, y hablamos entonces de una forma de pauperismo[69]. También hallamos "pobres de solemnidad" que eran los que estaban acogidos a instituciones, por no poder atender a sus necesidades mínimas por sí solos: viudas, huérfanos, tullidos, etc.[70]. También existía una legión de mendicantes que acostumbraban a abordar a los viandantes, o que pedían a las puertas de las iglesias. Los tratadistas de la época distinguían entre pobres verdaderos y falsos pobres. Entre los segundos estaban los vagos y vagamundos[71], que, supuestamente, eran capaces de ganarse la vida, pues tenían suficiente salud para ello, pero que querían vivir sin realizar esfuerzo alguno[72].

Por último, observamos que hay un importante grupo de pertenecientes a una clase social específica: los sirvientes, que en ese tiempo constituían un abundante conjunto y una forma por la que la nobleza y la burguesía mostraban su poder adquisitivo según el número de criados que tenían a su servicio. En caso de enfermar, su cuidado correría a cargo de sus amos.

Una gran muestra de la desigualdad social existente, origen de múltiples protestas, sería la cuestión del servicio militar, el "servir al rey", que se decía por entonces. En ese tiempo costaba la nada despreciable cantidad de 500 reales hacer un contrato para evitar

---

69. Nemesio Fernández Cuesta. *Del pauperismo, sus causas y su remedio* ...1851.

70. Se acostumbraba a que, en los entierros de personajes importantes, un cierto número de pobres, generalmente acogidos a alguna institución benéfica, acompañaran solemnemente al cadáver portando velas encendidas, de donde posiblemente recibiesen el apelativo. En los testamentos podemos encontrar, en ocasiones, que el difunto deja establecido el número de pobres que debían acompañar al fúnebre cortejo.

71. Actualmente, vagabundos.

72. Un gran clásico sobre el tema de la pobreza era este: Miguel Giginta. *Tractado de remedio de pobres* ...1579.

que un familiar estuviese ausente y en peligro frecuentemente, durante no menos de cuatro años. Y en muchas ocasiones perdiese la vida en América o África. Si en el sorteo el mozo salía exento se perdían los 500 reales, pero si no, la entidad aseguradora, con agentes en las ciudades de la provincia y principales villas, buscaban un sustituto para que hiciese sus veces, al que solían pagar por ello 3.000 reales. Los pobres, con mucha frecuencia, tenían ese doble destino: o bien ir al ejército sin más o, si quedaban exentos por sorteo, reemplazar al hijo del burgués.

27. EL CARÁCTER DE LOS HABITANTES

El autor considera oportuno referirse al carácter de los habitantes y hace unas generalizaciones, a nuestro parecer sin apenas fundamento, pues están basadas en los distintos temperamentos, de origen antiguo, pero todavía vigentes. No hay que insistir en su carácter especulativo. Por otra parte, sin duda se trata de una serie de afirmaciones basadas únicamente en manidos tópicos, que corresponden raramente con la realidad. Veamos lo que indica sobre los extranjeros: "... el inglés es tétrico, el italiano muelle, el francés voltario, el español vigoroso". Y ahora sobre cada región española:

> Las provincias de una misma nación presentan igualmente sus diferencias; en el mediodía de nuestra España disfruta el hombre del temperamento bilioso-sanguíneo i del carácter arrogante i orgulloso; en el oriente del bilioso-sensible, i es vivo, superficial, pronto i variable: en el norte del sanguíneo muscular, siendo duro i obstinado; i en el occidente del melancólico, i es crédulo, desconfiado, tímido i malicioso ¿no forma contraste el catalán activo i laborioso con el andaluz inclinado á la holganza i diversión? ¿el viejo castellano detenido, lento, injenuo i de temperamento flemático con el del centro de la península reservado, vengativo, no muy trabajador i de constitución sanguínea? pero en una misma localidad, repito ¿tiene el hombre igual aptitud para ejercer sus funciones?

Como vemos, no indica nada en concreto sobre el carácter de los granadinos, salvo ese posible encuadre entre los andaluces, nada positivo pues nos tacha de vagos. Volvamos a Pascual Madoz, quien nos ilustra de nuevo, sin que esto sea solo una parte de la visión de la Granada tradicional, y que dicho autor generalizó bastante, suponemos, cuando afirmaba que los granadinos[73]:

> Son fanfarrones, hablan mucho de sí mismos; de su mérito y riquezas, son pomposos en sus discursos, aficionados al trabuco y la navaja, pendencieros y camorristas [...] provocativos con el débil, y humildes con los que les hacen frente, aunque es menester convenir en que no les falta valor y heroísmo.

No sabemos en qué se basaba Madoz para hacer tales afirmaciones. Suponemos que quien, o quienes, hiciesen el trabajo de recopilación sobre Granada tendrían a bien consignar dichas palabras, por lo demás algo manidas.

28. CONSTITUCIÓN EPIDEMIOLÓGICA DE LA CIUDAD

Es un aspecto a tener en cuenta siempre. Se trata de un conjunto de factores que hacían saludables o no a los lugares. En primer término, según se afirmaba, la impureza del aire ambiente tenía mucho que ver con la aparición de determinas enfermedades. Una de ellas podría ser el paludismo, conocido como fiebre intermitente, causa de una gran mortalidad. Otra característica era la orientación de la misma, y el problema de las aguas corruptas, la influencia de las estaciones, las alteraciones de la atmósfera, etc. que servían para relacionar las enfermedades crónicas que empeoraban cuando se vivía en ese lugar: tuberculosis, problemas nerviosos, parálisis,

---

73. Pascual Madoz. *Diccionario...* vol VIII, p. 471.

gota, afecciones del vientre y del útero, erupciones cutáneas, hidropesía, etc.

Las diferentes localidades, los distintos aspectos, la esposición á ciertos vientos, las ecsalaciones de los pantanos, las variedades en las estaciones, las intemperies del aire, el viento del mediodía que acelera la putrefacción de las aguas corrompidas, de dónde se levantan continuamente en la atmósfera materias fétidas que lo infectan, contribuyen prodijiosamente á causar las diferentes epidemias: los años presentes, siembran la semilla de la destrucción de los venideros años

Aunque también admite que exista un cierto factor de aclimatación entre los que viven allí habitualmente, que no poseen los recién llegados a la población de que se trate:

¿los forasteros, no acostumbrados á el clima donde se señoréa una epidemia, no se hallan mas espuestos á padecerla que los que llevan en él una larga residencia?; cuán imposible i difíciles extinguir estos males cuando se desatiende su particular influjo.

Es posible que ante determinadas enfermedades hubiese también una cierta inmunidad de grupo, que excluiría a los foráneos, pero no parece que fuese así en las epidemias. Para la producción de las llamadas calenturas, en general, a su juicio, solían concurrir una serie de causas:

La escasez de recursos de muchos de los moradores, que propiciaba consumir escasos y malos alimentos
El beber aguas en mal estado, sobre todo en el verano
Habitar en casas húmedas, poco soleadas y escasamente confortables
El abrigarse poco mientras duraba el frío del invierno y, por el contrario, padecer insolaciones en verano

Otras causas comunes de las enfermedades: Habitualmente se suponían diversas causas de enfermar, algunas de ellas del todo improbables, otras es posible que menos, pero siempre de difícil comprobación, como se ve seguidamente:

Las emanaciones procedentes de la transpiración de la tierra, de los sitios incultos y montuosos y también de los cultivados, y sobre todo en años en los que había habido muchos terremotos.

Las grandes mutaciones en las cualidades físicas del aire: calor, frialdad, humedad y sequedad, cuando se suceden con cierta rapidez y mucha actividad.

Observaciones sobre todo lo anterior: En general, la opinión de Calisalvo parece estar en consonancia con las tradicionales ideas sobre las ventajas del campo sobre la ciudad, persistentes desde muy antiguo —recordemos a Horacio[74]— salvo en muy contados autores que prefieren la ciudad al campo. Los sitios cerrados, en los que se acumulaban seres humanos también merecen su repulsa, dado que conoce por experiencia que el hacinamiento, los lugares húmedos, y las variadas relaciones con el medio ambiente eran el origen de muchas complicaciones, aunque la verdad es que no saben explicar muy bien la razón:

... en la Alhambra i Albaicín se prolongan la salud i la vida; los catarros simples son las enfermedades más comunes de sus habitantes, cuando en Quintaalegre, barranco de la Zorra i ribera de los Molinos sufren de continuo las afecciones intermitentes ¿es igual la atmósfera del final de la calle de San Isidro dónde está el río Jenil i la casa de la matanza siempre húmeda i poco ó nada aseada, que en la Cerrajería en la que arden unidas i sin cesar un número crecido de fraguas, consumiendo para la combustión

---

74. Es conocida su égloga: "Dichoso el qué de pleitos alejado, cual los del tiempo antiguo, labra sus heredades, no obligado al logrero enemigo. Ni la arma en los reales le despierta, ni tiembla en la mar brava; huye la plaza y la soberbia puerta de la ambición esclava". Horacio *Épodos* II.

grandes cantidades de carbón? ¿es idéntica la atmósfera en lo alto de la cuesta del Realejo en la que hai una cloaca que convierte la virtud vivificante del aire en deletérea i amortiguadora, que las del campo del Triunfo i carreras de Darro i Jenil?

Aquí se refiere a las temidas epidemias y los medios empleados en su curación:

... las epidemias á que esta espuesto; los medios que han surtido mejor efecto en su curación...

29. LOS RECURSOS SANITARIOS DE GRANADA

De las cosas más inaplazables en las topografías era el consignar los recursos sanitarios del país. Es cierto que Calisalvo habla de los médicos, pero no sabemos siquiera su número, y no menciona para nada a los cirujanos. A los médicos granadinos más importantes dedicaremos un apartado en el momento oportuno.

De los hospitales granadinos tampoco realiza descripción alguna, ni siquiera de su capacidad u orientación. Lo hacemos nosotros:

Debemos destacar al Hospital Real, del XVI, dedicado sobre todo a los "enfermos unciados", es decir, aquellos a los que se les daba fricciones de mercurio, recurso principal para los sifilíticos. También, desde su inicio, albergaba dementes. A partir de la segunda mitad del XVIII se ubicó en él un Hospicio. En el siglo XIX atendía a unos pocos pacientes de cualquier enfermedad, excepto los infecciosos, que se canalizaban al hospital de San Lázaro. Pese al gran tamaño del edificio, sabemos que eran pocos los pacientes asistidos.

También fue importante en la época el Hospital de San Juan de Dios, para toda clase de enfermos, salvo los infecciosos. Era el de mayor capacidad, pues en ese tiempo albergada hasta 300 enfermos. Construido en el siglo XVI, y reformado en el XVIII, representaba un importante pilar frente a las enfermedades de los pobres. Dirigido por los hermanos Hospitalarios de San Juan de Dios, gozaban de importantes ingresos, gracias a la caridad de los granadinos. A partir de la Desamortización en 1835, se hizo cargo del mismo la Diputación granadina, como garante de la beneficencia provincial.

El de San Lázaro, para leprosos, edificado a finales del siglo XV, aunque la realidad es que trataban a toda clase de dermatosis e infecciosos.

Con una pequeña capacidad, a principios del XIX todavía perduraban los de La Caridad y el Refugio, el de Corpus Cristi y el de Peregrinos, situados todos ellos en la calle Elvira.

Como hospital de cierta "especialización" estaba el Hospital de la Tiña, que empezó a funcionar a finales del XVII. A él acudían tiñosos no solo del Reino de Granada, sino de toda Andalucía.

Todos estos centros eran conceptuados como "locus religiosus", como hemos visto, por lo que el personal encargado de dirigir el mismo es siempre miembro de la iglesia. Suele haber un médico y un cirujano que se encargan de tratar a los pacientes. Y un enfermero y una enfermera, generalmente un matrimonio maduro, sin ninguna cualificación especial, se encargan de la asistencia y vigilancia de los enfermos. Hasta la llegada de las desamortizaciones aquellos centros que tienen bienes podían subsistir; después, muchos de ellos cerrarán y los pocos que se mantuvieron, lo hacen a base de donaciones o con la ayuda del Estado.

30. LAS ENFERMEDADES MÁS COMUNES

Calisalvo en su *Topografía* se refiere de manera muy escueta a los principales padecimientos de los granadinos: venéreas, catarros simples, fiebres intermitentes, pulmonías, asma, hipocondría, lepra, fiebres cuartanas, manías, tricoma, melancolía, tisis pulmonar e hidrofobia. Sin embargo, estamos seguros de que, a consecuencia de una economía de subsistencia, los que se encuentran en este tiempo en el umbral de la pobreza y otros que son francamente menesterosos, eran presa fácil de múltiples enfermedades.

La carencia de recursos llevaba aparejada la desnutrición generalizada; y la falta de higiene, consecuentemente, la aparición de enfermedades carenciales y otras que, como la tuberculosis, gravitan sobre una pobre alimentación, sumada a unas nulas condiciones de habitabilidad de las viviendas, que afectarán sin remedio a miles de personas en esta época. Es cierto que esta enfermedad también la padecían los más acomodados, pero creemos que en mucha menor proporción que aquellos que nada tenían. Entre otras cosas porque el completo aislamiento que precisarían para no contagiar a sus familiares es una tarea casi imposible de realizar en las clases menesterosas, dada la precariedad de los lugares en donde viven.

La esperanza de vida en ese tiempo es muy baja, como se ha indicado: por un lado, la mortalidad infantil es enorme, ya lo hemos referido y, por otro, las enfermedades endémicas, como las fiebres tifoideas, por culpa de la mala red de saneamiento de aguas, o las epidémicas, como sucederá con el cólera de 1834, diezmaban casi de continuo a la población. Según afirma de nuevo Pascual Madoz:

> Se desarrollan con frecuencia calenturas intermitentes desde el mes de marzo hasta octubre. Esto, no obstante, puede asegurarse que no existen enfermedades que por su generalidad y frecuencia puedan reputarse como peculiares...

Calisalvo confirma todo ello de este modo, en este pasaje varias veces citado:

> ... en Quintaalegre, barranco de la Zorra i ribera de los Molinos sufren de continuo las afecciones intermitentes ¿es igual la atmósfera del final de la calle de San Isidro dónde está el río Jenil i la casa de la matanza siempre húmeda i poco ó nada aseada, que en la Cerrajería en la que arden unidas i sin cesar un número crecido de fraguas, consumiendo para la combustión grandes cantidades

de carbón? ¿es idéntica la atmósfera en lo alto de la cuesta del Realejo en la que hai una cloaca que convierte la virtud vivificante del aire en deletérea i amortiguadora, que las del campo del Triunfo i carreras de Darro i Jenil?

Un aspecto importante para la defensa contra las epidemias eran las murallas que circunvalaban a las poblaciones, la mayoría de ellas construidas en la época medieval. Y, durante el siglo XVII, las que todavía permanecían en pie sirvieron de defensa contra las epidemias de peste. En la Granada de principios del XIX apenas si quedaban ya unos lienzos de las mismas y algunas puertas. Y es que la expansión de la ciudad había acabado con ellas, prácticamente. Calisalvo debía haber hecho referencia de su inexistencia, ya que era un hecho a considerar. Hubieran venido muy bien cuando, en 1834, el cólera hizo sus estragos. No lo hubiesen detenido, sabemos que se transmite por el agua, pero si, al menos, permitido un mejor control de la gente que entraba en la ciudad y eran portadores de la enfermedad.

Las enfermedades mentales: Tradicionalmente existía una separación entre las enfermedades del cuerpo, que caían bajo el ámbito de médicos y cirujanos, y las del alma, fuera de su alcance. Parece que Calisalvo apunta a que estas últimas también podrían ser objeto de la medicina. No en balde Philippe Pinel había abierto un camino en el sentido de que los enajenados debían ser considerados como enfermos y tratados como tales, en vez de ser tenidos por personas peligrosas, que debían ser separadas de la sociedad, mediante un prolongado encierro, casi siempre en condiciones infrahumanas[75]:

> Si la ciencia de curar el cuerpo es la ciencia de los Médicos, la ciencia de curar el alma es la ciencia de Dios; pero el Médico ¿no

---

75. Felipe Pinel. *Tratado médico-filosófico de la enagenación del alma, ó manía...* 1804.

es el que conoce que la salud i la virtud anda siempre á vueltas una de otra? ¿no debe aplicar la moral á los individuos, como al legislador á las naciones? ¿i puede esta hacer adelantos sin que las haga la ideolojía? seguros debemos estar que la educadora de los sentidos no dará paso si no se apoya en la fisiolojía; mas esta no esplicará á las leyes i funciones de la organización sin que primero la anatomía descubra los físicos resortes: de este modo prevenido, conservará con la higiene, ó cursará con la terapéutica.

Concretamente, hay enfermedades de la mente que le parece a este autor que pueden ser tratadas:

> ... á la luz de la metafísica puede encenderse la antorcha que nos ha de guiar en la curativa de los furores maniáticos, en los parocsismos melancólicos, en los totales, ó parciales eclipses de la inteligencia ¿se han conocido á fondo las numerosas alteraciones de que es susceptible el sistema intelectual? ¿La terapéutica moral no es un excelente modelo de filosofía? Si hai aberraciones del principio interior que nos anima i que proceden de las lesiones evidentes del cuerpo, las hai tambien, como resultados, de la subversión puramente mental...

Como hemos podido observar en los textos, tanto José de Llétor, como José Antonio Calisalvo no manejan en ocasiones enfermedades, sino únicamente especies morbosas bien definidas. Son, por ejemplo, las que califican de "afecciones", "enfermedades de", "irritaciones de" o "subinflamaciones de". Y el capítulo de "calenturas" o de "fiebres" incluye numerosos padecimientos cuyo único punto en común es la presencia de fiebre.

Los autores también parecen indicar como enfermedades lo que solo son signos y síntomas comunes a varias enfermedades como sucede con la tos, los vómitos o la diarrea. Por último, se refieren a entidades confusas, como cóleras, en plural, que no acertamos á identificar, pero que no corresponde a la entidad del mismo nombre, el llamado cólera asiático, ya que la primera oleada de cólera morbo no aparecerá en Europa hasta cinco años antes de ser compuesto el escrito, concretamente en 1834.

31. CONSIDERACIONES SOBRE ALGUNAS RELIQUIAS MÉDICAS PROPIAS DEL PASADO

Se trata del recurso a los humores, los temperamentos y las constituciones médicas. Las sangrías. Nos sirve igualmente la utilización de los mismos supuestos en Llétor y Calisalvo:

Los *humores,* últimos componentes de la materia. Su origen estuvo en los filósofos presocráticos y se distinguían cuatro: la bilis amarilla, caliente y seca; la sangre, caliente y húmeda; la bilis negra, seca y fría; y la flema, húmeda y fría. Todos ellos podrían verse afectados en cuanto a su cantidad, a su proporción o gravemente alterados, lo que determinaría la aparición de la de enfermedad. Los humores tenían como vehículo la masa de sangre, y estaban en proporción variada según los distintos autores. Una de estas era de cuatro partes de humor sangre, tres de flema, dos de bilis negra y una de bilis amarilla. Quizá los humores sean el concepto más relevante del sistema galénico, que estaba aún vigente en muchos aspectos.

El uso de los mismos está bastante limitado en nuestros autores. No obstante, aparecen en los dos tratados. Esto es lo que refiere Calisalvo sobre los niños:

... los humores poco solidos i estos mui blandos, y sin testura, forman sus sistemas...

Y algo parecido se indica sobre los ancianos:

La vegez mide la lentitud en todas sus acciones i la imposibilidad de todos sus movimientos hace que sus funciones sean pausadas, en fin, los pocos humores i muchos sólidos, rigidos, i sin movimiento, forman la máquina del Viejo, los males son las únicas partes organizadas del ser viviente i ellos son los que sienten los estímulos internos o esternos, pero los líquidos, como no tienen ninguna especie de organización, no sienten, pero como partes constituyentes de la economia animal, gozan de una propiedad especial llamada vida de los líquidos.

Los *temperamentos*, característicos de los lugares, referidos a la bondad o maldad de los climas, pero también de los propios pacientes. Esto es lo que dice Calisalvo sobre Granada y la benignidad del mismo:

> ... montañas, que la circundan, la defienden del ímpetu de los vientos surduestes i nordestes; el cielo sereno i despejado; las aguas abundantes i buenas; las inmediaciones cargadas de vegetales de todas las clases i alamedas; temperamento benigno i saludable; huertas, cármenes i caserías abundantes de plantas alimenticias; su territorio, salpicado de yerbas medicinales, acude al bien de los que le ocupan ...

O se recalca la necesidad de conocer correctamente los temperamentos de los pueblos donde se va a ejercer:

> ...seguir i comparar estos fenómenos en las épocas diversas del año i singularmente en el pérfido otoño; es preciso ecsaminarla en cada localidad considerándola con respecto al temperamento i enfermedades de los pueblos; es necesario valuar las diferencias que hai entre el aire sano de los lugares secos i bien ventilados i el infecto de los sitios bajos i húmedos que sopla el contajio i aun la muerte misma...

Los distintos temperamentos de los pacientes le van a servir como válvula de escape a Llétor para justificar las posibles diferencias que ocurren entre aquellos pacientes que tienen las mismas edades. Los *temperamentos*, o *complexiones*, eran cinco: temperamento equilibrado; sanguíneo en el que predomina el calor y la humedad; bilioso amarillo, caliente y seco; flemático, frío y húmedo; y de bilis negra o atrabiliario, frío y seco. Es cierto que habían evolucionado desde su origen: por ejemplo, existen mezclas, pues vemos que se habla de bilioso-sanguíneo, bilioso-sensible, bilioso-muscular, etc. Calisalvo simplifica así la teoría de los temperamentos, como sabemos de carácter absolutamente especulativo, y como podemos apreciar, esta vez aplicada sobre los hombres —nada se dice de las mujeres— en la geografía hispana:

> Las provincias de una misma nación presentan igualmente sus diferencias; en el mediodía de nuestra España disfruta el hombre del temperamento bilioso-sanguíneo i del carácter arrogante i orgulloso; en el oriente del bilioso-sensible, i es vivo, superficial, pronto i variable: en el norte del sanguíneo muscular, siendo duro i obstinado; i en el occidente del melancólico...

> ...Hai individuos cuya infancia se prolonga mucho mas allá de los siete años, hai otros en los que se anticipa la vejez, de donde se puede concluir que es imposible dar su parecer con certeza para todos los temperamentos, i asegurar o afirmar que termina aquí tal periodo de la vida, i empieza allí otro cualquiera...

Así mismo utiliza los temperamentos para diferenciar los dos sexos:

> ...los temperamentos son diferentes, de manera que el que se llama temperamento sanguíneo pertenece mas bien al hombre y el linfático al bello secso...

También le sirve para personalizar los tratamientos, utilizando una serie de circunstancias ajenas al paciente, entre las que se encuentran los distintos temperamentos:

> Según las numerosas diferencias que acabamos de examinar sucesivamente es fácil juzgar las indicaciones y contraindicaciones que deben deducirse en el tratamiento, con todo, las indicaciones deben de ser modificadas por un sin numero de circunstancias

tales como el temperamento, las estaciones, los climas, el género de vida, las costumbres, los alimentos, las profesiones. etc.

En cuanto a las constituciones médicas, otro elemento algo más obsoleto, eran las condiciones propias de cada lugar, según las cuales, unidas a las causas de las epidemias, como las variaciones súbitas del clima y las variaciones estacionales del tiempo, daban lugar a las grandes mortandades:

> Las costumbres, legislación, guerras, educación, relijion, clima, electricidad, enfermedades::: todo marca un distintivo mui notable en el ser inteligente, racional, sociable é inventor; luego para el conocimiento de las constituciones médicas son ventajosas estas consideraciones; materia importante i descuidada, en la que están por resolver innumerables problemas, i en la cual los dias, los meses, las estaciones i las localidades se modifican i fecundan recíprocamente para producir fenómenos morbíficos.

Técnicas: También se indica en un momento dado el que sea usado en los adultos lo que denomina el *cauterio actual* posiblemente algo distinto del tradicional hierro al rojo vivo, que se venía aplicando en las heridas para cauterizarlas:

> En el tratamiento de las enfermedades de las mugeres, después de la edad de retorno, o en la jubilación, deberán las sangrías, por el contrario, hacerse lejos de la matriz, con objeto de no llamar a este órgano, la vitalidad que la naturaleza le acaba de aniquilar. Entonces es cuando se debe insistir en los ecsutorios i en el cauterio actual, teniendo cuidado, sobre todo, de observar las reglas higiénicas.

El uso de la sangría: Llevado de sus ideas sobre el exceso de vitalidad del paciente como origen de la enfermedad, Llétor no duda en prescribir la sangría. No la de lanceta como antaño, sino usando sanguijuelas. Pero no la recomienda en los niños, que, por otra parte, eso venía siendo algo tradicional, recogido en los tratados de *regimen sanitatis* medievales, pero sí en la segunda edad:

Terminaremos, por último, estos preceptos generales, diciendo que todas las enfermedades comunmente indican un exceso de vida en esta edad, se debe las mas veces practicar la sangría, sean generales sean locales, pero seria mas ventajoso, a menos que en circunstancias particulares no se opusiesen, el hacer fluir la sangre arterial, por la venosa, parece ser mas a propósito a las otras edades siguientes.

Como vemos, la sangría ya no era precisa para evacuar los humores alterados, o desbordados, como antaño, pues prácticamente se ha prescindido de ello, pero se usa para aplacar la fuerza del organismo, que puede conllevar a la enfermedad por exceso de energía. Y esto muy especialmente en los jóvenes cuyo vigor es manifiesto. En cuanto a la tercera edad, también recomienda la sangría, pero con menos frecuencia, y especialmente para combatir la plétora venosa. Para ello preconiza colocar sanguijuelas en perineo o en el ano. En las mujeres menopaúsicas, había que hacerlo lejos del útero:

> La plétora venosa, característica de esta edad, exige demasiadas veces las sangrías generales, que sin embargo son, en muchísimos casos, menos necesarias que en el joven. Pero el Médico debe procurar el imitar la naturaleza, aplicando sanguijuelas en el perineo, o a la margen del ano. En el tratamiento de las enfermedades de las mugeres, después de la edad de retorno, o en la jubilación, deberán las sangrías, por el contrario, hacerse lejos de la matriz, con objeto de no llamar a este órgano la vitalidad que la naturaleza le acaba de aniquilar.

No sucede así con el anciano, puesto que, de aplicar la sangría, restaría sus escasas fuerzas. En cuanto al concepto de "imitar la naturaleza" indicado, debemos pensar en las epistaxis de los jóvenes o en las pérdidas menstruales de las mujeres, que, en líneas generales, se venía admitiendo que servían para eliminar las impurezas del organismo.

En este contexto, vemos como la sangría disminuía las fuerzas del paciente y por tanto, evitaba la reacción orgánica tan contraproducente, pues generaba enfermedad:

> Es necesario, en general, en pequeño el número de estos insectos acuáticos i dejar correr las picaduras mucho tiempo. La sangría con lanceta conviene poco al infante, sin embargo, no se debe descuidar el recurrir a ella cuando tiene cinco o seis años i esta afectado de una inflamación considerable, haciendola necesaria la replesión súbita de los basos, especialmente cuando el pulmón o cualquier órgano esencial a la vida está amenazado.
>
> En el tratamiento de las enfermedades de las mugeres, después de la edad de retorno, o en la jubilación, deberán las sangrías, por el contrario, hacerse lejos de la matriz, con objeto de no llamar a este órgano, la vitalidad que la naturaleza le acaba de aniquilar. Entonces es cuando se debe insistir en los ecsutorios i en el cauterio actual, teniendo cuidado, sobre todo, de observar las reglas higiénicas.

Tradicionalmente, a las mujeres embarazadas y los niños, se solía dudar sobre si era conveniente su aplicación. Y, cuando aparezca el cólera en España, en 1834, son muchos los médicos que empleen la sangría como tratamiento del mismo, aunque otros lo rechazasen de plano.

32. LAS DISTINTAS DISCIPLINAS CIENTÍFICAS Y SU RELACIÓN CON EL APRENDIZAJE Y EL DESEMPEÑO DE LA MEDICINA

Calisalvo hace una defensa cerrada de las diferentes disciplinas científicas que juegan un importante papel en el desarrollo de la medicina y cirugía del momento; por otra parte, considerar ambas en simbiosis no era muy frecuente. El tema de la importancia de las disciplinas científicas en la enseñanza médica ya veremos que fue abordado en ese tiempo, entre otros, por Juan de Dios de la Rada, quienes recomendaban su inclusión en los curricula de medicina y también sabemos que muchos de los médicos de la época fueron también profesores de botánica, física o química, y tienen sendos escritos sobre estas disciplinas como sucedió con José Ponce de León, Agustín José García Crespo, u otros. Veamos lo que indica sobre estas disciplinas e incluso sobre sus subdivisiones:

La hidrodinámica, cuyo objeto es el movimiento, el equilibrio i paso de los cuerpos líquidos; la gasometría que mide i aprecia las sustancias que ni la vista ni el tacto pueden percibir, empleando los aires facticios como medicamento; la óptica que sigue la luz i la descompone, refleja, dirije, reparte, condensa, desvía ó atrae sus rayos; la acústica ó historia completa del aparato auditivo ¿no acuden todas á las necesidades del h]ombre ¿no concurren al noble fin del profesor de la ciencia de la salud?

La química nos instruye de la naturaleza de las secreciones y escreciones; sigue las huellas á las alteraciones hasta en el tejido de los órganos; nos dá á conocer los efectos de los medicamentos, sus mezclas y combinaciones; indica las propiedades de los cuerpos; corrije las atmósferas infectas; ejerce su dominio aun en los elementos de aquellas concreciones funestas, que, en el órgano sensible dónde se ocultan, enciende tan vivos y rabiosos dolores::: ¿no son los químicos los íntimos confidentes de la naturaleza? ¿no aclaran la fisiología? ¿no trasladan sus benéficos aparatos á la cabecera del paciente? pero los sistemáticos quieren hacerle invadir la ciencia á que no debe sino auxiliar: la ciencia de curar no será arrojada por su feudatária á pesar de que abanzar con prudente i filosófico pulso no es dado á todos.

La [h]ija de las necesidades i de la industria (mecánica) ha dado preceptos á la medicina operatoria: las condiciones del equilibrio i del movimiento han enseñado á restituir á sus debidas proporciones las partes dislocadas o fracturadas: los daños ocasionados por el choque de los cuerpos estraños han sido computados por las proporciones que se observan entre las fuerzas i velocidades, entre los tiempos i los espacios corridos: calculando, en fin, las combinaciones de los elementos del movimiento i la descomposición de las potencias ¿no se explica la teoría de la percusión?

Las geometrías dán á nuestras facultades intelectuales la esactitud que el compás á los objetos físicos ¿no es la jeometría la ciencia de las relaciones i de la estensión?

La historia natural se aplica al conocimiento de las formas esteriores de los cuerpos; luego tiene conecsion con la teoría del hombre vivo ¿no atesora los despojos preciosos de todos los climas?

La cristalografía labra los resultados de la materia inorgánica i hace apreciar el justo valor de las propiedades de los minerales i á desterrar los fósiles con que la credulidad empobreció ciertos medicamentos: la terapéutica actual mira con deprecio la púrpura naranjada de los jacintos, el inflamado brillo de los rubíes, el azul celeste de los zafiros, el vivo oro de los topacios, los diáfanos ángulos del cristal de roca, las verdosas aguas de la piedra del labrador ::: solo fija su atención en las benéficas sales que producen en el cuerpo vivo saludables mutaciones ¿la configuración de las sustancias minerales podrá, tal vez, servir de signo indicativo para reconocer i apreciar sus propiedades medicinales?

La permuta contínua de reparadores benéficos entre dos reinos organizados i la vinculación de cierto órden de propiedades á cada familia ¿no son dignas de contemplación? ¿es digna de desprecio la botánica? Las leyes orgánicas de los vegetales dán el conocimiento verdadero de sus individuales propiedades: la purgante reside en el embrión de los euforbios, de la cual está destituido el perisperma i sin este ausilio ¿cómo se mide la acción saludable de las plantas? ¿cómo se reconocen sus siniestros efectos?

Sin duda el precioso momento que atraviesa la farmacología de su tiempo, abundante en aclaración de los principios que constituyen los medicamentos hasta entonces empleados, le hace proferir tales afirmaciones, aunque la medicina hispana esté lejos de abordarlo.

33. ESTUDIO SOBRE ALGUNOS AUTORES CITADOS POR CALISALVO

Como en su momento hicimos con Llétor, con objeto de ver sus fuentes, nos ocupamos ahora de los personajes, fundamentalmente médicos, que cita José Antono Calisalvo. Los hemos colocado por orden alfabético.

Bustos, Fernando de
Castillo Ochoa, Tomás del
Haller, Albrech von
Hipocrates
Hoffmann, Friedrich
León, Andrés de
Llétor Castroverde, José de
Mercado, Pedro
Molina, Rodrigo de
Platón
Ponce de León y Molina, Andrés José
Soria, Diego de
Soto, Juan de

Como podemos observar, la lista es mucho menor que en el caso de Llétor, y casi todos son españoles de épocas muy pretéritas. Nos vamos a detener en algunos, especialmente los granadinos, por si tuvieran algo que ver con los textos de las *Edades* o la *Topografía médica* y de los que nos consta alguna información.

— Fernando de Bustos Villavicencio escribió el *Breve tratado de la preservación y curación de las fiebres con secas pestilentes, que en estos años sean divulgado por toda España.*

— Tomás del Castillo Ochoa compuso un *Tractatus de venenis* de 1645.

— Andrés de León, nacido en ¿Baeza (Jaén)? vivió entre los siglos XVI y XVII. Miembro de una familia ilustre, estudió medicina en

Sevilla. Ejerció su profesión participando como cirujano en diversas campañas. Acompañó a D. Juan de Austria en la lucha contra los moriscos de las Alpujarras (1569-1570), como su médico personal, y posteriormente en el ejército que, a las órdenes del duque de Alba, llevaría a cabo la conquista de Portugal (1581), haciendo allí interesantes observaciones sobre la sífilis (o "morbo gállico") que plasmó en su obra *Practico de morbo gallico, en el qual se contiene el origen y conocimiento desta enfermedad* y ejecutando tan numerosos —unos cinco mil— como dolorosísimos y complicados tratamientos, generalmente a base de unciones de mercurio. Accedió a los títulos de doctor y protomédico de la Real Armada del Océano. A partir de 1582 se instaló en Baeza (Jaén), donde permaneció unos quince años, aproximadamente. También escribió *Libro primero de Annathomía, Recopilaciones, y examen general de evacuaciones, Anatomía y compostura del cuerpo humano, differencias virtudes del Anima, deffiniciones de Medicina* ...de 1590.

— José de Llétor Castroverde, que ya hemos visto anteriormente.

— Pedro Mercado (ss. XVI-XVII). Seguimos lo expuesto sobre este personaje por Eva Mª Oña[76]. Apenas se tienen noticias sobre su vida; se sabe que era natural de Granada, que debió de nacer sobre mediados del siglo XVI, y que probablemente estudió en su universidad. En su escuela de medicina regentó una de las cátedras, tal como se consigna en la portada de uno de sus escritos. Se conservan dos libros suyos, uno en latín, de carácter clínico, el de las fiebres, y otro, redactado en castellano, bastante más interesante desde el punto de vista doctrinal, los *Diálogos de Philosophía Natural y Moral*, en forma de conversaciones que se imprimieron en Granada en 1558, tal como reza en el colofón. En la misma ciudad se reeditaron en 1574. Los *Diálogos* abarca siete textos de desigual

---

76. E. M. Oña Guil. *Los diálogos de filosofía natural y moral (1558) de Pedro de Mercado. Estudio y edición anotada.* Almería: Editorial Universitaria. 2009.

extensión y temática variada que han sido muy estudiados por los historiadores de la literatura. Se han interpretado estos *Diálogos* como textos divulgatorios, sin la complejidad doctrinal de la *Silva de varia lección* (1540) del sevillano Pedro Mexía, pero no por ello carecen de interés. El primero de ellos versa sobre los cuatro elementos, el origen de los animales, plantas y frutos, y del flujo y reflujo de las mareas, entre otras cuestiones. En el segundo, el aire, lluvia, nieve, granizo, rayos, truenos y relámpagos, del fuego y de la perpetuidad del movimiento. Aquí podemos encontrar similitudes con las topografías. En el tercero se discute acerca de los cielos y de las estrellas, de los planteas, del sol y la luna y de los eclipses. En general, los problemas analizados en estos tres primeros tratados están concebidos desde un escolasticismo muy conservador y tradicional.

Más interés desde el punto de vista médico tienen los siguientes discursos: el cuarto, *De la cena*, que se sitúa dentro del género literario de los regímenes de salud, muy común entre los médicos del momento, sobre la base de las seis cosas no naturales galénicas: aire y ambiente, comida y bebida, sueño y vigilia, ejercicio y reposo, excreciones y retenciones y movimientos del ánimo.

A diferencia del *Vergel de Sanidad*, o *Banquete de Nobles Caballeros* de Luis Lobera de Ávila (1530), el texto de Mercado se centra exclusivamente en los alimentos más convenientes y también en los menos indicados para la última comida del día. Laurencio y Nicolao, invitados a cenar por Antonio, se hacen acompañar de Ioanicio[77], médico, al objeto de que les aconseje sobre los mejores manjares, aguas, vinos, carnes, pescados y verduras. En la última

---

77. Ioanitius es el nombre latino de Hunayn Ibn Isḥāq (808-873) un médico cristiano nestoriano que escribió en árabe numerosos tratados, producto muchos de ellos de traducciones de obras griegas clásicas.

parte de este diálogo se reflexiona sobre la mejor postura para dormir y algunos consejos para coger el sueño.

El quinto diálogo trata de la "comparación de las ciencias". En esta ocasión son cuatro los actores: Ioanicio, médico; un licenciado jurista; Basilio, teólogo, y Julián, matemático. Ioanicio defiende la medicina como una de las profesiones más nobles y ataca duramente a los empíricos que, sin ser "philosophos, graduados en medicina", recurren a la mera experiencia para tratar las enfermedades. Taxativamente, afirma que "la experiencia en la phisica es peligrosa".

El sexto diálogo es, sin duda, el que más atención ha merecido por parte de los historiadores, quizás porque cronológicamente Mercado fue, muy posiblemente, el primer tratadista español que abordó la melancolía durante el Renacimiento, pero muestra menos altura intelectual que Juan Huarte de San Juan y su *Examen de Ingenios* (1575), obra enormemente difundida en su tiempo. Para Mercado esta enfermedad es asunto tanto de médicos como de teólogos. La causa reside en una alteración del humor melancólico, de bilis negra, que es la que produce la tristeza y el temor, y su tratamiento consiste tanto en remedios dietéticos como en el recurso a la palabra para aliviar el mal.

El séptimo y último, trata de "los estados [...] las condiciones de ellos. Es una crítica sobre el ejercicio de la medicina.

En 1583 apareció su segunda obra, *Sobre los diferentes tipos de fiebres, causas, signos y remedios curativos*, en latín *De febrium differentiis earumq[ue] causis, signis, medela*, una cuestión que fue muy tratada por los clínicos renacentistas. Publicado también en las prensas de Elio Antonio de Nebrija de Granada, es una obra extensa, de más de trescientas páginas, distribuida en once tratados, que parece ser conoció otras dos ediciones en ese mismo siglo, una madrileña en el mismo año y la última en Granada en 1592. La primera impresión no señala fecha de edición en portada, pero al final, está datado en de 1583.

Es un texto muy tradicional, sin prácticamente ninguna novedad, lo que era muy frecuente en su época. El marco conceptual es absolutamente galenista, con un notable énfasis en los autores árabes.

— Rodrigo de Molina compuso una *Institvcion chirurgica*, publicada en Granada en 1557.

— Diego de Soria, del que no conocemos su obra escrita.

— Juan de Soto tiene un *Libro del conocimiento curacion y preseruacion de la enfermedad del garrotillo* ... de 1616.

34. EL PENSAMIENTO MÉDICO DE JOSÉ DE LLÉTOR Y JOSÉ ANTONIO CALISALVO

Comenzaremos señalando que en ambos escritos parece haber una cierta unidad doctrinal, por lo que los analizamos conjuntamente. Debemos decir, que nos pone en evidencia, inicialmente, el notable atraso en que estaba instalada la medicina granadina en la primera mitad del siglo XIX y, mucho nos tememos, que la española, en general. No es mejor la visión que nos ofrecen el resto de autores granadinos de la época, como hemos indicado. Sus planteamientos, en la mayoría de los casos corresponden al siglo XVIII, y no incorporan, en absoluto las novedades que se han producido ya al empezar el nuevo siglo. Estamos hablando expresamente de los conceptos propios de la "medicina hospitalaria" que señalara Pedro Laín.

Como primera consideración, deberemos decir que ambos autores se encuentran instalados normalmente en una total y completa especulación, pues apenas nada de lo que se afirma en los escritos tiene una base teórica comprobada, algo que sucede lo mismo con la mayoría de sus contemporáneos, como hemos tenido ocasión de comprobar. Sus afirmaciones no resisten el menor análisis debidamente pormenorizado.

Además, podemos afirmar que, en la mayoría de los casos, lo que se indica en los escritos no fue elaborado a partir de sus propias experiencias, aunque pueda parecerlo, sino que más bien parece que aceptan sin discusión lo que les había llegado, fuese del tipo de escrito que fuese. Así, los dos parecen estar convencidos de que la mayoría de las antiguas doctrinas médicas, incluso las procedentes de sabios griegos y helenísticos, aun conservadas y observadas, no deben de ser cuestionadas. Es, por otra parte, lo que vemos piensan la inmensa mayoría de sus compañeros de la época, que están sujetos al criterio de autoridad.

Por lo demás, todos siguen siendo unos fieles seguidores del legado hipocrático y esto significa que no dudan de los principios sostenidos por aquel: por ello los humores y las constituciones continúan siendo verdades inamovibles. No fueron los únicos, pues la mayoría de sus colegas españoles seguirían en la misma línea durante mucho tiempo. A la vez, el escrito *de Aires, aguas y lugares* les sirve de firme base para sus afirmaciones, como se ha visto; sobre todo en cuanto a la primera de las llamadas *cosas necesarias* que se refiere al aire y el ambiente. No olvidemos que, además, Calisalvo traduce los *Prorreticos* de Hipócrates, dos textos que permanecen inéditos en el archivo de la RAMAO.

Por otra parte, las posibles novedades aportadas por las corrientes vitalistas que dominaban en el XVIII han hecho completa mella en ellos, pues se refieren en varias ocasiones a la existencia de una fuerza vital y otros conceptos relacionados con la misma. Sin embargo, otros movimientos propios de comienzos del siglo XIX, como la corriente anatomoclínica surgida en la Escuela de París, base de la llamada mentalidad anatomo-clínica, no parecen figurar en sus pensamientos médicos, quizás porque no estaría muy difundida en España, hasta pasados los años en los que realizan sus escritos. De ello es muy posible que fuese culpable la cerrazón científica promulgada por el gobierno de Fernando VII.

De todos modos, nos resulta un tanto extraño el completo desconocimiento de las doctrinas anatomoclínicas. Es cierto que Llétor vive en París, pero más tarde, después de componer su tesis doctoral en 1825 en Montpellier, cuna del vitalismo, por lo que quizás esté justificado el que no las mencione. Pero Calisalvo no, ya que pudo leer los libros en francés antes de componer su escrito en 1839, y, además existían traducciones al castellano anteriores a esa fecha. Pongamos un ejemplo: tres obras de Xabier Bichat, prohombre de la doctrina, fueron traducidas en el primer tercio del siglo XIX, por obra de Tomás García Suelto, Ramón Truxillo, y un no identificado NNN[78]. ¿Por qué entonces fue completamente impermeable a su contenido, hasta el punto de no mencionar tan siquiera a dicho autor en su trabajo? No tenemos una respuesta.

Aunque, como vemos, son dos buenos seguidores de las teorías vitalistas, no parece que les sean ajenos los acercamientos a la fisiología de su tiempo, y así en Llétor encontremos que dedica un espacio a ello en cada edad. Pero, de todos modos, lo que aparece en sus textos es una fisiología ideal, sin base alguna experimental, anclada en unos supuestos acuñados siglos antes, con una dimensión fundamentalmente teleológica, pues quiere llevar al lector al campo que persigue, pero sin que en ningún momento fundamente lo que acaba de afirmar.

Vemos que, en 1839, Calisalvo sigue adscrito de un modo absoluto al vitalismo, corriente propia del siglo XVIII, ya en completa regresión en la Europa más avanzada. Desde un principio, ya en el exordio, Calisalvo deja claro cuáles son sus directrices conceptuales:

---

78. Bichat, Marie François Xavier. *Investigaciones fisiológicas sobre la vida y la muerte* por ... traducidas al castellano ... por Tomás García Suelto. ... 1806-1807; *Anatomía general aplicada á la fisiología y á la medicina* por ... traducida del francés por Ramón Truxillo... 1807-1814; *Tratado de las membranas en general y de diversas membranas en particular* escrito en francés por ... traducido por N. N. N... 1826.

El estudio mas digno del ser inteligente, racional, sociable e imbentor, es el hombre mismo, el cual, desde que nace en la senda de los días, imprime el tiempo sus revoluciones por periodos en los que se presenta una mutación natural y evidente en las fuerzas del cuerpo, en las del espíritu, i hace sus progresos; los que le conducen á su último termino: la estimulabilidad puesta en acción por los estímulos que se dividen en internos i externos, producen la vida, la cual comprende diferentes estados, á saber: la época antes del nacimiento, la infancia, la adolescencia, virilidad y senectud; luego la edad es la duración regular de su vida y las edades son las que constituyen su principio, aumento, estado i final.

He aquí otro ejemplo:

... cree que no ha de morir porque ve que los estímulos aplicados en debida forma á sus tegidos estimulables, producen también el egercicio en debida forma de la estimulabilidad, o sea la sensibilidad, contractilidad e irritabilidad...

Así, la sensibilidad que es un concepto vitalista muy ampliamente mostrado tiene su lugar preferente. También acusa trazos de mecanicismo, doctrina opuesta, pero que frecuentemente compaginaban los autores de su tiempo, cuando les era preciso. En numerosas ocasiones este autor se refiere al cuerpo humano como una *máquina*.

...la mayor solidez de sus órganos, deben producir los efectos necesarios del mecanismo á que constantemente obedece su máquina, la mas complicada, i por consecuencia la más espuesta á ser alterada en sus complicados resortes...

...el cual, por entonces es el mas proporcionado á lo fino i delicado de su mecanismo; repone su estimulabilidad: para algun tiempo, dilata su existencia, adquiere estensión su máquina...

Esta que sigue es otra muestra del acendrado vitalismo de José Antonio Calisalvo, pues se refiere reiteradamente al principio vital, pero también, igualmente, al mecanicismo:

El principio de vida, produce, regula i modifica todas las acciones del viviente; es el origen de todas las acciones vitales; un nuevo orden de acciones requiere otro nuevo orden de funciones i facultades; estas dimanan de un principio propio, peculiar y destinado a producirlas; el principio de vida es material, participa de todas las propiedades de la materia en general i se gobierna por las mismas leyes; de aquí la necesidad de los estímulos...

...i su acción está determinada por las circunstancias de la máquina: dirige su acción a todas partes; la debilidad i robustez promueven que aumenta i disminuye; pone en movimiento los órganos; tiende a la organización, se acumula en determinadas acciones, se combina con las sustancias organicas, i las desampara en otras, se aumenta, disminuye, disipa i desampara la máquina...

Como sucediese con Calisalvo, también Llétor está firmemente adscrito al vitalismo y quizás donde se muestre mejor su adhesión es en los apartados destinados a la *fisiología* de cada una de las cuatro edades que componen la obra. Este es un ejemplo de lo que decimos:

Excita sin duda la admiración el alto grado de energía que disfruta en esta edad la facultad digestiva, pero esta actividad de la nutrición no debe admirarnos, supuesto que encontramos en ella las cuatro condiciones necesarias a su perfecto egercicio. La primera es aquella cuya influencia sobre todas las funciones de la economía parece esencial, i general la acción del sistema nervioso, sin la cual los órganos pierden en breve la facultad de crecer i repararse. La segunda, cuyo ejercicio no es menos necesario para el desembolvimiento de los fenómenos nutritivos, la hayariamos en la actividad del sistema vascular. En cuanto a la tercera, consiste en la fuerza absorvente de los vasos linfáticos que debe obrar sin interrupción, pero con una energía moderada, de manera que no falte ni por esceso, ni por defecto.

En realidad, ciertas propiedades vitales citadas han venido a sustituir a las facultades que constan en el galenismo: facultad atractiva, repulsiva, digestiva, etc.

En el pasaje que ofrecemos a continuación, a nuestro parecer muy programático, se resalta el papel de la naturaleza como directriz terapéutica, algo propio de los tratamientos tradicionales, aunque aquí se denosten, y muy usado también en la corriente vitalista:

> El Médico no debe perder jamas de vista que el principio vital, estando dotado de mas fuerza i teniendo mas energía en los primeros periodos de la vida, debe, según mi parecer, egercer casi siempre una medicina espectante, que deje al ciego empirismo la necia i ridícula vanidad de abrumar con un farrago de medicamentos, la mayor parte inútiles, sino perjudiciales, que se contente con ayudar los esfuerzos medicatrices de la naturaleza que encuentra entonces suficientes recursos en si misma para desembarazarse de los estorbos que la oprimen.

En Llétor también parece que las doctrinas vitalistas comparten su pensamiento con las mecanicistas, ya que son múltiples las ocasiones en las que se refiere a la máquina humana a lo largo de sus trabajos. Sirvan de ejemplo de lo que decimos las razones que da en las distintas etapas de la vida sobre el funcionamiento del cuerpo humano.

En las partes dedicadas a las enfermedades en cada edad y también a la terapéutica a emplear Llétor no se muestra menos explícito. Como buen vitalista, renuncia desde el comienzo de su escrito a indagar en las razones básicas del funcionamiento del cuerpo humano. Recordemos que, generalmente, los vitalistas se oponen a cualquier tipo de experimentación. Y asegura que no se producirán unas situaciones que, realmente, se harán efectivas solo unos años más tarde. Así, nos parece notable su cerrazón sobre el progreso de la ciencia. Fiel al programa del vitalismo, no solo no acepta que las cosas puedan cambiar en el futuro, en el cual los supuestos terapéuticos puedan ser investigados, sino que no importe demasiado investigar sobre las causas últimas de los problemas médicos. He aquí un ejemplo de sus sinrazones:

... Seamos pues mas prudentes que nuestros antecesores, aprovechémonos de sus faltas, i confesemos nuestra ignorancia; porque ¿se nos podrá jamás dar una esplicacion satisfactoria del movimiento muscular, tal como nos lo ofrecen los sentidos? ¿se nos esplicará la razón por la que dos granos de opio escitan un sueño profundo? ¿se nos dirá como la quina detiene el acceso de una calentura intermitente? No, sin duda la naturaleza nos oculta ese como, ese porque, i la razon del mismo modo que la experiencia, descansan en las Causas secundarias.

Sus ideas precisan continuar usando todavía de los humores, como antaño, pero comprenden también el uso de la doctrina de la fibra, bastante mas propio de un periodo inmediatamente anterior, pero no parece ignorar la irrupción de la noción de tejido, que aparece muy a principios del XIX. Calisalvo también hará un abundante uso de ella:

> Desatiende su propia conservación por conservar i dejar interesantes verdades á sus conciudadanos, mas la rigidez de sus fibras, la mayor solidez de sus órganos, deben producir los efectos necesarios del mecanismo á que constantemente obedece su máquina, la mas complicada, i por consecuencia la más espuesta á ser alterada en sus complicados resortes...

En otro campo, esta es la visión que nos ofrece Llétor de las enfermedades de la infancia, siempre bajo un punto de vista vitalista:

> Las enfermedades de la infancia son numerosas porque en esta edad todos los órganos disfrutan de un aumento de actividad nutritiva, que la causa mas ligera llega fácilmente al grado de sobreactividad morbifica. Si la vida del infante está espuesta a numerosos desordenes, si el hombre, en sus primeros años, esta sin cesar en peligro de perder la vida, no es que por entonces sea mas débil que lo será después, al contrario, por que su vitalidad es entonces excesiva i sus órganos interiores están sumamente dispuestos a las concentraciones.

El vitalismo, al que Llétor vemos que se suscribe con vehemencia, se apoya en conceptos como sensibilidad, irritabilidad, contractilidad, etc., como sabemos. Cuando estos elementos se encuentran aumentados o tal vez disminuidos, se produce la enfermedad. El tratamiento, en estos casos, consistía entonces, *contraria contrariis*, en usar de procedimientos como la sangría o administrar medicamentos que aumentasen o restringiesen dichos elementos: los tónicos, los fortificantes, los purgantes, los diuréticos, los sudoríficos, etc. Llétor nos da muestra de ello en algunos párrafos como este:

> Hemos visto al hombre débil i delicado en la primera edad; en la juvenil, nos ha presentado un esceso de vida, un colmo de actividad; ahora vamos a considerarlo en la edad de mas grande energía, en su mas alto grado de profusión, en efecto, el alma i el cuerpo poseen todas sus facultades; la vida parece estar distribuida de un modo mas igual, e uniforme, la igualdad de los movimientos vitales se manifiesta en la importancia de la acción.

El vitalismo se apoyaba también en el poder sanador de la naturaleza, ya lo hemos indicado y, por ende, ahonda en los consejos hipocráticos, pues el sabio de Cos es el iniciador de tal conducta. He aquí un ejemplo de lo que decimos:

> Pero un punto mui esencial en la filosofía i en la medicina, un punto sobre el que deben dirigir todas nuestras averiguaciones es el observar atentamente el curso de la naturaleza para llegar a conocerla i seguirla en las varias operaciones que puede emprender. Este punto es tan importante en la doctrina, cuyo objeto es el hombre sano o enfermo, que fue también conocido desde el origen del arte de curar por los observadores de los primeros tiempos i que los sabios profesores de la nueva Cos no cesan de inculcar a sus alumnos.

De un modo un tanto sorprendente, ni Llétor ni Calisalvo mencionan a las principales figuras de movimiento vitalista, Cullen y Brown, que tanto habían contribuido a la difusión del mismo. En esta ocasión da como una entidad posible para enfermar, entre otras, el cólera morbo, por entonces una rara enfermedad, que aparece, según dice, en las edades maduras, siguiendo una vez más a Hipócrates:

> Las enfermedades que se pueden considerar como consecuencia de la edad madura, son en general, las afecciones biliosas, las flecmasias internas del sistema digestivo, las fiebres biliosas inflamatorias, las hepatitis, etc. Se ve tambien en esta edad manifestarse los reumatismos, la gota, la nefritis.... Hipocrates dice que, pasada la adolescencia, se está predispuesto al asma, pleuritis, pneumonitis, letargo, frenesí, fibres ardientes, diarreas crónicas, cólera morbo, disentería, lienterias i almorranas.

Curiosamente, el autor menciona el cólera morbo en esta y en varias ocasiones de su escrito. No nos debe llamar excesivamente la atención, a pesar de que su aparición en Europa no será hasta 1834 y la tesis de Llétor fue leída en 1825. El caso es que hubo algunos estudios sobre esta enfermedad, incluso un año antes a la difusión de la misma, como fue el caso de Nepomuceno Torres y que lleva por título: *Dictamen que ha dado a esta Junta Superior de Sanidad la Real Academia de Medicina y Cirugía de esta capital, sobre las precauciones y método curativo que debe adoptarse para el cólera-morbo...* de 1833.

Además, y como otra característica, una vez mas, dentro del vitalismo, pensamos que gran parte del escrito de Llétor está dominado por la especulación, sin apenas fundamento alguno. Sirvan estos párrafos como ejemplo:

> En general, en razón de la debilidad de su constitución (se refiere a las mujeres), son mas frecuentemente acometidas de

enfermedades que los hombres, pero es necesario conocer que el numero de causas de afecciones en ellas, depende de las funciones particulares que les están destinadas...

El hombre no necesita dormir tanto como la muger, esta soporta menos la vigilia. Los órganos de los sentidos jusgan con mayor delicadeza tienen por mas actividad y mas espresion por la razón que dejamos expuesta hablando de la acción de los vasos. La vista es mas perspicaz, el oído mas exacto, el olfato el gusto y el tacto, juzgan mejor de la naturaleza de los cuerpos por quienes son afectados, sin duda por que las ramificaciones nerviosas son mas tenues i quizás mas numerosas...

Lo mismo sucede con Calisalvo, que parece estar imbuido también de la especulación. Veamos, por ejemplo, lo que indica sobre un supuesto fluído eléctrico humano capaz de servir para organizarlo todo en el organismo:

El fluido eléctrico aumenta el principio de vida ó sobrecargándolo, mas de lo necesario, lo sofoca; repone en determinadas ocasiones la falta del principio vital y es un remedio poderoso para estimular i reanimar la acción de los sistemas nervioso i sanguíneo, cuando se le comunica con moderación. Cuando la electricidad es muy fuerte, destruye la movilidad i no se puede negar que aumenta las secreciones, reanima, promueve, disipa i destruye todas las funciones del hombre. El fluido eléctrico desenvuelve, altera, modifica i destruye la vida ¿la energía o debilidad debe resultar de la mayor o menor cantidad de la máquina que contenga fluido eléctrico?

Aquí Calisalvo especula, una vez más, con la existencia de una supuesta combustión, fuente del calor animal del organismo, con los efectos vivificadores del semen, con la electricidad y con el calórico, otro de los elementos imprescindibles en la fisiología del ser vivo:

... ¿i el gas ocsigeno i no otro, en su debida proporción, con el gas azoe no es el que es propio, i exclusivamente, necesario para la respiración, produciendo en la sangre una combustión, que es la fuente del calor animal? ¿la sangre del feto, no se vivifica primero por el semen, segundo por su madre i cuando nace por la respiración? ¿el fluido eléctrico no se haya esparcido por la naturaleza? ¿i no se combina y tiene mas afinidad en los cuerpos que tienen mas calórico i con los que tienen mas ocsigeno? ¿no roba el ocsigeno de los cuerpos i se conbina con el? ¿el gas ocsigeno no es el cuerpo que tiene mas fluido ecléctrico combinado?

El tema de la presencia de una electricidad humana sería también abordado años más tarde por otro académico, Juan José Portillo Teo en 1845 con el título *Apuntes sobre la electricidad*[79].

Y, como contrapunto, algo que hubiese podido desplazar al vitalismo, queremos insistir que están ausentes muchos de los supuestos propios de la época en que viven tanto Llétor como Calisalvo. Es, recordemos, el concepto de lesión anatómica, clave en el diagnóstico, según los que se han calificado de anatomoclínicos, y que escriben en la primera mitad del siglo XIX. En ese tiempo, 1837, se conocían ya en España las obras de la denominada Escuela de París, cuyos miembros principales fueron Jean Nicolas Corvisart (1755-1821), Xavier Bichat (1771-1802), e incluso el desviacionismo de la teoría de la medicina fisiológica de François Broussais (1772-1838), como ya se ha indicado. Sin ir más lejos, en 1827 aparece en España la traducción de la obra de este último por parte de Manuel Hurtado de Mendoza[80].

Al menos a partir de 1827, si no antes, se conocía en España la obra de Broussais, pero parece que fue ignorado por nuestros

79. Archivo RAMAO, legajo M2, pieza 41.
80. François-Joseph-Victor Broussais. *Tratado de fisiología aplicado á la patología*, traducción de M. Hurtado de Mendoza... 1827.

autores. También, poco después, en 1829 aparece la traducción de los cursos de anatomía patológica de Xabier Bichat, que tampoco fueron utilizados por los mismos[81].

En su beneficio, hemos de decir que los planteamientos creenciales están prácticamente ausentes, pues no hay nada sobre efectos de amuletos o talismanes, siempre vigentes, salvo los esbozos sobre el magnetismo, con una visión próxima a las doctrinas de Mesmer, que muestra una creencia no demostrada, así como las llamadas a determinados aspectos religiosos, que aparecen raramente, aunque Calisalvo sí se refiere a ello como una muestra más de las costumbres.

Los autores mencionados en sus dos memorias, lo hemos visto, se basan sobre todo en Hipócrates, que es el único autor citado en la introducción del escrito sobre las edades. Calisalvo menciona a Arquímedes, Baglivi, Haller, Spallanzani, Hoffman, Boerhaave y Galvani, en la *Topografía*, pero todos ellos son clásicos, de varios siglos anteriores, ninguno de su época, por lo que no sabemos cuáles serían sus lecturas médicas más actualizadas. Por supuesto, no maneja con soltura autores contemporáneos, prácticamente los ignora, que no es el caso de Llétor, que prácticamente todos son extranjeros. Es posible que los problemas habidos con la importación de libros del extranjero le pudieran pasar factura, como hemos indicado.

Al contrario que Llétor, Calisalvo cita a varios españoles: Pedro Mercado, Rodrigo de Molina, Diego de Soria, Fernando de Bustos, Andrés de León, Tomás del Castillo Ochoa, Juan de Soto, Ponce de León y José de Llétor Castroverde. Otros autores españoles de esa época mencionan, generalmente, varios textos, habitualmente de

---

81. Francois Gabriel Boifseau. *Anatomia patológica, último curso de Javier Bichat* según un manuscrito autógrafo de P. A. Beclard, con una noticia sobre la vida y los trabajos de Bichat... traducida del francés al castellano...1829.

autores contemporáneos extranjeros. Nos hubiese gustado disponer de su biblioteca, para poder confirmar lo que suponemos: no debió ser un gran consumidor de literatura médica.

Comparado su escrito con los de otros médicos de su tiempo remitidos a la Real Academia de Medicina vemos que está en la tónica general en cuanto a las ideas médicas. Tampoco podemos decir que el resto de médicos de la misma institución aceptaron sin más las novedades acaecidas. En cambio, no vemos que Calisalvo tuviese unas ideas más o menos claras con respecto a las teorías sobre el contagio de ciertas enfermedades, algo no muy habitual, cosa que analizaremos a continuación.

Como decimos, había en la época un problema latente. Si tal como se afirmaba, las sustancias morbíficas estaban en el aire, y todas las personas las respiraban, ¿por qué unas enfermaban y otras no? La respuesta no era otra que acudir a la vieja teoría de las constituciones, diferentes en unos y otros individuos, y también a las épocas del año. Constituían los llamados "anticontagionistas". Al otro lado estaban los que afirmaban que solo se producía la enfermedad cuando se aproximaban, de un modo u otro, un enfermo y un sano, y el primero transmitía la enfermedad. Eran los llamados "contagionistas".

Es cierto que se conocía, ya desde antiguo, pero que aumenta su incidencia a partir del siglo XVII, que existía un fenómeno de traspaso de la enfermedad en determinados males, y se sabía que, en algunos casos, podían transmitirse de persona enferma a sana. Y, sobre las distintas formas efectivas de contagio en determinadas afecciones, en la región donde habitaban y en determinadas épocas.

Según lo que sigue, parece ser que los individuos llevarían junto a sí, y durante cierto tiempo, las causas de algunas enfermedades, que las pondrían en marcha cuando apareciese algún desequilibrio. O incluso sin haber desequilibrio. Lo cierto es que estaban bastante cerca de la realidad, salvo que no conocían que estas causas serían los gérmenes patógenos que ahora son de dominio común.

Vemos que bien pudo Calisalvo pronunciarse como un contagionista más, pero no se decidió de modo definitivo, sin duda pudo optar por la posibilidad de que existiese un contagio entre hombre enfermo y hombre sano. Da por supuesto que se producía en una serie de enfermedades: *viruela, sarampión, escarlatina, sífilis* y *sarna*, pero no indica que se repita el mismo fenómeno en otra serie de enfermedades. Recordemos por otra parte, y una vez más, que la seguridad de que muchas enfermedades se produjesen por la existencia y el traspaso de gérmenes, esta vez sí con el sentido que hoy les damos, no se producirá hasta varias décadas después. De todos modos, bien pudo intuir que determinadas enfermedades como la tisis, que se sabía se exacerbaban en situaciones de hacinamiento como las que se producían en cárceles y hospitales, o en las promiscuas viviendas de los pobres, el mismo lo señala en otros apartados, pudieran producirse por un contacto directo.

¿Podemos pensar leyendo la palabra contagio, que figura en su texto, en que esto lo convierte en un contagionista?, creemos que no. Como tampoco creemos que fuese del todo partidario de las doctrinas referentes al magnetismo, aunque también es cierto que indica lo que sigue:

> Las aplicaciones magnéticas tienen una influencia real sobre el sistema nervioso de la economía animal; obra en esta como un sedativo, i las piezas inmanadas, ya se apliquen inmediatamente, ya se situen á cierta distancia de los órganos afectos ¿no divagan, desalojan, debilitan, comprimen i aniquilan los dolores? ¿viene bien el magnetismo en las esaltaciones nerviosas? el poco conocimiento del modo i tiempo de su administración ¿no han malogrado sus métodos?

Con respecto a la situación de la medicina en relación con la cirugía, repetimos que muy alejadas ambas disciplinas, no parece que ninguno de los dos desee pronunciarse sobre ello. Y eso a pesar de que fue un tema candente a lo largo de la primera mitad del siglo y que los colegios de cirugía existentes marcaran un buen ritmo en la medicina patria. Tampoco hay mención alguna a formas empíricas de ejercicio médico, como podrían ser los curanderos, aunque Calisalvo los menciona en una ocasión.

Como quizás no podría ser de otra manera, dado el atraso de la medicina hispana, nada parece que pueda ser objeto de modernidad en el tratamiento de las enfermedades que aparecen sobre todo en el escrito de Llétor. Nada tampoco sobre los descubrimientos realizados en el extranjero sobre las sustancias activas de los medicamentos vegetales usados hasta el momento. Sin embargo, está presente el uso de sanguijuelas, como sucedáneo de las sangrías usadas desde tiempos inmemoriales.

¿Fue el vitalismo una postura única en la Granada de nuestros dos autores? Ya hemos indicado que no. Veamos algunos ejemplos de escritos contenidos en el archivo de la RAMAO.

Poseemos un escrito de 1833 cuyo autor fue Miguel Tortosa titulado *Exposición sobre el recto camino de la observación de los fenómenos de la vida*, en la que se hace una cerrada defensa de los aforismos hipocráticos, sus enseñanzas y aplicaciones[82]. Lo mismo sucede con otra defensa del hipocratismo, por obra de José Pareja García: *Como debe entenderse la palabra natura medicatrix*, del mismo año, que ya hemos visto, y que también lo debemos encuadrar en el vitalismo pues versa, entre otras cosas, sobre las propiedades vitales del hombre y de los animales[83].

Autor también de cierto renombre fue Antonio Mª Cubero, quien escribe en 1835 un texto titulado *Los accesos febriles adinámicos*[84]. Y Pedro Muñoz Peralta que compone el mismo año *Adinamia y deducciones a la calentura pútrida*[85]. Y de José Andrés García

---

82. Archivo RAMAO, legajo M1, pieza 13.
83. Archivo RAMAO, legajo M1, pieza 14.
84. Archivo RAMAO, legajo M1, pieza 42.
85. Archivo RAMAO, legajo M2, pieza 24.

Remón tenemos *La acción vital de los tejidos no solo puede ser exaltada y disminuida*, de 1833[86]; de Antonio Mª Belda y Alarcón *Sobre la sensibilidad animal*[87] y de Jerónimo Mª de Viedma y Altamura *Observaciones comparativas entre el método terapéutico Brown y el del Dr. Broussais* de 1834[88].

35. CONSIDERACIONES FINALES SOBRE LA *TOPOGRAFÍA MÉDICA DE GRANADA*

Como colofón, a la vista del texto estudiado, queremos decir que las topografías, al menos lo es esta, son una clara muestra del empirismo más completo que aun pervivía en la época; que, básicamente, lo que se pretende es utilizar una gran parte de la experiencia obtenida por los médicos en el desempeño de su trabajo para constituir una norma fundamental de actuación para con los posibles enfermos de la zona. Esto, en sí, no sería del todo reprochable, pero resulta que, como parten de unos supuestos generalmente falsos, sus conclusiones no pueden ser, en líneas generales, más que igualmente erróneos.

A modo de ejemplo, si partimos de la base, poco demostrable, de que la generalidad de los granadinos pertenecían al género sanguíneo-bilioso, dado las condiciones climáticas y ambientales que les rodeaban —dejando aparte el que no existe tal género— es inútil pretender adoptar seguidamente una serie de medidas uniformes tendentes a prevenir la enfermedad o incluso curarla, lo que nos llevaría posiblemente al fracaso, pues siempre habría que considerar otros factores como serían la edad, el sexo, el estado de nutrición, las enfermedades concomitantes, etc.

---

86. Archivo RAMAO, legajo M2, pieza 48.
87. Archivo RAMAO, legajo M3, pieza 67.
88. Archivo RAMAO, legajo M3, pieza 63.

Quizás hubiese sido más acertado, por parte del autor, establecer qué enfermedades eran las más prevalentes en cada zona, o en la ciudad y el campo, ofreciendo una mínima estadística de morbilidad por barrios, aunque esta no fuera excesivamente detallada, a modo de las *Tablas de mortalidad* realizadas siglos antes por el británico John Graunt[89]. Esto permitiría recomendar, por ejemplo, que los pacientes tísicos, denominación entonces usada con los tuberculosos, que eran muy abundantes en ese tiempo, y aun en los posteriores[90], si podían, cambiaran de ubicación, y se alejaran de las zonas más húmedas de la ciudad, donde sin duda la morbilidad era mayor, procurando residir en lugares altos y secos, donde seguramente esta humedad sería menor. Lo mismo se diga de evitar el hacinamiento urbano e intentar residir en zonas libres, próximas al campo, todas ellas sin duda mucho mejor ventiladas.

Pero como en el caso de otras disciplinas, la estadística médica en España estaba naciendo precisamente en ese tiempo. Véase, por ejemplo, la obra *Consideraciones generales sobre La Estadística Médica* del español Mateo Seoane, un pionero en este sentido[91].

El escrito de Calisalvo nos ha permitido, entre otras cosas, conocer algunos puntos fuertes y débiles de la ciudad. Los enumeramos:

Entre los primeros:
1. Clima saludable
2. Vientos favorables
3. Bien abastecida gracias a la Vega
4. Agua abundante por la presencia de dos ríos

---

89. John Graunt. *Natural and political observations made upon the bills of mortality...* 1939.

90   Jorge Molero Mesa. *Estudios médico-sociales sobre tuberculosis en la España de la Restauración...*1987.

91. Mateo Seoane. *Consideraciones generales sobre La Estadística Médica.* Memoria leída en la sección de ciencias antropológicas de la Real Academia de Ciencias Naturales... 1838.

5. Presencia de fuentes medicinales

Entre los segundos:
1. Presencia de lugares insalubres, como el matadero o las tenerías
2. Barrios como Quintaalegre, barranco de la Zorra y ribera de los Molinos eran propicios a las fiebres intermitentes.
3. Existía una cloaca en la cuesta del Realejo
4. Había calles con una gran humedad, siempre nociva para la salud
5. Problemas tanto con las aguas potables como las de desecho

De todos modos, como ya advertimos al comenzar el comentario sobre la topografía, las carencias en la misma son muy superiores a los aciertos, por lo que nuestra valoración no puede ser positiva. Pero, ya que no nos aporta apenas datos sobre la Granada médica de ese tiempo, al menos sí podemos saber qué es lo que pensaban los médicos de la época sobre la medicina, gracias a las largas peroratas de Calisalvo sobre los más diversos temas médicos, muchos sin relación alguna con las topografías. Como ejemplo de ello, nos queda claro en qué consistía el vitalismo; la importancia de la anatomía comparada; su concepción de la mujer; la influencia del clima en las enfermedades y cómo estaban constituidas las doctrinas anticontagionistas.

Hemos llegado al final. Quizás otros futuros trabajos sobre las obras inéditas de éste y otros autores permitan dar algunas opiniones más completas sobre la medicina granadina de ese tiempo.

IX. Índice onomástico

X. Bibliografía

Anónimo. *Maravillosas virtudes de la piedra jaspe verde, sacadas de varios autores, y confirmadas con muchas experiencias.* Impreso en Granada: por Don Antonio de Zea ... [c. 1770]

Aréjula, Juan Manuel de. *Breve descripción de la fiebre amarilla padecida en Cádiz y pueblos comarcanos en 1800, en Medinasidonia en 1801, en Málaga en 1803 y en esta misma plaza y varias otras del reyno en 1804.* Madrid: Imprenta Real, 1806.

Arias de Saavedra Alías, Inmaculada. Las Sociedades Económicas de Amigos del País en Andalucía, *Chronica Nova*, 28: 2001, 9-47.

Armstrong, Jorge. *Historia Civil, y natural de la isla de Menorca; descripción topográfica de la ciudad de Mahón y demás poblaciones* escrita en inglés por el señor... y traducida al castellano por Don Josef Antonio Lasierra y Navarro. En Madrid: en la imprenta de Pedro Marín, 1781.

Arteaga, Luis. Miseria, miasmas y microbios. Las topografías médicas y el estudio del ambiente en el s. XIX. *Estudios de Geografía Crítica*, 5:1980, 29.

Ballano, Antonio. *Diccionario de medicina y cirugía o Biblioteca manual médico-quirúrgica.* 7 vols. Madrid: en la Imprenta Real, 1805-1807.

Barbier, Jean Baptiste Gregoire. *Elementos de materia médica arreglados á los principios fisiológicos*, adoptados por... Dr. D. José Lorenzo Perez; 2 vols., 2ª ed. corregida y aumentada con un breve tratado de terapéutica y de los medios higiénicos aplicados á la curacion de las enfermedades, y con otras muchas adiciones importantes. Madrid: Imprenta de Verges, 1829-1830.

Belda y Borrás, Pedro. *Novena del glorioso Caralampio, presbítero y mártir, abogado del cólera y todos los males contagiosos, hambre, peste y pérdida de animales, se venera en la Iglesia de Madres Capuchinas de... Murcia,* compuesta por... Murcia: Imp. y Librería de Pedro Belda, 1865.

Benito y Nuñez, Antero. *Calzones en Alcolea,* Tragicomedia, [Granada]: 1811.

Benjumeda, José; Cowley, Angel José; Llétor Castroverde, José de. Cuestión Humboldt. *Memoria que sobre la falsedad del descubrimiento del doctor Humboldt acerca de la inoculación preservativa de la fiebre amarilla... El Siglo Médico.* (161): 1857, 55-56; (162): 1857, 43-44.

Bayle, Antoine Laurent Jessé. *Manual de anatomia general o descripcion general sucinta de los tejidos primitivos que componen los organos del hombre* por ... y H. Hollard; traducido al castellano por Cayetano Balseyro. Madrid: [Imprenta que fue de Fuentenebro], 1828.

Bertrandi, Ambrogio. *Traité des opérations de chirurgie...* traduit de l'italien par M. Solier de la Romillais. A Paris: chez P. Fr. Didot le jeune ... 1769.

Bichat, Marie François Xavier. *Anatomie pathologique,* dernier cours de ... d'après un manuscrit autographe de P. A. Béclard avec une notice sur la vie et les travaux de Bichat, par F. G. Boisseau. Paris: Chez J.-B. Baillière, s.a.

Bichat, Marie François Xavier. *Investigaciones fisiológicas sobre la vida y la muerte* por ... traducidas al castellano de la segunda edición francesa por Tomás García Suelto. 2 vols. Madrid: Imprenta de la Administración del Real Arbitrio, 1806-1807.

Bichat, Marie François Xavier. *Anatomía general aplicada á la fisiología y á la medicina* por ... traducida del francés por Ramon Truxillo. 4 vols., Madrid: Imprenta de la Hija de Ibarra, 1807-1814.

Bichat, Marie François Xavier. *Tratado de las membranas en general y de diversas membranas en particular* escrito en francés por ... traducido por N. N. N. Madrid: Imprenta de Pedro Sanz, 1826.

Boerhaave, Hermann. *Opera omnia medica*. Editio nova, post ter-
tiam Lugduno-Batavam editio, caeteris auctior & emendatior.
Venetiis: apud Laurentium Basilium, 1722.

Boerhaave, Hermann. *Aphorismos de cirugia* de... comentados por
Gerardo Van-Swieten; y traducidos al castellano con las notas
de M. Luis por Don Juan Galisteo y Xiorro ... 2 vols. En Madrid:
en la imprenta de Pedro Marin... 1774.

Boerhaave, Hermann. *Institutiones Medicae, pars I et II: pathología,
semeiotice, hygiene* ... editionem istam curavit, et auxit Joannes
Baptista Soldevilla. Matriti: ex typographia Villalpandea, 1797.

Boerhaave, Hermann. *Aphorismi de cognoscendis, et curandis morbis...
pars I prolegomena, chirurgia, febris*. Editionem istam curavit,
et auxit Joannes Baptista Soldevilla. Matriti: ex typographia
Villalpandea, 1798.

Bonélls, Jaime. *Curso completo de anatomía del cuerpo humano* por
el doctor ... y por el Lcdo... Ignacio Lacaba ... En Madrid: en la
imprenta de Sancha, 1797.

Branchat y Prada, Rafael. *Plan ordenado sobre la canalizacion de las
aguas potables de Granada: arreglo del alcantarillado, y sistemas de
pavimento para las calles de esta ciudad*, por...Granada: Imprenta
de Indalecio Ventura, 1887.

Broussais, François-Joseph-Victor. *Histoire des phlegmasies ou
Inflammations chroniques fondée sur de nouvelles observations de
clinique et d'anatomie pathologique*. Paris: Gabon Crochard, 1822.

Broussais, François-Joseph-Victor. *Principios fundamentales de
la medicina fisiológica y examen de las doctrinas médicas y de los
sistemas de nosología...* traducción al español por C. Lanuza.
Madrid: Denne Hijo, 1822.

Broussais, François Joseph Víctor. *Lecciones del doctor... Sobre las
flegmasías gástricas llamadas fiebres continuas esenciales de los
autores y sobre los flegmasías cutáneas agudas*, redactadas por E.
de Caignou y A. Quémont; traducidos y anotados por A. Fernández. Madrid: Imp. de los Hijos de Catalina Piñuela, 1826.

Broussais, François-Joseph-Victor. *Tratado de fisiología aplicado á la patología*, traducción de M. Hurtado de Mendoza, 2 vols., Madrid: Imp. de D. Fermín Villalpando, 1827.

Broussais, François Joseph Víctor. *Examen des doctrines médicales et des systèmes de nosologie, precédé de propositions renfermant la substance de la médecine physiologique* ... 3e éd., Paris: Imprimerie de Lachevardiere, 1829-1834.

Brown, Juan. *Elementos de medicina* del doctor ... traducidos del latín al inglés con comentarios e ilustraciones por el mismo autor, y del inglés al castellano por el doctor Joaquín Serrano Manzano ... Madrid: en la Imprenta Real, por D. Pedro Julián Pereyra ... 1800.

Buchan, Guillermo. *Medicina doméstica, o Tratado completo sobre los medios de conservar la salud, precaver, y curar las enfermedades* ... por... traducido del inglés al castellano por Don Pedro Sinnot ... adicionada con algunas de las notas ... que puso Mr. Duplanil ... En Madrid: en la imprenta de Andrés Ramírez, 1785.

Bustos Villavicencio, Fernando de. *Breve tratado de la preservación y curación de las fiebres con secas pestilentes, que en estos años sean divulgado por toda* España. [s.l., s.i.]1603.

Caballero, Benito María. *La enfermedad mortífera, o sea el cólera en Granada* ... Granada: Por la viuda de Moreno e hijos, 1834.

Cabanellas y Cladera, Miguel José. *Ciencia de la vida ó Discurso Phisiológico sobre la doctrina Browniana*, en que se exponen clara, concisa y sencillamente las causas que promovieron... nuestra existencia por... En Cartagena: Don Manuel Muñiz, 1802.

Calero Palacios, María del Carmen; Arias de Saavedra, Inmaculada; Viñes Millet, Cristina. *Historia de la Universidad de Granada*, Granada: Universidad, 1997.

Calisalvo, José Antonio. *Retrato natural de Granada: año 1849*. Barcelona: Agustín Gaspar, 1850.

Canivell, Francisco. *Tratado de vendages, y apositos para el uso de los Reales Colegios de cirugia... por...* Ayudante de Cirujano Mayor de la Real Armada. En Madrid: en la imprenta de Ioseph Doblado ... 1785.

Capdevila, Ramón. *Elementos de terapéutica y materia médica* por el doctor... Madrid: Imprenta de Leon Amarita, 1822.

Carbonell y Bravo, José. *Elementos de Farmacia fundados en los principios de la clinica moderna*, su autor ... Barcelona: Juan Francisco Piferrer, 1802.

Carrillo, Juan Luis; Bernal, Encarnación; Carrillo-Linares, Juan Luis. *Medicina vs mujeres: la literatura médica sobre clorosis (siglos XVII-XX) ¿ciencia o propaganda?* Málaga: Universidad, 2010.

Casal, Gaspar. *Historia natural, y médica de el Principado de Asturias* obra posthuma, que escribió ... la saca á luz el Doct. Juan Joseph García... Madrid: en la Oficina de Manuel Martín, 1762.

Casco Solís, Julián. Las topografías médicas: revisión y cronología, *Asclepio*, LIII-1: 2001, 213-241.

Castelló y Ginestá, Pedro. *Memoria sobre el arreglo de la ciencia de curar que presentó á la Dirección General de Estudios del Reino su vocal propietario.* Madrid: Imprenta de don Eusebio Aguado, 1836.

Castillo Ochoa, Tomás del. *Tractatus de venenis* per doctorem... Impresso en Granada: por Iuan Renè de Lazcano... 1645.

Chomel, Auguste François. *Elementos de patología general...* traducidos al castellano por un profesor de medicina del insigne colegio de esta corte. Madrid: Imp. José del Collado, 1821.

Cisneros y Girón, Diego. *Sitio, naturaleza y propriedades de la ciudad de Mexico, aguas y vientos a que esta suieta, y tiempos del año, necessidad de su conocimiento para el exercicio de la medicina, su incertidumbre y difficultad sin el de la astrologia, assi para la curacion como para los prognosticos...* Impresso en Mexico ... en casa del bachiller Ioan Blanco de Alcaçar,1618.

Corvisart, Jean-Nicolas. *Essai sur les maladies et les lésions organiques du coeur et des gros vaisseaux.* á Paris: H. Nicolle de l'Imprimerie de Mame, 1811.

Comte, Auguste. *Cours de Philosophie positive* par... Paris: Bachelier, Libraire pour les Mathématiques, 1830-1842.

Cullen, Guillermo. *Cartas criticas periódicas dedicadas á la Facultad de Medicina y á toda clase de gentes, carta primera en la que se da una idea general de todas las obras* del ... con una imparcialidad crítica de su falso sistema. [Madrid]: en la imprenta de Josef Herrera, [s.a.]

Cuvier, Georges. *Discours sur les révolutions de la surface du Globe, et sur les changemens qu'elles ont produits dans le règne animal* par Le Baron... 5e éd. Paris-Amsterdam: chez G. Dufour et Ed. D'Ocagne, 1828.

Dalmau, Francisco. *Ensayo sobre el adelantamiento de instrucción pública* escrito por ... [Granada]: Oficina de Doña Vicenta Moreno, 1813.

Dalmau, Francisco. *Ensayos de estadística, practicados en la provincia de Granada* ... Madrid: Imprenta de Ibarra, 1820.

Dechambre, Amédée. *Dictionnaire Encyclopedique des sciences medicales*, Paris: Masson, 1882-1888.

Deslandes, Leopold. *Compendio de higiene pública y privada ó Tratado elemental de los conocimientos relativos á la conservación de la salud, y á la perfección física y moral de los hombres.* Traducido por José de Llétor. Gerona: en la Oficina de A. Olíva. 1829-1830

Diccionario de ciencias médicas por una sociedad de los más célebres profesores de Europa, traducido al castellano por varios facultativos de esta corte. 37 vols. Madrid: Imprenta calle de la Greda, 1821-1827.

Diego Martín Garcilaso de la Vega, Julián de. *Instrucción curativa de las calenturas conocidas por Tercianas, ... sin quina ...* por el doctor... En Murcia: en la imprenta de la Viuda de Felipe Teruel, [s.a.]

Elenco de la grandeza y títulos nobiliarios españoles. Madrid: Hidalguía, 2015.

Fernandez, Francisci Matthei ... *De facultatibus naturalibus disputationes medicae & phylosophicae.* Granata: per Bartholomaeum de Lorençana, 1619.

Fernández Barea, Manuel. *Dialogos del medico y el practicante* ... Impresso en Granada: por los herederos de Don Joseph de la Puerta, de 1761.

Fernández Cuesta, Nemesio. *Del pauperismo, sus causas y su remedio.* Madrid: [Imprenta de Andrés Peña], 1851.

Fernández Navarrete, Francisco. *El Nereo director, y juez medicinal; entre las verdaderas, y supuestas virtudes, y uso legitimo del Agua pura, elemental, natural, en sanos, y enfermos, como bebida, y como medicina; con cuyos claros, y importantes avisos ... condena una perniciosa practica, de curar con el agua natural, contra las reglas, y preceptos de la medicina...* Impresso en Granada: en la imprenta de Nicolás Prieto. Por Alfonso Fernandez, 1719.

Fernández Navarrete, Francisco. *Ephemerides Barometrico-Medicas Matritenses, para el mas puntual, y exacto calculo de las observa-*ciones *que han de ilustrar la Historia Natural, y Medica de España, extractadas de orden de la Real Academia Medico-Matritense...* dedicadas ... Joseph Cerui. En Madrid: en la Imprenta Real, 1737.

Fernández Navarrete, Francisco. *Philopolitae speculatoris ad doctissimos patriae que amantissimos per Hispaniam medicos super morbosis temporum constitutionibus sedulò & communi studio observantis paraenetica epistola,* Calamo Doct. D. ... Matriti: [s.i.], 1738.

Finlay, Carlos E. El mosquito hipotéticamente considerado como agente de transmisión de la fiebre amarilla. *Anales de la Real Academia de Medicina de la Habana*, 1881.

Fuchsio, Leonharto. *De historia stirpium comentarii insignes medico autore ... Adiecimus praeterea indicem vulgarium seu Gallicarum dictionum, nunquam antehac excusum.* Lugduni: apud Gulielmum Gazellum, 1547.

Furió, José. *Errores y perjuicios del sistema de Broun y aciertos y beneficios del mismo...* Cartagena: En la Oficina de Puchol, 1820.

Furió, José. *Dictamen de D...médico titular y vocal nato de la Ilustre Junta de Sanidad de la ciudad de Cartagena, presentado a la misma sobre el uso de la quina en la calentura amarilla, que ha publicado D. Diego Serrano a favor del método de D. Tadeo Lafuente en dicha ciudad, año 1812.* Barcelona: Imprenta de Ignacio Estivill, 1822.

García Álvarez, Rafael. [*La Teoría de Darwin sobre el origen de las especies por selección natural*] Discurso leído en la solemne apertura del curso académico de 1872 a 73 en el Instituto Provincial de 2ª enseñanza .... Granada: Indalecio Ventura Sabatel, 1872.

García Campra, Emilio. *Los coloraos, un legado liberal de todos los almerienses; breve aproximación histórica.* Almería: Ayuntamiento de Almería, 2004, p. 94.

Gaubio, H. D. *Institutiones pathologiae medicinalis*, Editio secunda, Edinburgi: apud A. Donaldson et J. Reid, 1762.

Gautier, Théophile. *Voyage en Espagne* par... 2ª ed., Paris: Charpentier, 1845.

Giginta, Miguel. *Tractado de remedio de pobres compuesto en dialogo por el Canonigo de Elna...* En Coimbra: por Antonio de Mariz Impressor y Librero de la Vniuersidad,1579.

Gil Novales, A. Ramón Frau Armendariz. Extraído de MCNBiografías.

Giménez-Serrano, José. *Manual del artista y del viagero en Granada,* por ... Granada: J. A. Linares, Imprenta de Puchol, 1846.

Girón Irueste, Fernando. *Granada, la Medicina y los médicos en los primeros años de su Real Academia (1830-1855)* Discurso de ingreso... Contestación de... Fermín Palma...Granada: [Copigraf] 2012.

Girón, Fernando; Guirao, Miguel. Un extraño caso de intrusismo médico en el Vélez Rubio de mediados del siglo XIX. *Revista Velezana*, 33: 2015, 30-7.

Girón Irueste, Fernando. El plan de estudios de Miguel Tortosa y Agustín José García para la futura Escuela Especial de la Ciencia de Curar de la Universidad de Granada. Año 1822. *Actualidad Médica*, 102 (801): 2017,112-16.

Girón Pascual, Rafael Mª. Mon cher Sappia, ¿cómo está vuestra merced? La Granada de Godoy a través de las cartas de doña María Luisa de Bendicho. Revista del CEHGR 24: 2012, 173-188.

Gómez Ortega, Casimiro ... *De Nova Quadam Stirpe , seu Cotyledonis Mucizoniae et Pistorniniae descriptio,* regiae medicinae academiae jussu et auspiciis edita. Matriti: apud Joachimum Ibarra, 1772.

Góngora y Peña, Manuel de. *Modo de preservarse del cólera-morbo asiático y curarlo en sus primeros momentos, segun sus principios y progresos, o sea indicacion de los socorros mas racionales y seguros que pueden administrarse á los acometidos de dicha enfermedad ...* Granada: Imprenta de Manuel Gómez Moreno, 1834.

González, Pedro María. *Tratado de las enfermedades de la gente de mar en que se exponen sus causas, y los medios de precaverlas* por... Madrid: En la Imprenta Real, 1805.

Gorter, Juan de. *Cirugia expurgada de...* traducida del latin al castellano y añadida con notas y tres laminas que diseñan los instrumentos inventados para extraer la catarata de Daviel y Pallucci ... Juan Galisteo y Xiorro. Madrid: en la imprenta de Pedro Marin,1780.

Granizo Ramírez, Francisco. *La fiebre amarilla, estudio teórico práctico.* Granada: Imp. y Lib. de Paulino Ventura Sabatel, 1884.

Graunt, John. *Natural and political observations made upon the bills of mortality,* edited with an introduction by Walter F. Willcox, Baltimore: Johns Hopkins Press, 1939.

Hallerus, Albertus. *Disputationes ad morborum historiam et curationem facientes quas collegit edidit et recensuit;* 5 tomae, Venetiis: Sumptibus Haeredum Baglioni, 1757.

Hahnemann, Samuel. *Des Maladies chroniques, de leur nature spéciale et de leur traitement homoeopathique* par... ouvrage traduit de l'allemand ... par le Docteur Bigel ... publié par le comte S. des Guidi. Lyon, Paris, Geneve: Louis Babeuf; Crochard ... Cherbuliez ... 1832.

Hegel, Georg Wilhelm Friedrich. *Vorlesungen über die Philosophie der Geschichte;* herausgegeben von Eduard Gans. 3. Aufl. Berlin: Verlag von Duncker und Humblot, 1848.

Heister, Lorenzo. *Fundamentos o instituciones médicas,* breves y claras, en latín y en español compuestas por ... y las publica D. Andrés García Vázquez ... En Madrid: en la imprenta de Pedro Marin... 1776.

Henle, Jakob. *Tratado completo de anatomia general, o historia de los tejidos y de la composicion química del cuerpo humano* por... traducido de la última edición. Madrid: Despacho de los Sres. viuda de Jordan é hijos, 1848.

Hernández Morejón, Antonio. *Historia bibliográfica de la medicina española* obra póstuma de don... with a new introduction by Francisco Guerra; and índices de las obras de Hernández Morejón y Chinchilla by Rafael Sancho de San Román. 7 vols. Madrid: 1842-1852 [Reprint, New York: Johnson Reprint, 1967].

Hernández Morejón, Antonio. *Topografía del Hospital militar de Mahón,*1806. Dirección y coordinación Alfonso Ballesteros Fernández, Menorca: Reial Acadèmia de Medicina de les Illes Balears, 2010.

Hipócrates. *Las obras de Hippocrates mas selectas* traducidas al castellano é ilustradas por el Dr. Andrés Piquer... Madrid: por Joachin de Ibarra... 1770.

Hipócrates. *Oeuvres complétes d'Hippocrate*, traduction nouvelle avec le texte grec en regard collationné sur les manuscrits et toutes les éditions; accompagnée d'une introduction, de commentaires médicaux, de variantes et de notes philologiques; suivie d'une table générale des matières par É. Littré. 10 vols. A Paris: chez J.B. Baillière, 1839-1861.

Horacio [Quinti Horatii Flacci] poemata cum commentariis Antonii Mancinelli, Acronis, Porphyrionis...Impressum Mediolani: Luouicum de Bebulco, 1512.

Huarte de San Juan, Juan. *Examen de ingenios, para las sciencias, donde se muestra la differencia de habilidades que ay en los hombres, y el genero de letras que a cada vno responde en particular; es obra donde el que leyere con attencion hallara la manera de su ingenio, y sabra escoger la sciencia en que mas ha de aprouechar, y si por ve[n]tura la vuiere ya professado, entendera si atino ala que pedia su habilidad natural,* compuesta por el Doctor... impresso en Baeça: en casa de Iuan Baptista de Montoya,1575.

Ibn al-Jatib. *Libro del cuidado de la salud durante las estaciones del año o "Libro de higiene"* Kitab al-wusul li-hifz al-siha fi al-fusul; edición, estudio y traducción de María de la Concepción Vázquez de Benito, Salamanca: Universidad, 1984.

Instituto Luis de Salazar y Castro. Archivo General Militar de Segovia. Índice de expedientes personales. 7 vols. Madrid: Ediciones Hidalguía,1959-1963.

Junta Superior de Sanidad. *Modo de preservarse del cólera-morbo asiático y curarlo en sus primeros momentos* ... por... Impreso en Granada y reimpreso de orden de la... En Murcia: por los Herederos de Muñiz, 1834.

Lachaise, Claude. *Topographie médicale de Paris*, Paris: Bandomin Frères, 1822.

Laënnec, René-Théophile-Hyacinthe. *De l´auscultation médiate ou Traité du diagnostic des maladies des poumons et du coeur, fondé principalement sur ce noüveau moyen d´exploration.* 2 vols. á Paris: De l´Imprimerie de Feugueray, 1819.

Laín Entralgo, Pedro. *Historia de la medicina moderna y contemporánea*, 2ª ed. Barcelona: Edt. Científico-Médica, 1963.

Laín Entralgo, Pedro. La medicina hipocrática. *Historia Universal de la medicina.* (Dir.) Lain Entralgo. 7 vols. vol. 2. Barcelona: Salvat editores, 1971.

Laín Entralgo, Pedro. *La historia clínica, historia y teoría del relato patográfico.* 2ª ed. Madrid: Triacastela, 1998.

Lallemand, Claude Francois. *Investigaciones anatómico-patológicas sobre el encéfalo y sus dependencias* por... traducidas y presentadas á la Sociedad Médico-Quirúrgica de Cádiz por Francisco Javier Laso. 4 vols. Cádiz: Imprenta de la Casa de Misericordia, 1824-1826.

Lamarck, Jean-Baptiste de Monet, Caballero de. *Philosophie zoologique ou exposition des considérations relatives à l'histoire naturelle des animaux.* A Paris: chez Dentu, 1809.

Lanzarot, Joseph Bruno. *El hombre analizado en sus tres edades: compendio físico-moral en que se exponen las novedades que se*

observan en los tres diversos periodos de la vida, con otros generales
productos accesorios a la misma materia por el Bachiller Don...
Madrid: En la imprenta sita Calle de Capellanes, 1803.

Lanzarot y Cortés, José. *Conjeturas fisico médicas sobre la causa de la*
epidemia considerada hasta ahora como cólera-morbo; nueva teoría
por .... Madrid: Imprenta de Tomas Jordan, 1832.

Lanzarot y Cortés, José. *La sombra de Brown aparecida a Broussais;*
diálogo jocoso-serio entre estos dos grandes héroes de la medicina
sobre la solidez de sus respectivas teorías [Madrid]: Imprenta de
Villaamil, 1834.

Lassus, Pierre. *Medicina operatoria ó Tratado elemental de las opera-*
ciones de cirugía, con láminas correspondientes ... traducido al
castellano por ... Pedro Perez... 2 vols. Madrid: en la oficina de
Don Gerónimo Ortega y Herederos de Ibarra,1797.

Levret, Andrés. *Tratado de partos, demostrado por principios de phisica*
y mecánica por... traducido al castellano por... Félix Galisteo y
Xiorro ... 2 vols., Madrid: Imprenta de Pedro Marín, 1778.

Leclerc, Georges Louis, Conde de Buffon: *Histoire naturelle générale*
et particulière, servant de suite à l'histoire naturelle de l'homme.
Paris: de l'Imprimerie Royale, 1777.

León, Andrés de. *Libro primero de Annathomia; recopilaciones y exa-*
men general de euacuaciones, annathomia y compostura del cuerpo
humano, differencias y virtudes del anima, diffiniciones de medicina,
con muchas cosas curiosas y prouechosas de philosophia y astrología;
repartidos en quatro libros, en los cuales vltimamente se rematan
dos tratados de auisos para sangrar y purgar ... por el doctor ...
Baeça: en casa de Iuan Baptista de Montoya, 1590 (1591)

León, Andrés de. *Practico de morbo gallico, en el qual se contiene el*
origen y conocimiento desta enfermedad, y el mejor modo de curarla
por el doctor... dirigido al Conde de Lemos... En Valladolid: por
Luis Sánchez, 1605.

Leroy, Alphonse Vincent Louis. *Des pertes de sang pendant la gros-*
sesse, lors et a la suite de l´accouchement: des fausses couches et

de toutes les hémorragies; leçons du Citoyen ... 2e éd. revue et augmentée. A Paris: chez Méquignon l'aîne, Libraire, rue de l'Ecole de Médecine, n° 3 ..., An XI, 1803.

Llétor Castroverde, José de. *Cartas médico-quirúrgicas sobre los progresos del arte de curar en estos últimos tiempos, escritas a un médico de Madrid...* Madrid: Librería de D. Antonio Miyár. Paris: En casa del autor. [1830]

Llétor Castroverde, José de. *Repertorio médico extranjero, periódico mensual de Medicina, Cirujía [sic], Veterinaria, Farmacia, Química y Botánica...* Madrid: Imprenta Real, 1833-1835.

Lobera de Ávila, Luis. *Vanquete de nobles caualleros e modo de bivir desde que se leuantan hasta q[ue] se acuestan y habla de Cada manjar que complexion y propiedad tiene e que daños y prouechos haze, e trata del regimiento curatiuo e preseruatiuo de las fiebres Pestilenciales e de la Pestilencia e otras cosas utilissimas,* nueuamente compuesto por el Doctor ...In inclyta Vindelicorum Vrbe Augusta: per... Henricum Staineru, [1530]

Logan, Thomas. *Muldrup Report on The Medical Topography and Epidemics of California,* Sacramento: FB&C Ltd. ,1858.

López Piñero, José Mª. Francisco Javier Laso de la Vega y la introducción de la auscultación en España. *Asclepio, Archivo Iberoamericano de Historia de la Medicina,* 11:1960, 157-167.

López Piñero, José Mª. Los estudios historicosociales sobre la medicina. *Medicina social. Estudios y testimonios históricos.* Madrid: Ministerio de Sanidad y Consumo, 1984.

López Piñero, José Mª. Las ciencias médicas en la España del siglo XIX, *Ayer,* 7: 1992,193-240.

Lorente, Sebastián; Flores Córdoba, Raúl. *Estudios sobre geografía médica y patología del Perú,* Lima: Imp. Americana, 1925.

Luque, Francisco Solano de. *Lapis lydos apollinis; methodo segura y la mas util assi para conocer como para curar las enfermedades agudas...* En Madrid: en la imprenta de Joseph Gonzalez... 1731.

Luque, Francisco Solano de. *Idioma de la naturaleza con el qual enseña al medico como ha de curar con acierto los morbos agudos:*

descubierto por ... en su libro, que dio á luz pública, intitulado *Lapis Lydos Apollinis* nuevamente compendiado, añadido e ilustrado por el doct. D. Manuel Gutierrez de los Rios. En Madrid: en la Imprenta de la viuda de Eliseo Sanchez ... 1768.

Luque, Francisco Solano de. *Observaciones sobre el pulso*, obra póstuma del doctor ... Madrid: en la Imprenta real, 1787.

Madoz, Pascual. *Diccionario geográfico-estadístico-histórico de España y sus posesiones de Ultramar*, 16 vols. Madrid: Imprenta del Diccionario, 1848-1850.

Magendie, François. *Précis élémentaire de physiologie...* 2 vols. Paris: Chez Méquignon-Marvis, 1816-1817.

Martinet, M. L. *Compendio de clínica médica...* traducido al español de la segunda edición francesa y aumentado con notas por D. J[osé] Ll[étor] C[astroverde]. Gerona: por Antonio Olíva, 1827.

Martínez, Martín. *Anatomía completa del Hombre, con todos los hallazgos, nuevas doctrinas y observaciones raras hasta el tiempo presente, y muchas advertencias necesarias para la cirugía* ... En Madrid: en la imprenta de Miguel Escribano, 1775.

Maygrier, Jacques Pierre. *Nuevas demostraciones de los partos*, obra compuesta de 80 estampas gravadas y un testo razonado para facilitar su explicación... traducido al español por José de Lletor Castroverde. París: Hipólito Seguin; Méjico: Casa de Comercio, 1828.

Mercado, Pedro. *De febrium differentiis earumq[ue] causis, signis, medela* .... Apud inclitam Granatam: in aedibus Antoni Nebrissensis, [s.a.]

Mercado, Pedro. *Dialogos de Philosophia natural y moral* compuestos por el doctor... En Granada: en casa de Hugo de Mena, 1574.

Mercurialis, Hieronymus. *De morbis puerorum* tractatus locupletissimi variaq[ue] doctrina referti, non solùm Medicis, verumetiam Philosophis magnopere vtiles ex ore excellentissimi ..., Foroliuiensis Medici clarissimi diligenter excepti, atque in libros tres digesti; opera Iohannis Chrosczieyoioskij. Venetiis: apud Paulum Meietum bibliopolam patauinum, 1588.

Mesmer, Franz Anton. *Mémoire sur la découverte du magnetisme animal.* á Geneve: et se trouve á Paris: chez P. Fr. Didot le jeune ... 1779.

Mitjavila y Fisonell, Vicente. *Colección de fragmentos relativos á la proposición Browniana, que el frio debilita,* recogidos é ilustrados por el doctor... Barcelona: en la Oficina de Brusi y Ferrer, [s.a.]

Molero Mesa, Jorge. *Estudios médico-sociales sobre tuberculosis en la España de la Restauración.* Madrid: Ministerio de Sanidad y Consumo. Centro de Publicaciones, 1987.

Molina, Rodrigo de. *Institvcion chirurgica, en que facilmente se hallara todas las especies de llagas, que son o puede ser echas en la cabeça: Y donde se vera muchas reglas y necessarios auisos, a todos los que exercita el arte de Chirurgia.* Granada: [s.i.] 1557.

Montells y Nadal, Francisco de Paula. *Historia del origen y fundación de la Universidad de Granada...* Granada: Imprenta de D. Indalecio Ventura, 1870.

Morales Fernández, Ángel. *Memoria sobre la medicación antisifilítica con el "606" ó Salvarsán. Ensayos hechos en el hospital militar de Carabanchel.* Madrid: Talleres del Depósito de la Guerra, 1912.

Morell Gómez, Manuel. *De la vecindad de Granada entre los años 1800 y 1935,* Granada: Gráficas Alhambra, 2002,

Morgagni, Iovani Baptistae. *De sedibus, et causis morborum per anatomen indagatis,* libri quinque, dissectiones, et animadversiones, nunc primum editas complectuntur propemodum innumeras, medicis, chirurgis, anatomicis profuturas. Patavii: sumptibus Remondianis, 1765.

Morla, Tomás de. *Del Gobierno al pueblo de Granada, y á todos los que se hallan á corta diferencia acometidos hasta cierto grado de la fiebre amarilla* [Granada, s.i.] 1804.

Mosácula Cabrera, Juan. *Elementos de fisiología, especial ó humana* por... 2 vols. Madrid: Imprenta de los Hijos de doña Catalina Piñuela... 1830.

Mutis, José Celestino. *El arcano de la Quina, discurso que contiene la parte médica de las cuatro especies de quina oficinales, sus virtudes* eminentes, y su legítima preparación, obra póstuma del Doctor... dála á luz pública aumentada con notas, un apéndice muy interesante y un prólogo histórico el Doctor Manuel Hernández de Gregorio. Madrid: Ibarra Impresor de Cámara de S. M, 1828.

Nigel Paneth Cholera. *Cloroform aut the Science of Medicare: a Lite of John Snow.* Cary: Oxford University Press, 2003.

Olóriz y Aguilera, Federico. [La talla humana en España] Discursos leídos en la Real Academia de Medicina para la recepción pública... Madrid: Imprenta y libreria de Nicolas Moya, 1896.

Oña Guil, E.M. *Los diálogos de filosofía natural y moral (1558) de Pedro de Mercado. Estudio y edición anotada.* Almería: Editorial Universitaria, 2009.

Pedacio Dioscórides anazarbeo. *Acerca de la materia medicinal y los venenos mortíferos.* Traduzido de la lengua Griega en vulgar castellana... por el Dr. Andrés Laguna, Salamanca: Mathias Gast, 1566 [ed. fácsimil, 1994].

Pérez Galdós, Benito. *La desheredada.* Madrid: Imprenta de La Guirnalda, 1890.

Peset de la Raga, Mariano. *Tratado médico-químico-físico de la influencia del aire atmosférico en la vida del hombre, con relación á su salud y enfermedades, y sobre los efectos gravemente dañosos, que produce el desarrollo epidémico-contagioso del cólera-morbo asiático, con el más seguro método para su precaución y curación.* Madrid: Imprenta de Ignacio Boix, 1834.

Pineda y Escalera, Manuel María de; de la Rada, Juan de Dios; Castro y Orozco, José de; Alonso, José Vicente; Puchol, Juan María. *Acto público de distribución de premios...* [Granada: s.i.] 1839.

Pinel, Felipe. *Nosographie philosophique, ou, La méthode de l'analyse appliquée à la médecine.* 2e éd., très-augmentée, et dans laquelle sont insérés les caractères spécifiques des maladies. Paris: J.A. Brosson, an XI, 1803.

Pinel, Felipe. *Nosografía filosófica, ó Aplicación del método analítico á la medicina* escrita en francés por ... traducida al castellano por ... Luis Guarnerio y Allavena ... 2 vols., Madrid: Imprenta Real, 1803.

Pinel, Felipe. *Tratado médico-filosófico de la enagenación del alma, ó manía, escrito en frances por* ... traducido al castellano por Luis Guarnerio y Allavena. Madrid: en la Imprenta Real, 1804.

Plenck, Joseph Jacobo. *Toxicología seu Doctrina de venenis et antidotis.* Viennae: apud Rudolphum Graeffer, 1785.

Ponce de León, José. *Sistema floro-sexual de Botánica.* Granada: Imp. Nicolás Moreno, 1814.

Puschmann, Theodor. *Geschichte des Medicinischen Unterrichts; von den Ältesten Zeiten bis zur Gegenwart.* Leipzig: Veit & Comp., 1889.

Rada [y Henares], Juan de Dios de la. *Proyecto de reglamento gubernativo, literario y económico, que presenta el claustro de S.S. Doctores y Catedráticos de esta Universidad la comisión que suscribe, informando sobre la pregunta 24ª de la circular de la Dirección General de Estudios que dice y como al nuevo establecimiento que ha de plantearse, bien sea de segunda o tercera enseñanza, es preciso darle un reglamento que le dirija y gobierne tanto en la parte literaria, como en la administrativa gubernativa y económica ¿cuál es el que se debe formar?* Granada: Imprenta de Nicolás Moreno, 1822.

Rada y Henares, Juan de Dios de la. *Elementos de Física General dispuestos para el mejor conocimiento de los jóvenes,* Granada: Imp. Benavides,1839.

Rada y Henares, Juan de Dios de la. *Principios elementales de química* 3 vols. Granada: Imp. Benavides. 1839-40.

Rada y Henares, Juan de Dios de la. *Oración inaugural que en la solemne apertura de estudios del curso de 1848 a 1849 pronunció en la Universidad literaria de Granada...* Granada: Imp. de Juan María Puchol, 1848.

Raspail, François Vincent. *Manual de la salud ó Medicina y farmacia domésticas; que contiene los principios teóricos y prácticos necesarios para saber preparar y emplear cada uno los medicamentos, preservarse y conseguir la curación prontamente y con gasto de la mayor parte de las enfermedades curables y proporcionarse en las incurables ó crónicas un alivio casi equivalente á la salud,* escrito en francés por el célebre...traducido de la última edición. Murcia: Imp. de José Carles Palacios, 1849.

Real Sociedad Económica de Amigos del País. *Distribución de premios entre los profesores, y discípulos de la Escuela de Diseño, hecha en el año de 1781 por la ...* [Granada]: por D. Antonio de Zea ... [1781]

Rodríguez Carreño, Manuel. *Memoria descriptiva de la villa de la Malá en la provincia de Granada: su salina y baño termal; historia natural y general de ella y sus contornos : análisis de sus aguas minerales, enfermedades y épocas en que podrá ser conveniente su uso* por... Granada: Imprenta de Astudillo y Garrido,1850.

Rodríguez de Guevara, Alfonso... *in pluribus ex iis quibus Galenus impugnatur ab Andrea Vesalio ... in co[n]structione & vsu partium corporis humani, defensio* Conimbricae: apud Ioan. Barrerium ..., 1559.

Rodríguez Ocaña, Esteban. *El cólera de 1834 en Granada. Enfermedad catastrófica y crisis social.* Granada: Universidad de Granada, 1983.

Rodríguez Sánchez, Juan Alfonso. José Salgado y Guillermo (1811-1890) y la madurez de la Hidrología medica española. *Medicina e Historia*, 1993.

Roucher, P. J. *Traité de mèdecine clinique sur les principales maladies des armées: qui ont régné dans les hôpitaux de Montpellier pendant les dernières guerres, dans les années ... 1793, 94, 95, 96 (vieux style)* par... 2 vols. A Montpellier: chez l'auteur ... chez Renaud ... et a Paris: chez Villier ... l'an VI de la République [1798] (De l'imprimerie de G. Izar et A. Ricard ...)

Ruiz de Luzuriaga, Ignacio Mª. *Colección de las disertaciones físico-médicas insertas en el primer tomo de las memorias de la Real Academia Médica Matritense y escritas por ...* Madrid: en la Imprenta Real, 1796.

Ruíz Pérez, José Mª. *Memoria sobre la enfermedad del cólera morbo asiático, su método curativo y régimen preservativo según las experiencias y doctrinas más recientes* ... Granada: Imprenta de Benavides, 1834.

Rus García, Francisco. *Guía veterinaria original, compendio de anatomía comparada...* En Madrid: en la Imprenta Real, 1791.

Salvá y Campillo, Francisco. *Exposición de la enseñanza de medicina clinica en el Real Estudio erigido por S.M. baxo la direccion de la Real Academia Medico-Practica de Barcelona*: año MDCCCI por... Barcelona: Heredero de Mateo Barceló, 1802.

Sánchez Granjel, Luis. *Historia de la medicina española*, Barcelona: Saima, 1962.

Sabatier, Raphaël Bienvenu. *De la médecine opératoire, ou Des opérations de chirurgie qui se pratiquent le plus fréquemment* par... 3 vols., Paris: de l'imprimerie de Didot le jeune,1796.

Seoane, Mateo. *Consideraciones generales sobre La Estadística Médica. Memoria leída en la sección de ciencias antropológicas de la Real Academia de Ciencias Naturales* por ...Madrid: Imp. de la Compañía Tipográfica, 1838.

Serrano, José María. *Opúsculo sobre las aguas termales de Alhama en la provincia de Granada* por... Málaga: imprenta del Comercio, a cargo de Santiago Casilari,1850.

Sertürner, Wilhelm. Ueber das Morphium, eine falzfähige Grundlage, und die Mekonsäure, als Hauptbestandtheile des Opium. *Annalen der Physik*,1817.

Soto, Juan de. *Libro del conocimiento curacion y preseruacion de la enfermedad del garrotillo* ... en Granada: por Iuan Muñoz, 1616.

Tirbas de Chamberet, Joseph. *Sur la topographie médicale de Madrid* [Manuscrito], 1811.

Torres, Juan Nepomuceno. *Dictamen que ha dado a esta Junta Superior de Sanidad la Real Academia de Medicina y Cirugía de esta capital, sobre las precauciones y método curativo que debe adoptarse para el cólera-morbo Indiano cuya redacción fue encargada por dicha Academia á ... y se ha mandado publicar por esta Junta*. Granada: Imp. del Ejército, 1833.

Torres, Juan Nepomuceno. Historia natural, vegetación, *La Alhambra* 1839.

Torres, Juan Nepomuceno. *Reflexiones sobre el plan de estudios médicos dado en 10 de octubre de 1843 por el gobierno provisional de la nación que dirije al Consejo de Instrucción Pública.* Madrid: Sociedad Tipográfica de Minerva, 1844.

Torres, Juan Nepomuceno. Discurso inaugural para la apertura de la Universidad de Valencia pronunciado en 1º de octubre de 1847 por ... Valencia: Imprenta de Monfort, [1847]

Torres Villarroel, Diego de. *Tratados physicos, médicos y morales, vida natural y catholica, medicina segura para mantener menos enferma la organizacion de el cuerpo y assegurar al alma la eterna salud ...* por ... En Salamanca: por Pedro Ortiz Gomez, 1751.

Tortosa, Miguel. *Oración inaugural pronunciada en la Real e Imperial Universidad de Granada el día 31 de octubre de 1825, con motivo de la apertura de la Cátedra de Medicina Práctica, por...* Granada: Imprenta del Ejército [1825].

Villa y Molina, Luis de San José (O.SS.T.) *Juicio religioso de la epidemia designada con el nombre de cólera-morbo y medios espirituales, preservativos de esta plaga...* del Orden de Trinitarios Descalzos. Granada: imprenta de Benavides, 1834.

Villermé, Louis René. *De las prisiones consideradas en su actual estado y según las reformas que deben experimentar con respecto á la higiene, á la moral y á la economía política* obra escrita en francés por... y traducida por L. Cádiz: Imprenta de la Casa de Socorro, 1823.

Zacuto, Abrahm. Zacuti lusitani medici et philosophi praestantissimi *Operum tomus secundus in quo praxis historiarum... accessit praxis medica admiranda.* [Lugduni]: Sumptibus Ioannis Antonii Huguetan filii & Marci Antonii Ravaud, 1649.

XI. Apéndices

APÉNDICE 1

Periódico mensual de medicina, cirugia, veterinaria, farmacia, química, botánica, por D. Josef de Lletor Castroverde, médico español residente en Paris. Sin embargo de lo adelantada que se halla entre nosotros la medicina (sic), se echaba de menos una obra periódica en que se mencionasen todos los descubrimientos observaciones que se hacen en los Paises éxtrangeros, siendo este sin duda uno de los medios para adelantar rápidamente en las ciencias. El doctor Castroverde ha pracurado llenar esta laguna publicando su Repertorio, exento de todo espiritu de Partido de toda opinion sistemática, ateniéndose solo los hechos comprobados por la experieacia único norte que debe seguir todo profesor ilustrado. Los suscriprores podrás acudir recoger el tomo a.o, adelantado el importe del s.o. que está próximo darse la prensa. Se suscribe en Madrid tres. rr. cada tomo trimestre en la 11. Eraria de Sojo, En las provincias las siguientes librerías: Badajoz, viuda de Carrillo; Barcelona, Sierra; Bilbao, Garcia; Búrgos, Velez; Cádiz, Hortal y compañía; Coruña, Calvete; Granada, Gabaldon; Jerez, Buceo; Leon, Minoo; Lérida, Buxó; Lugo, Pujol; Málaga, Carreras; Murcia, Benedicto; Orense, Gomer Paso; Oviedo, Garcia Loogoria; Pamplona, Longás; Salamanca, Reyes; San Sebastian, Baroje; Santander, Riesgo; Santiago, Compaúel; Sevilla, Hidalgo compañía; Toledo, Vda. de Hernandez; Valencia, Mayen Berard; Valladolid Rodriguez; Vitoria, Barrio; Zaragoza, Polo.

Gaceta de Madrid 12/9/1833. p. 6.

APÉNDICE 2

TOPOGRAFÍA MÉDICA

Estracto de una "memoria sobre la topografía médica de Granada", presentada á la academia de medicina y cirujía de dicha ciudad, por e! profesor de medicina don José Antonio Calisalvo, socio de número de dicha academia.

El autor da principio á su memoria manifestando los deseos que siempre le han animado de hacer la descripción topografica de la ciudad de Granada, de las enfermedades que mas generalmente han reinado, y de las riquezas qué encierra para engrandecer el estudio de la historia natural en todos sus diversos rumbos. Dice que Granada está situada en la parte superior de uno de los Valles de Sierra-nevada, construida en su mayor parte en forma de anfiteatro; que disfruta los aires mas saludables, asi como las cordilleras de montañas que la circuyen le defienden del ímpetu de las corrientes de los vientos de S. E. y N. O.: su cielo despejado y casi siempre sereno, sus excelentes y abundantes aguas, sus campos cubiertos de vejetales de todas clases, sus frondosas alamedas, sus amenos jardines, hacen disfrutar de un clima benigno y saludable. Hecha esta pintura de lo que és Granada, recuerda el señor Calisalvo las diferentes épocas que ha tenido esta ciudad, manifestando que se propone tan solo demostrar que el médico, antes de dedicarse al egercicio y práctica, de su profesión, debe conocer las condiciones locales, bajó cuya influencia se originan y modifican las afecciones. Para esto, después de haber tributado á Hipócrates el debido homenage como el primer topografista medico, y alabar su sistema en esta parle, hace ver qué las localidades bien conocidas por el médico son el punto primordial para egercer su ciencia con el debido tino: cita el ejemplo de un tísico que es seguro, no vivirá del mismo modo disfrutando el aire demasiado oxigenado del alto Generalife, como respirando el denso y húmedo de la calle de Gomeles, añadiendo al mismo tiempo que no solo influyen en la vida y enfermedades que se padecen las localidades, campos, arboledas, calidades de los terrenos inmediatos y aguas que en mayor ó menor copia los atraviesan, sino también la posición geográfica, la corriente de los vientos, la temperatura, la presión barométrica y el estado higrometrico de la atmósfera.

Todos los climas, dice el autor, están habitados por el hombre que es cosmopolita; pero también es cierto que estos influyen de un modo notable en la índole, usos, hábitos y costumbres de sus moradores. En este supuesto, la temperatura media de Granada es muy parecida á la de Beziers; su terreno desigual no permite se enfilen en todos los distritos unos mismos vientos: de consiguiente no disfruta todo de igual temperatura. En la Alhambra y Albaicín se prolonga la salud y la vida, los catarros sencillos son las enfermedades mas comunes en sus moradores, mientras que los que habitan Quinta Alegre, Barranco de la Zorra y Ribera de los Molinos, padecen de continuo afecciones intermitentes. ¿Es igual, continúa diciendo el señor Calisalvo, la atmósfera del final de la calle de San Isidro, donde está el rio Genil y la de la casa del matadero húmeda y desaseada y la de la calle de la Cerrajería, en la que arden continuamente y casi sin cesar un crecido número de fraguas? ¿Es idéntica la atmósfera en lo alto de la Cuesta del Realejo en que hay una cloaca que convierte la virtud vivificante del aire en deletérea y amortiguadora, que la del campo del Triunfo y carreras de los rios Darro y Jenil? ¿Tendrán los mismos grados de salubridad las casas particulares, que esos hospitales y establecimientos públicos donde la guadaña ejerce su poderoso influjo sin piedad? En seguida indica que loda localidad ejerce su influjo sobre la salud, aunque sean idénticos los usos y hábitos de sus moradores. El abandono de antiguas costumbres, las vicisitudes atmosféricas y las revoluciones del globo han depravado y relajado aquellas; el lujo, el hacinamiento y aumento de la población, particularmente de la clase proletaria, la miseria y las preocupaciones populares son otras tantas concausas que han estendido el imperio de las enfermedades que anteriormente, ó no eran frecuentes, ó casi estaban desconocidos. Emite ideas muy útiles acerca de la necesidad que hay de auxiliar á la medicina con los conocimientos de otras ciencias, sin cuyo auxilio permanecería estacionaria, como lo demuestran los grandes recursos que ha sacado de la historia natural, física, química, etc., cuyos conocimientos son indispensables al médico práctico, porque mal podria estudiar las localidades donde habite y el influjo que puedan ejercer sobre los habitantes, si no conoce las ciencias en que se funda aquel estudio y conocimiento.

Pasa á indicar que, para adquirir una idea distinta y exacta del hombre, se necesita compararle con todo lo que puede parecersele y lo que le rodea. Concluyendo, de aqui que el buen práctico debe estender su vista sobre la población en que quiere aplicar sus conocimientos; considerar con placer secreto la escena mas encantadora, la naturaleza; tratar de indagar sus arcanos; conocer las relaciones que enlazan al hombre con los demás seres, ciencias, artes, oficios y facultades; averiguar en que tiempo del año sobreviene cada enfermedad y qué individuos están mas predispuestos á padecerla; examinar la temperatura y clima en que está domiciliado y el juego de las pasiones que agitan á los moradores; y finalmente, observar todos los fenómenos que tienen relación con el hombre y la sociedad.

Gaceta de Madrid 12/9/1833. p. 6

APÉNDICE 3

Sumario de la obra de José Bruno Lanzarot: *El hombre analizado en sus tres edades: compendio físico-moral en que se exponen las novedades que se observan en los tres diversos periodos de la vida, con otros generales productos accesorios a la misma materia.*

Introducción a la obra.

Principios que debemos observar en nuestras operaciones y el uso que de ellas hacemos.

Primer periodo de la vida
— Cap. I. De la infancia y propiedades naturales que la caracterizan.
— Cap. II. Del amor a nuestros padres y el origen de donde procede.